i libri d

FONDAMENTI DI MEDICINA TRADIZIONALE CINESE

FRANCO BOTTALO – ROSA BROTZU

Fondamenti di medicina tradizionale cinese

XENIA
EDIZIONI

«È questa la bellezza della verità: deve essere scoperta istante per istante, non può essere ricordata... Deve essere scoperta istante per istante perché è viva, non è mai la stessa; e tuttavia, ogni volta che la scoprite, è la stessa di sempre».

J. Krishnamurti, *Una Scuola per la vita.*

X edizione: 2020

Xenia è un marchio Ibis
www.xenia.it e www.ibisedizioni.it

PREFAZIONE

Di recente, lo scrittore e giornalista Gino Nebiolo (*Si Magazine*, settembre 1998) ha tessuto l'elogio della dimenticanza e, chiamando in causa lo psichiatra e umanista Cyrille Koupernik, ha dichiarato che «chi ha buona memoria ha un carattere chiuso e triste, è insopportabile, opprime il prossimo con citazioni e sentenze». Molto meglio, secondo lui, la smemoratezza, che comporta allegria, tolleranza e inventiva. Poiché sono in totale disaccordo con questa tesi, o direi teorema, scrivo la presente prefazione che, altrimenti, non sarebbe stata necessaria, per introdurre un libro di per sé già felicemente compiuto e tutto pervaso di memorie, un libro che è il trionfo stesso della memoria, collettiva e privata.

Avendo avuto modo di partecipare, per così dire, all'infinita discussione fra gli Autori, avendo visto prendere lentamente forma, dallo sbocciare della primigenia idea al meticoloso e paziente *labor limae* finale, avendolo ora di fronte, intero e compatto come un «levigato monolito», posso affermare che è la «memoria» il suo paradigma, la parola chiave, il «segreto della lettura».

Cinque anni fa, Gary Zukav ha scritto che, nella scienza, sono importanti i drappelli. Sono infatti le avanguardie, che cercano vie nuove per la conoscenza, e le retroguardie, impegnate a recuperare i tesori del passato, che consentono al pensiero umano di progredire, di migliorare, di farsi più determinato, adulto e consapevole.

Certo Rosa e Franco hanno una vocazione da «retroguardia» ed hanno attinto, a piene mani, dall'antico passato dell'energetica estremo-orientale (cinese, giapponese, vietnamita). Ma questo libro ce ne dà una configurazione, per così dire, anche avanguardista, proiettata nel futuro. Se, in effetti, la sfida futura per le medicine non convenzionali sarà quella, fatta salva la visione olistica dell'uomo in equilibrio col suo ambiente, di integrarsi nel «corpus» dottrinario della biomedicina, la via dovrà essere cercata nella direzione di questo libro: recupero di memorie ed esperienze collettive e private e tentativi di *collactio*, decodificazioni, per adire ad una visione unitaria dei fenomeni umani. In effetti, strano a dirsi, il percorso del testo è un percorso a ritroso: dalla metafisica alla fisica, dall'etereo al naturale.

Venendo ad argomenti più tecnici e più attinenti alla materia trattata, credo sia necessaria una considerazione di tipo storiografico sulla Medicina Tradizionale Cinese (MTC) e più in generale estremo-orientale.

Per lungo tempo (e direi fino a due secoli fa), la storia delle scienze mediche è coincisa con la prassi terapeutica, in quanto l'esercizio dell'arte del guarire era vincolato alla conoscenza dei canoni della tradizione e del bagaglio di dottrina dell'antichità. Ma il trionfo delle nuove dottrine scientifiche e lo sforzo convincente delle tecnologie hanno poi messo in ombra l'importanza delle teorie classiche e delle grandi tappe storiche del cammino delle scienze, portando per lungo (troppo) tempo, a trascurare il ruolo che le idee e le teorie avevano avuto nel corso dei millenni.

Del resto assistiamo continuamente a una notevole diffusione di interessi, nella più vasta opinione pubblica, per i temi della medicina in generale e di quella «non convenzionale» in particolare, divulgati in tante forme, ma non sempre sorretti da sufficienti cognizioni storiche.

Ora, non è possibile effettuare uno studio della medicina cinese senza penetrare, in qualche modo, nella concezione tradizionale cinese dell'uomo e dell'universo. Se il modello medico occidentale si è sviluppato in modo fenomenico e al di là d'ogni concezione filosofica, per ancorarsi nel dominio della «osservazione» e della «sperimentazione», la medicina cinese è l'applicazione all'uomo di un pensiero filosofico, di uno «stile di vita». Nel mondo cinese (per ricordare Needham, Unschuld, Porkert, Rochat De La Vallèe e Giulia Boschi) pensiero e vita si realizzano l'uno nell'altra e sono talmente legati da non far sussistere delle teorie esclusivamente intellettuali, delle pure speculazioni filosofiche, ma da inserire la fisiologia dell'uomo all'interno dell'intera concezione dell'universo.

Il professor Lionello Lanciotti, sinologo italiano, ha recentemente ricordato a tutti noi che il difficile, per ogni occidentale, è dimenticare i propri schemi mentali o di renderli liberi di inserirsi in una concezione del mondo e delle cose totalmente diversa.

Se è vero, come insegnava il mio maestro Corrado Sciaretta, che «la vera conoscenza passa all'interno di noi stessi», la lettura di un buon libro può costituire una sorta di «risveglio».

Plaudo quindi all'operazione di Rosa e di Franco, che, nel rispetto storico della tradizione, hanno realizzato un'opera comprensibile e di grande efficacia divulgativa.

Carlo Di Stanislao
Presidente della Società Italiana di Agopuntura

L'Aquila, 1 febbraio 1999

INTRODUZIONE

Scrivere un testo sulla Medicina Tradizionale Cinese (MTC) alla fine di un secolo che ne ha visto la progressiva e inesorabile diffusione in tutto il mondo occidentale richiede un impegno notevolmente differente rispetto a quello assunto, ad esempio, anche solo 10 o 15 anni fa.

In questi ultimi 20 anni, si è scritto moltissimo sulla MTC, dapprima sull'agopuntura e poi anche su varie altre branche di questa complessa e articolata disciplina: Qi Gong, Tai Ji, TuiNa, moxibustione e coppettazione, dietetica. Spesso però, si è presentata la teoria di base della MTC in funzione di una delle sue branche specifiche appena ricordate: insomma molti testi danno una presentazione parziale della teoria e una più esauriente esposizione della tecnica specifica.

Il nostro intento è di fornire con questo testo un quadro completo, anche se inevitabilmente non esauriente, di tutti gli aspetti fondamentali della teoria della MTC, e non solo di quelli che trovano più amplia applicazione in un campo specifico. D'altro canto, il nostro testo non illustra nessuna delle varie tecniche specifiche sviluppate dalla MTC, per il cui utilizzo si rimanda ai testi specifici esistenti sull'argomento.

Non ci siamo troppo soffermati su argomenti importanti, ma ampiamente trattati in tutti i testi che si occupano di MTC (quali, ad esempio, Yin-Yang, cinque Movimenti, fisiologia degli Organi e visceri, i Canali Energetici Principali), e abbiamo dato solo accenni ad argomenti molto vasti, legati più al pensiero filosofico cinese che non alla sua specifica applicazione in campo terapeutico (vedi ad esempio il concetto di Shen, i tronchi celesti e rami terrestri).

Speriamo di essere riusciti a fornire, a chiunque si interessi dei vari rami che fanno capo alla MTC – dallo Shiatsu all'agopuntura, al Qi Gong e Tai Ji, alla dietetica e farmacopea, alla moxibustione e coppettazione –, un quadro globale e articolato di tutta la base teorica di cui poi ogni specifica disciplina è applicazione.

La nostra speranza è non solo di riuscire a fornire a chi lavora in questi campi un testo interdisciplinare di rapida, agevole e chiara consultazione, ma anche una lettura affascinante e coinvolgente per chi desideri avvicinarsi al mondo della MTC per ampliare la propria cultura e soddisfare il proprio interesse personale.

Buona lettura a tutti.

Quadro storico e testi classici di base

Abbiamo cercato di attenerci, per quanto possibile, alle fonti classiche, specificando laddove svolgevamo nostre considerazioni personali o riportavamo quelle di insegnanti e maestri particolari. Può essere opportuno dare perciò una brevissima scorsa allo sviluppo della MTC e menzionare i principali testi classici cui tutti fanno riferimento, citati nel corso del testo con delle specifiche sigle.

Fino ai grandiosi ritrovamenti archeologici di Mawangdui, avvenuti a partire dal 1972, il testo più antico di Medicina Cinese giunto fino ai giorni nostri era il *Huang Di Nei Jing*, o *Libro Classico (Jing) dell'interno (Nei) dell'Imperatore Giallo (Huang Di)*. Le opere di interesse medico ritrovate a Mawangdui (*Zubi shiyi mai juijing* e *Yin Yang shuyi mai Jiujing*), contengono riferimenti precisi al sistema dei Canali Energetici (*Mai*), che precedentemente si riteneva trovassero la loro prima trattazione sistematica solo nel *Huang Di Nei Jing*. Anche altre opere, sulla medicina erboristica ad esempio, testimoniano il livello molto elevato raggiunto dalla medicina cinese già attorno al I millennio a.C. (periodo degli Zhou occidentali, dall'XI secolo al 221 a.C.). È questo anche il periodo del fiorire del pensiero taoista e di quello confuciano (VI-V secolo a.C.), per cui è quasi impossibile scindere il pensiero medico cinese da quello filosofico religioso, da quello taoista soprattutto, ma anche, successivamente, da quello confuciano.

Sono proprio questi i secoli in cui si forma e si codifica quella che oggi chiamiamo medicina cinese, un processo che dura diversi secoli, accogliendo al suo interno scuole di pensiero e teorie fra loro complementari, ma talvolta anche contraddittorie. Questo sapere trova poi sintesi nel testo menzionato prima: *Huang Di Nei Jing*, che resta la principale opera di riferimento. Non è un'opera monolitica, scritta da un singolo autore, è piuttosto una *summa* e un compendio del sapere medico di un'epoca. Ciò spiega le contraddizioni, le ripetizioni e le grosse differenze, anche di stile letterario, che si possono trovare al suo interno fra i vari capitoli e anche fra le varie parti di un singolo capitolo. L'opera vede la sua stesura definitiva probabilmente verso la fine del periodo degli Han occidentali (206 a.C.-25 d.C.), che segue quello degli Zhou. È divisa in due parti: *So Wen (Domande Semplici)* e *Ling Shu (Perno Spirituale)*. Troveremo spesso riferimenti e citazioni di queste due opere, nel corso del nostro testo, nella forma abbreviata di SW (*So Wen*) e LS (*Ling Shu*), poiché, come abbiamo già detto, essi contengono le basi fondamentali della Medicina Tradizionale Cinese.

Non ben chiara è la datazione di un altro testo fondamentale, che pure citeremo spesso, il *Nan Jing* (NJ) (*Libro delle questioni difficili*), che si pone come commento e delucidazione delle questioni più complesse e controverse del *Huang Di Nei Jing* (*So Wen* e *Ling Shu*). Viene attribuito al famoso medico Bian Que (anche noto come Qin Yueren), vissuto nel IV secolo a.C. Ma è possibile che si tratti di un'attribuzione postuma, per dare maggior autorità al testo stesso. Questi testi trattano sia elementi generali della medicina cinese sia aspetti specifici dell'agopuntura (soprattutto il *Ling Shu*). Esistono poi libri, contemporanei a questi, dedicati alla farmacopea cinese (*Shen Nong Ben Cao Jing*, o *Libro canonico di erbe fondamentali di Shen Nong*), altri alla dietetica, altri ancora alle cosiddette «pratiche di lunga vita», note con il nome di Dao Yin, movimenti in sequenza volti al mantenimento della salute e a eliminare le malattie. Questi sono già chiaramente illustrati in diversi dipinti trovati nel sito archeologico di Magwangdui.

Diciamo questo per chiarire come la MTC non si identifichi solo con l'agopuntura. Oltre a questa, la MTC presenta tutta una serie di discipline e tecniche volte a preservare la salute e a ristabilirla quando essa risulti essere compromessa. Nei testi classici è chiaramente specificata la serie delle varie tecniche e delle discipline, da quelle più sottili a quelle più materiali e anche intrusive. Questo elenco, basato sulle pratiche taoiste, da cui il pensiero cinese deriva, include fra l'altro: la meditazione, il Dao Yin (esercizi di lunga vita, da cui sono derivati il moderno Qi Gong e il Tai Ji Quan), tecniche di respirazione, norme alimentari (dietetica cinese) e di igiene, il massaggio, l'uso di preparati a base di erbe, animali e minerali (farmacopea cinese), l'infissione di aghi (agopuntura), il riscaldamento (moxibustione), la coppettazione.

Nei periodi storici successivi a quello dei testi classici, si sono sviluppate varie opere che hanno trattato specificamente le singole discipline appena elencate, accanto ad altri testi generali, che fungevano da commento a quelli classici. Sono opere profonde e vaste, che competono però più allo studioso, che non a chi si avvicina per la prima volta alla medicina e al pensiero cinese.

Abbreviazioni

SW	So Wen
LS	Ling Shu
NJ	Nan Jing
P	Polmone
IC	Intestino Crasso
ST	Stomaco
M	Milza
C	Cuore
IT	Intestino Tenue
V	Vescica
R	Rene
MC	Ministro del Cuore
TR	Triplice Riscaldatore
VB	Vescica Biliare
F	Fegato
VG	Du Mai
VC	Ren Mai

Prima parte

L'UOMO E IL COSMO

I

La nascita dell'Universo

QI 氣

Immaginate di essere in riva al mare in una giornata di sole di primavera e di socchiudere gli occhi fino a lasciare appena un piccolo spiraglio per guardare i riflessi del sole sulla superficie dell'acqua mossa dal vento. Potrete vedere centinaia, migliaia di piccole «stelline», che sembrano esplodere in un guizzo di gioia a ogni istante, per poi ricrearsi in quello successivo. Forse poi, spostando lo sguardo dalla superficie del mare al cielo, soprattutto se c'è vento, potrete cogliere qualcosa di simile anche nell'aria: come piccoli lampi di luce che riempiono il cielo azzurro. Immaginate di chiudere gli occhi e di restare in ascolto, dopo esservi calmati e concentrati portando la vostra attenzione al respiro; potrete forse allora, a un certo punto, avere la sensazione che tutto l'ambiente attorno a voi continui a essere permeato di quel vibrare e pulsare. E, se rimarrete a occhi chiusi abbastanza a lungo, potrete forse percepire come se anche il vostro corpo, perdendo in parte la solidità e la forma che siamo soliti attribuirgli, partecipasse a questa sorta di danza dell'Universo che ci circonda.

Ecco che allora i nostri confini con il mondo esterno divengono meno certi, o forse si dissolvono del tutto. Finché possiamo giungere a non percepirci più come entità distinta dall'ambiente che ci circonda e tutto prende a pulsare, frizzare e danzare. C'è danza senza nessun danzatore.

Questo è sperimentare in modo diretto e concreto ciò che i cinesi antichi hanno chiamato Qi.

La parte inferiore dell'ideogramma è lo scintillio che vediamo riflettersi sull'acqua grazie al brillare del sole: è l'esplosione della vita che, affinché non divenga distruttiva, necessita di un contenimento, che gli è dato dalla parte inferiore destra dell'ideogramma, grazie alla quale la potenziale esplosione diviene movimento. Ecco i due aspetti della vita: il movimento e il suo contenimento.

Questa grafia di Qi è quella usata a partire da circa il III-II secolo a.C. (periodo degli Stati Combattenti) ed è letta tradizionalmente, come composta da due parti: aria, vapore e riso o anche chicchi di riso che si aprono per effetto della cottura e/o della digestione. Per cui, l'insieme indica l'energia vitale che viene prodotta, a partire da una sostanza nutritiva, attraverso le trasformazioni operate grazie al calore, che la fanno innalzare. Questo tipo di spiegazione, a nostro avviso, rende molto bene il concetto di Qi, come uno dei «Tre Tesori» dell'essere umano, ma ci appare riduttivo per interpretare il vastissimo concetto di Qi come manifestazione dell'esistenza stessa dell'Universo. Alcuni testi ricordano che esiste un ideogramma più antico per Qi, in cui, al posto del seme, veniva posto il carattere di Fuoco, Fuoco contenuto eppur innalzato dai vapori dell'altra parte dell'ideogramma. Ecco allora Qi come grande forza creatrice dell'Universo ed espressione stessa di questa creazione.

Qi è vita, vitalità ancora indifferenziata, senza forma, è la condizione naturale dell'universo che possiamo percepire quando riusciamo, anche solo per brevi istanti, a uscire dai limiti di forma che la vita ci ha dato. Tutto nell'Universo è in un continuo stato di trasformazione e mutamento; che si rivolga la nostra attenzione al macrocosmo oppure al microcosmo, non possiamo non essere colpiti da come la vita stessa sia movimento.

Sappiamo, ad esempio, che la Terra gira su se stessa dando luogo all'alternanza del giorno e della notte, come giri anche attorno al Sole, originando le stagioni, e come tutto il sistema solare si sposti a velocità incredibile verso una certa zona della galassia. Se poi spostiamo l'attenzione dall'infinitamente grande all'infinitamente piccolo, l'imponenza delle trasformazioni non è meno impressionante: si muovono e cambiano le cellule, gli atomi e le particelle subatomiche, si muovono e cambiano gli elementi della materia trasformandosi gli uni negli altri. Tutto è pervaso da una potente forza al cambiamento: il Qi.

Qi andrebbe tradotto letteralmente con «Soffio», ma è invalsa in Occidente l'abitudine di utilizzare il termine «Energia», che pure rende abbastanza bene l'idea del suo significato. Qi è la grande forza che sottende la vita, è la vita stessa. È la vibrazione dell'Universo, è l'intero Universo nel suo manifestarsi.

DAO, WUJI E TAIJI

Qi è l'Universo nel suo esistere, nel suo attualizzarsi, manifestarsi, ma, secondo la tipica circolarità del pensiero orientale, il manifesto presuppone e trova origine nel non-manifesto. «La forma è generata dal senza forma», così come poi la forma porterà al senza forma. Questa «esistenza prima dell'esistenza», questo «senza forma», questa potenzialità non ancora espressa, è indicata con il termine Dao (o Tao), letteralmente «la Via», la matrice dell'Universo. Ecco come si esprime lo *Huai Nan Zi*, testo taoista degli ultimi secoli prima dell'era volgare: «Il senza forma è il grande progenitore di tutte le cose... Tutto nasce da ciò che non ha forma» (cap. 1). Dao è l'inesprimibile e l'inspiegabile, è il «caos originario», l'unità indifferenziata, ma feconda, dal cui ventre nasce la vita. Si evita di parlarne: «Il Dao di cui uno parla non è il vero Dao, nome che uno pronuncia non è vero nome. Senza nome fece apparire il Cielo e la Terra, chiamato per nome, è la madre dei diecimila esseri» (*Dao De Jing*, cap.1). Se proprio vi si vuole accennare, si usa il termine «misterioso, oscuro» (*Xuan*): «Mistero, in fondo al mistero la porta delle meraviglie segrete» (*Dao De Jing*, cap. 1) e ancora: «Qui si parla della Femmina Misteriosa, la Femmina Misteriosa ha un'apertura da cui escono Cielo e Terra, l'impercettibile filo, fila indefinitamente...» (*Dao De Jing*, cap. 6). «La Femmina Oscura» ben rende l'idea di qualcosa di profondo, misterioso e fecondo, fecondo al punto da generare «Cielo e Terra», simboli, qui, del processo di differenziazione che porterà alle esistenze individuali specifiche («i diecimila esseri»).

Dall'oscuro mistero ecco emergere qualcosa, è chiamato «WuJi», «il non-polo», l'embrione di un'esistenza non ancora polarizzata e quindi non ancora differenziata. Per questo, il suo simbolo è un cerchio vuoto. Questo cerchio vuoto si riempie invece nel simbolo del TaiJi, «Il grande polo (o trave)».

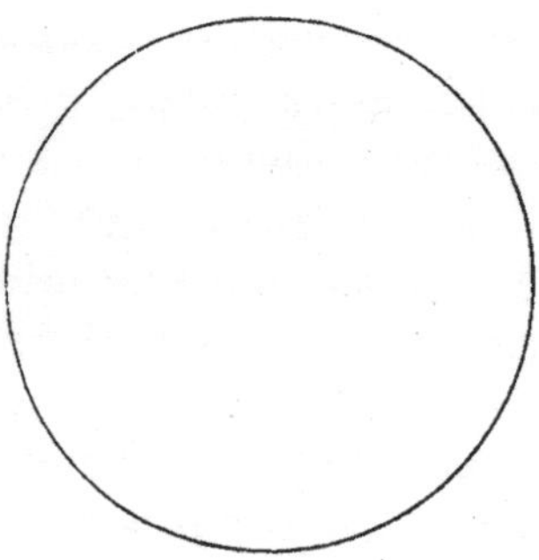

WUJI

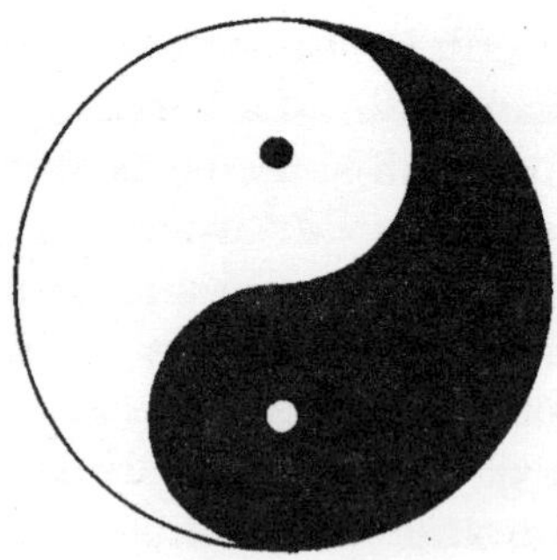

TAIJI

Se il Dao era l'indifferenziazione assoluta e WuJi era un'indifferenziazione che prepara però la differenziazione, il TaiJi è la differenziazione presente in potenza, ma ancora non in atto. È ancora unità, ma contiene in sé il germe della divisione e quindi della nascita. È «il grande polo», grande principio della polarizzazione o anche grande trave, la grande trave che sostiene il divenire dell'intero universo fenomenico. TaiJi è unità che contiene in sé la differenziazione.

Il simbolo dà l'idea di una marea che sale e retrocede, di fusione del bianco nel nero e del nero nel bianco, di unione nella contrapposizione e, naturalmente, di movimento. Notiamo che al centro della zona nera abbiamo un punto bianco e al centro della zona bianca un punto nero, per evidenziare come in una delle due componenti sia contenuto il germe dell'altra; proprio come nel solstizio d'inverno, sotto la neve, è già vivo il seme del rigoglio dell'estate. L'iscrizione delle due metà in un cerchio ci comunica inoltre l'idea di intima fusione dei due aspetti, che insieme costituiscono la totalità della vita.

YIN – YANG

Quando questa vitalità, questo Qi, prende forma, ecco apparire «i diecimila esseri», ecco le forme definite e distinte le une dalle altre, ecco la contrapposizione e la perdita dell'unità, ecco apparire l'uomo e la donna, la luce e l'oscurità, il giorno e la notte, l'alto e il basso... Ecco quello che i cinesi hanno espresso con il termine di Yin-Yang.

A nostro avviso, la parte superiore dell'ideogramma di Qi, che abbiamo analizzato precedentemente, può essere visto come già contenente in nuce l'idea di Yin e Yang, con lo Yin – – avvolto e contenuto dallo Yang —, unione che genera la scintilla di vita.

Ecco la differenziazione che porta alla contrapposizione, ma anche alla complementarità; contrapposizione e attrazione dovute al desiderio di recuperare quell'unità che il prendere forma ci ha fatto perdere. Unità che abbiamo perso nel due, che diviene tre nella sua pulsione a esistere e muoversi per tornare alla sua origine. Ecco che possiamo allora comprendere perché Dao significhi Via, Cammino: è la Strada che ognuno di noi intraprende dalla nascita alla morte, nel bisogno di ricordarci chi siamo, espresso dalla frase «uscire alla vita e rientrare alla morte»; in altre parole, il percorso individuale di crescita. «Yin e Yang sono la legge del Cielo e della Terra, la grande intelaiatura di ogni cosa, i genitori del mutamento, la radice e il principio della vita e della morte».

La vita si manifesta nella dualità. Dal momento in cui è concepito e pulsa nel ventre della madre, fino al momento in cui emette l'ultimo respiro per ritornare nel ventre della madre terra, ogni essere vivente è nella dualità. Sperimenta nel corso della sua vita gioia e dolore, desiderio e appagamento, azione e riposo, sofferenza e piacere, forza e debolezza, amore e odio. Nell'ambito di queste coppie, un elemento non può esistere senza l'altro; nessuno può dire di aver sperimentato una vita di sola gioia o di

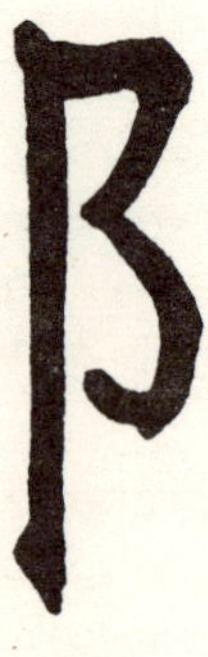

Collina

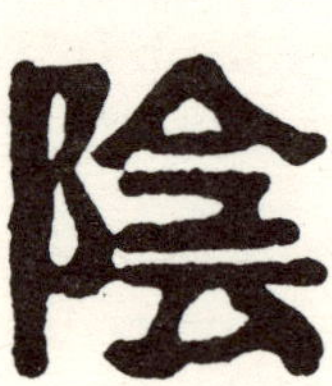

Yin

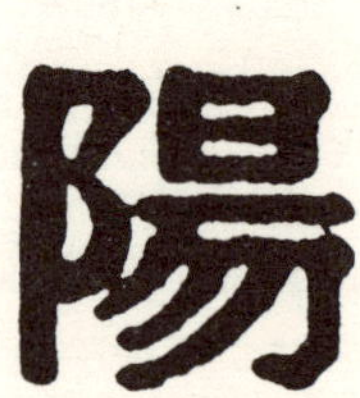

Yang

solo dolore, né di averla trascorsa in continua attività, senza mai riposarsi.

Ecco l'ideogramma di Yin e Yang, che ha un riferimento comune, costituito da una collina, simbolo del prendere forma, dell'esistere come entità distinta. Questo esistere distinto implica separazione e differenziazione, pur nell'origine comune. Abbiamo così la seconda parte dell'ideogramma che è differente per lo Yin e per lo Yang.

La parte destra dello Yin rappresenta delle nuvole nel cielo per indicare il versante in ombra della collina, cioè il lato oscuro, misterioso e lunare della vita. La parte destra dello Yang rappresenta il sole e il vento, per indicare il versante soleggiato della collina, il lato luminoso, manifesto e solare della vita. Si sa che il versante del monte che al mattino è soleggiato sarà in ombra nel pomeriggio e viceversa. Così, all'interno dell'ideogramma, sono presenti contemporaneamente i concetti di origine unica, di assunzione di forma e di differenziazione nella complementarità e nel movimento dall'uno all'altro. Luce e ombra danzano insieme la danza della vita e sono inseparabili nella realtà, e solo concettualmente riusciamo a pensarli separatamente.

In tutti i fenomeni della vita può essere colto un aspetto Yin e uno Yang. Essi rappresentano quindi un criterio di raggruppamento della realtà in due categorie secondo determinati attributi specifici.

- Yin è la ricettività, lo stato d'inerzia e di potenzialità energetica, l'aspetto oscuro, profondo e misterioso; è simboleggiato dall'acqua per la sua caratteristica di scendere verso il basso e di adattarsi a ogni forma e contenitore.
- Yang è l'attività, l'azione, l'espressione della potenzialità energetica, l'aspetto luminoso, superficiale e manifesto; è simboleggiato dal fuoco per la sua natura di movimento incessante e verso l'alto, di leggerezza e di instabilità.

Su tale base possiamo cogliere in tutti i fenomeni dell'Universo un aspetto Yin e uno Yang, creando così un numero infinito di coppie di opposti complementari. Ad esempio, il giorno (luminoso, periodo dell'attività, del movimento e dell'agire) è Yang rispetto alla notte (oscura, periodo del riposo e del raccoglimento) che sarà quindi Yin. E così l'estate, momento di massimo calore, sviluppo e rigoglio della natura, sarà Yang rispetto all'inverno, momento di massimo freddo e di stasi di tutti i processi vitali. E ancora, l'uomo, con organi genitali esterni, più attivo fisicamente e con mente più analitica e razionale, sarà Yang rispetto alla donna, con organi genitali più interni, ricettiva del seme maschile e più portata all'intuizione e all'introspezione, che sara Yin.

Vediamo altre esemplificazioni.

- Alto-basso: la parte alta del corpo sarà Yang poiché l'alto corrisponde al «Cielo», mentre quella bassa sarà Yin, perché legata alla «Terra».
- Interno-esterno: pensando ai vari strati fisici del corpo umano, la pelle sarà la zona più Yang, essendo più in superficie, mentre gli Organi saranno la zona più Yin, essendo collocati in profondità. Inoltre, se pensiamo all'essere umano in posizione fetale (con le ginocchia flesse contro il petto), la testa e la schiena risultano essere la parte esterna, mentre il viso, il torace e l'addome sono interne. Per questo motivo la zona posteriore del corpo è considerata Yang e quella anteriore Yin.
- Sinistra-destra: la parte sinistra del corpo è Yang e quella destra è Yin.

Naturalmente il principio della relatività di Yin-Yang si applica anche al corpo umano. Ad esempio, abbiamo visto che torace e addome sono Yin, ma, al loro interno, il torace, collocato più in alto, sarà Yang e l'addome, più in basso, sarà Yin. E ancora, le braccia sono Yang rispetto alle gambe, ma la parte interna delle braccia sarà Yin e quella esterna Yang.

Abbinamenti Yin e Yang nel corpo umano	
Yang	**Yin**
Schiena	Torace e addome
Pelle (superficie)	Organi (profondità)
Sinistra	Destra
Mani e braccia	Piedi e gambe
Testa e zona cervicale	Glutei e zona sacrale

Tutte queste classificazioni, però, non devono diventare una «gabbia» in cui rinchiudere forzatamente la vita stessa. Gli schemi e i modelli devono servire ad analizzare e interpretare la vita; non è la vita che deve forzosamente rientrare negli schemi.

Ad esempio, abbiamo detto che l'uomo è Yang rispetto alla donna, ma questo non significa che non sia presente anche in lui l'elemento Yin, femminile, con intensità diversa da individuo a individuo; proprio perché Yin e Yang assoluti non possono esistere in presenza della vita. Ad esempio, la temperatura atmosferica cresce andando dall'inverno all'estate, ma giunta a un certo grado inizia a scendere; se salisse indefinitamente la vita non sarebbe possibile. Così, nello Yang vi è sempre anche lo Yin e viceversa, come ben espresso da quel puntino bianco all'interno del nero e da quel puntino nero all'interno del bianco nel simbolo del TaiJi.

Per tener sempre ben presente questo fattore, dobbiamo pensare Yin e Yang, non come due diversi fenomeni, ma come due momenti diversi di un fenomeno unico.

Questo aspetto può essere meglio compreso, andando ad analizzare nel dettaglio le singole caratteristiche della coppia Yin-Yang.

Gli aspetti fondamentali da considerare in riferimento allo Yin-Yang sono: 1. Complementarità e opposizione; 2. Relatività. 3. Trasformazione.

1) **Complementarità e opposizione.** Tutto nell'Universo si presenta come contrapposizione di due metà, che, al tempo stesso, tendono l'una verso l'altra; come il polo + di una calamita è attratto dal polo –, o come l'uomo è attratto dalla donna: da un lato sono chiaramente contrapposti e dall'altro inevitabilmente attratti. Di solito è più facile, per la nostra mentalità, cogliere l'aspetto della contrapposizione che non quello della complementarità, poiché siamo più abituati a dividere che non a unire: o è bianco o è nero, o è buono o è cattivo. Uno dei grandi cardini della logica di Aristotele, «se una cosa è bianca non può essere nera e viceversa», si è come geneticamente radicato in noi, secolo dopo secolo, senza che ce ne avvedessimo e qualcosa, che di per sé è solo un modo di cogliere la vita, è diventato una realtà assoluta immodificabile nella sua supposta ovvietà. Dobbiamo invece provare a pensare che, proprio in quanto una cosa è bianca avrà in sé anche del nero ed è in quanto in noi c'è bianco e nero che possiamo cogliere all'esterno bianco e nero e fare distinzioni.

2) **Relatività (momento e luogo di osservazione).** È quanto viene splendidamente espresso dai due ideogrammi di Yin e Yang: il lato in ombra della montagna è Yin e quello al sole è Yang, ma il movimento del sole fa sì che ciò che al mattino era Yang, al pomeriggio divenga Yin.

Nulla è Yin o Yang in senso assoluto, ma solo rispetto a qualcosa d'altro a cui viene comparato. Diciamo, ad esempio, che l'uomo è Yang rispetto alla donna, che sarà quindi Yin; ma l'uomo anziano è Yin rispetto a quello giovane, e, d'altro canto, una donna giovane sarà Yang rispetto a una anziana. Esistono pertanto due aspetti della relatività dello Yin-Yang:

• Ogni fenomeno è definito Yin o Yang solo in rapporto a un altro che vi si contrappone.

• Ogni fenomeno che abbiamo definito Yin o Yang può, a sua volta, essere diviso in una componente Yin e una Yang. Nell'esempio precedente, l'uomo è definito Yang, ma l'uomo vecchio è Yin rispetto a quello giovane; o ancora il giorno è Yang rispetto alla notte, ma il pomeriggio è Yin rispetto alla mattina.

3) **Trasformazione.** Yin e Yang si compenetrano e si generano l'un l'altro continuamente, in un processo senza sosta di continua trasformazione. Dividere lo Yin dallo Yang, è come tentare di fissare in una fotografia quel *continuum* che è il processo dell'esistenza, quel divenire che non si ripete mai due volte identico. Ecco perché nel TaiJi, i due aspetti si compenetrano e generano l'un l'altro, quasi in un abbraccio. È dall'inverno che nasce la primavera, così come è nel massimo rigoglio dell'estate che ha inizio l'inverno.

Lo Yang si muove verso lo Yin, proprio per il fatto che al suo interno esso contiene anche lo Yin. L'uomo è attratto dalla donna perché sente vibrare in lei qualcosa che risuona, anche se in modo più nascosto, anche dentro di lui, quell'aspetto femminile che risplende nella donna, ma che illumina anche la sua interiorità. E, muovendosi verso di lei, si muove verso l'unione; questa unione, a livello esterno, è unione di uomo e donna, ma, internamente, è anche unione del principio maschile e femminile dentro ognuno dei due. Il compimento di questa unione interna porta a trascendere la propria individualità, per ricollegarsi all'unità originaria che abbiamo perso venendo al mondo e assumendo una forma. Quando siamo in questo stato, possiamo sentirci totalmente persi, poiché l'individuo non è più, eppur vivi come non lo siamo mai stati. È quanto si sperimenta, a livello dell'unione fisica e per un breve attimo, nell'orgasmo: ci perdiamo, naufragando dolcemente nel mare dell'infinito. È questa unione sacra del principio femminile e di quello maschile che vogliono trasmettere, ad esempio, le frequenti raffigurazioni dell'unione fisica dell'uomo e della donna dei templi indiani.

I CINQUE MOVIMENTI E LE SEI ENERGIE

Una delle caratteristiche del pensiero cinese è la capacità di essere nel contempo sintetico e analitico. Da un lato, infatti, tutti i fenomeni sono raggruppati nella dicotomia Yin-Yang; ma dall'altro, lo Yin-Yang viene suddiviso e analizzato nelle sue varie manifestazioni. Uno strumento per esprimere il processo del divenire dei fenomeni dell'Universo sono i numeri, come abbiamo già avuto modo di vedere parlando di Dao, TaiJi e Yin-Yang.

La numerologia, in MTC, è un'area di studio molto vasta, qui accenneremo solo all'uso del numero legato al processo della creazione dell'Universo, e in particolare dell'uomo e delle sue strutture energetiche. È opportuno chiarire il significato simbolico e l'uso dei numeri, poiché in MTC il riferimento a loro è molto frequente.

Il numero, come ogni aspetto del pensiero cinese, sfugge a un inquadramento rigido e schematico; può infatti accadere che uno stesso numero sia abbinato a cose diverse, e anche che si leghi a volte ad aspetti Yin e altre ad aspetti Yang, a seconda del contesto in cui viene inserito, ricordandoci ancora una volta la relatività di tutti i fenomeni.

Ad esempio l'Uno, il cui significato profondo è di «inizio», «grande avvio», nella cosmogenesi è associato al Cielo (Yang), il grande iniziatore dell'Universo, mentre alla Terra (Yin), dalla cui unione feconda con il Cielo hanno luogo i diecimila esseri, è associato il numero Due. Il Cielo è Uno, il grande iniziatore, simbolo dell'unità dell'Universo e dell'Uomo (vedi gli Shen). Il suo incontro con la Terra (Due), che fornisce e genera tutte le forme, porta alla creazione dei «diecimila esseri», al prendere vita di singoli e specifici individui e forme di vita. Ecco il Tre, «lo spazio fra il Cielo e la Terra», che si riempe di Qi, di energie vitali. Il Tre simboleggia, a tutti i livelli, l'aspetto più dinamico e attivo della vita stessa. L'espressione a livello cosmico di questa vitalità è appunto il Qi, in cui si distinguono tre livelli qualitativi di attivazione e trasformazione: Shao, l'energia giovane, Tae, la grande energia, Jue, l'energia che si è compiuta. Ma, nell'ambito della creazione, il Tre simboleggia anche l'uomo come frutto dell'unione fra Cielo e Terra («Il Due genera il Tre»). All'interno dell'Uomo poi, la grande forza creatrice e dinamica del Tre è rappresentata dai Tre riscaldatori (vedi cap. III). Il Tre è anche simbolo del manifestarsi delle energie del Cielo sulla Terra.

Se il Tre è il Cielo che scende nell'Uomo, e quindi nella vita, il Quattro può essere visto come la Terra che sale verso l'Uomo. Il Quattro comunica l'idea di grande stabilità, solidità, radicamento e anche di regolare ciclicità. Sono le quattro stagioni che si susseguono con regolarità inesorabile e immodificabile, sono i quattro punti cardinali, il quadrato dei campi coltivati, regolari e misurabili. Quattro è lo spazio (Terra), mentre Tre è il tempo (Cielo). Quattro è l'estendersi della vita nelle quattro direzioni, la differenziazione fra i quattro elementi, la rappresentazione della Terra.

Così come dall'Uno del Cielo siamo arrivati al Tre come manifestazione nella vita del Cielo, così dal Due della Terra siamo arrivati al Quattro, manifestazione della Terra nella vita.

Partendo da un'ottica diversa, possiamo anche considerare l'Uno come qualcosa al di là del processo di manifestazione della vita, come indice dell'Unità appunto e non come Uno contrapposto al Due (Cielo contrapposto a Terra). Ecco che allora sono il Due e il Tre ad assurgere rispettivamente a simboli dello Yin (il Due) e dello Yang (il Tre), per come esso si manifesta nella vita e cioè «nello spazio fra Cielo e Terra». Il Due è il primo numero pari, il Tre il primo numero dispari, in quanto il numero Uno rappresenta il principio originario, innominabile. Lo Yin-Yang viene anche espresso mediante una linea continua per lo Yang — ed una spezzata per lo Yin – –, e il Due, nella divinazione mediante il lancio delle monete, indicherà la linea spezzata (lo Yin) e il Tre la linea continua (lo Yang).

Dalla combinazione di Yin e Yang, di Due e di Tre (che possiamo qui vedere come due fasi del processo di attualizzazione dell'energia potenziale di Cielo e Terra), attraverso la loro somma e motiplicazione, abbiamo il 5 (3+2) e il 6 (3x2). La somma simboleggia l'azione di un elemento sull'altro, mentre la moltiplicazione quella di generazione. Anche il modo di addizionare o moltiplicare un numero gli conferisce particolari significati. Per esempio, 6 può essere visto come 5+1, indicando i cinque Movimenti in rapporto al Centro, oppure come 3x2, rappresentando la generazione delle Sei Energie per azione del Cielo (3) sulla Terra (2); ma può anche essere visto come 3+3, indicando il riflesso del Cielo sull'Uomo, sono i sei Visceri Straordinari. Può essere interessante notare anche come il 6 sia uno dei pochi numeri a essere il prodotto dei suoi dividendi (6=1+2+3, 6=1x2x3).

Per quanto riguarda il numero Cinque avremo, nel cosmo i cinque Movimenti e nell'Uomo i cinque Organi, espressione a livello individuale della dinamica cosmica dei cinque Movimenti («l'Uomo è il fior fiore dei cinque Movimenti», *Libro dei Riti*).

Per quanto riguarda il Sei avremo, nel cosmo, le sei Energie e nell'Uomo i sei Canali Energetici Principali, espressione a livello individuale della dinamica cosmica delle Sei Energie. Ecco così che il Sei, legato al Cielo, rappresenta, nella manifestazione della vita, la misurazione del tempo. Questo legame del 6 con la misurazione del tempo è evidenziato, attraverso i numeri, dal fatto che moltiplicando il 6 per i 10 Tronchi Celesti, simbolo dell'influenza celeste nella vita (cap. VIII) otteniamo 60, che moltiplicato ancora per 6 dà 360, i 360 giorni dell'anno a cui corrispondono, nell'essere umano, i 360 punti (numero simbolico poiché i punti di trattamento sono molti di più), che esprimono appunto la relazione e il rapporto dell'Uomo con il Cielo.

Moltiplicando il 6 per 2 otteniamo 12, a cui corrispondono i dodici mesi dell'anno, altra espressione del fluire del tempo, a cui nel corpo umano corrispondono i dodici Canali Principali, luogo elettivo di espressione delle dinamiche del rapporto dell'individuo, microcosmo, con l'ambiente esterno, macrocosmo.

A ognuno dei cinque Movimenti (Acqua-Fuoco-Legno-Metallo-Terra) è associato un numero, che indica il momento di apparizione di quel movimento in quella sequenza, che è temporale, ma anche logico-funzionale. Questa sequenza rappresenta anche il processo dinamico che porta alla vita del singolo individuo. Abbiamo così: 1. Acqua, 2. Fuoco, 3. Legno, 4. Metallo, 5. Terra. Questa sequenza, detta cosmogonica o «Sheng», esprime la potenza creatrice di ogni Movimento. Ad ognuno dei Movimenti viene poi associato un altro numero, ottenuto sommando a quello già visto 5, cioè la Terra, che rappresenta il prendere forma. Questo nuovo numero è detto «di compimento» ed esprime proprio la capacità di esprimersi, di prendere forma nella vita, della potenzialità specifica di ogni singolo Movimento. Per cui avremo: Acqua 6, Fuoco 7, Legno 8, Metallo 9, Terra 10. Il Movimento, che nella sequenza precedente aveva un numero dispari (Yang), in questa seconda ha un numero pari (Yin) e viceversa, per ribadire ancora una volta il fluire, il connettersi e il reciproco generarsi, dei movimenti della vita stessa, che non può essere rigidamente inquadrata e definita in caselle e schemi, pena ucciderne la vitalità e potenza.

Riassumiamo dunque lo schema generale di generazione della vita stessa e quindi del comparire e strutturarsi dei «diecimila» esseri e dell'Uomo in particolare.

All'origine è il Dao, l'inesprimibile e inesplicabile, dal Dao origina WuJi (il «perno o polo vuoto») e da questo il TaiJi (grande trave o grande perno) ancora indifferenziato, ma che contiene già in sé i germi della creazione e quindi della differenziazione. Da questo punto di vista, è a lui che si può associare il numero Uno, poiché si esprime così, da un lato il fatto che esiste il potenziale della vita (in quanto l'Uno porterà al Due e questo al Tre che genera i diecimila esseri), ma dall'altro lato, in quanto Uno, è simbolo dell'unità primordiale, che è al di là della creazione. Il suo simbolo ben rappresenta questa duplice potenziale natura nell'unità intrinseca.

Con il Due è avviato il processo di differenziazione e separazione che è la vita: abbiamo luce e oscurità («All'inizio Dio divise l'oscurità dalla luce», *Genesi*), Cielo e Terra, Yin e Yang. In questa dinamica, possiamo attribuire l'Uno al Cielo e il Due alla Terra, qui Uno e Due indicano la premessa per il prendere vita di tutte le forme specifiche dell'esistenza, prendere forma che è espresso dal Tre: compare l'Uomo come figura generata da Cielo e Terra. Nel Cielo abbiamo le tre energie cosmiche (Tae, Shao e Jue) e nell'Uomo il Triplice riscaldatore, o anche l'asse Cuore-Milza-Reni. In quanto espressione delle dinamiche attive della creazione, il Tre è numero Yang per eccellenza a cui si contrappone il Due, numero Yin per eccellenza. Dal Due che si divide in due, abbiamo il Quattro: le quattro stagioni, i quattro punti cardinali, e così via. L'attivazione dinamica di queste forze Yin e Yang, porta al combinarsi del Due e Tre, generando il Cinque e il Sei. Ecco comparire, nel macrocosmo, i cinque Movimenti e le sei Energie, nel microcosmo (Uomo) i cinque Organi e i sei Canali che rappresentano le principali strutture energeti-

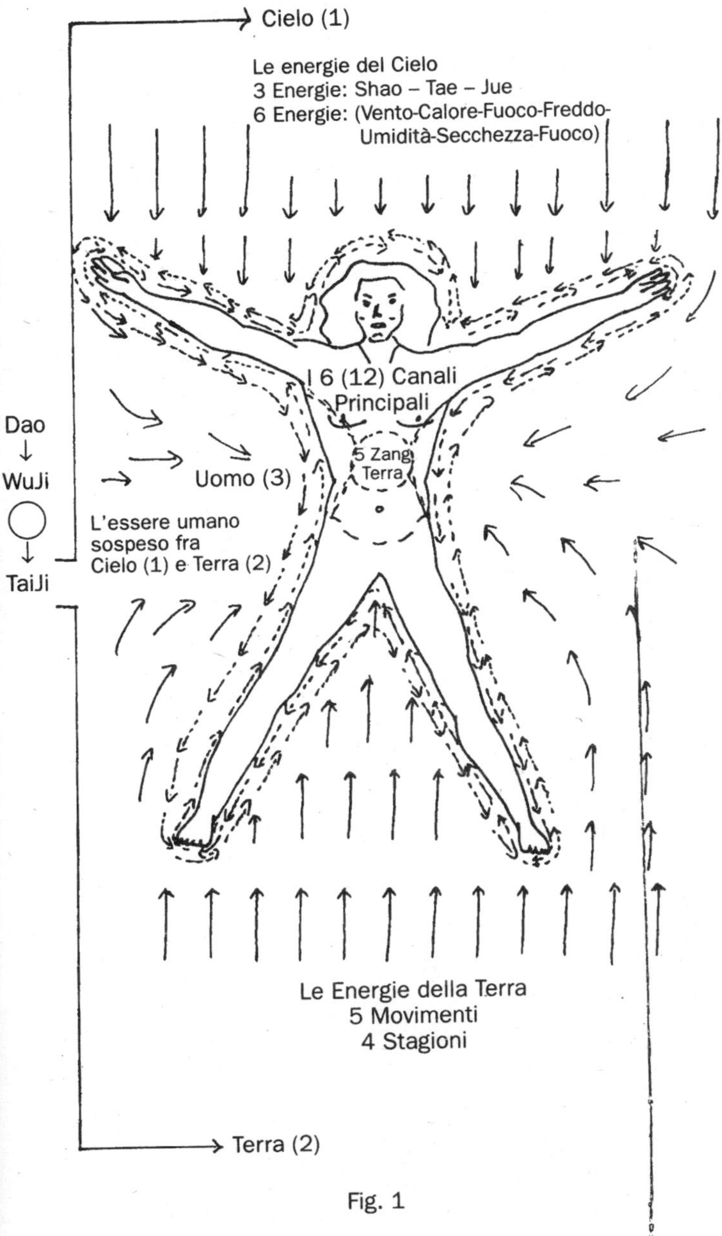
Cielo (1)
Le energie del Cielo
3 Energie: Shao – Tae – Jue
6 Energie: (Vento-Calore-Fuoco-Freddo-Umidità-Secchezza-Fuoco)
I 6 (12) Canali Principali
5 Zang Terra
Uomo (3)
L'essere umano sospeso fra Cielo (1) e Terra (2)
Dao
WuJi
TaiJi
Le Energie della Terra
5 Movimenti
4 Stagioni
Terra (2)

Fig. 1

che individuali operanti dopo la nascita e servono a rapportarci con il mondo esterno, in quel processo di continuo e incessante scambio che è la vita stessa. Vedremo però che l'Uomo è dotato anche di altre strutture energetiche, più collegate all'unità originaria a cui tutti apparteniamo e a cui ambiamo far ritorno. Queste strutture sono «straordinarie», in quanto legate alla «perennità dell'essere umano», non come singolo individuo, ma come parte di un tutto a cui ricongiungersi. Il loro nome è proprio «Visceri e Canali Straordinari», ne tratteremo parlando dell'embriogenesi energetica dell'Uomo nei capitoli seguenti.

II

La nascita dell'uomo. Le cinque sostanze e lo sviluppo del feto

Uno dei capitoli dei testi classici che meglio descrive il processo di creazione della vita e della formazione dell'essere umano è il cap. 8 del *Ling Shu*, intitolato «Le radici dello Shen (Spirito)». Le prime tre frasi di questo testo recitano: «Il Cielo (Tian) in me è De (Virtù). La Terra (Di) in me è Qi (Energia). Quando De scorre e Qi si diffonde, è la vita».

In queste prime tre frasi, si delineano le potenze che presiedono alla creazione in generale, indicando, però, già la loro qualità e azione in riferimento al singolo essere umano («me»), che per il momento non esiste ancora e la cui creazione verrà descritta a partire dalla proposizione successiva. Soffermiamoci, per un attimo, sui concetti di De e Qi.

De è un concetto fondamentale del pensiero filosofico e religioso taoista, più che di quello medico. Se ne tratta infatti ampiamente nel *Dao De Jing* (o *Tao Te Ching*) scritto da Lao Tse, il padre fondatore del taoismo. De viene solitamente tradotto con Virtù. La traduzione di un termine da una cultura all'altra è sempre problematico. Nella cultura occidentale la parola Virtù indica spesso l'osservazione di una norma religiosa, l'adeguarsi a principi morali di comportamento. Nel concetto taoista di virtù, questo è presente, ma la norma a cui ci si conforma è la norma del Cielo:

ciò non comporta tanto il seguire schemi e modelli etici proposti dall'esterno, ma un adeguamento consapevole alla legge naturale della vita, potendone così cogliere e sfruttare appieno tutta la potenza. Perché De è potenza, la grande potenza creatrice del Cielo, potenza incommensurabile, Yang supremo. De è potenza al di là dell'esistenza, e, nel contempo, è presupposto al rendersi possibile dell'esistenza stessa. «Il senza forma produce la forma».

«Il Cielo in me è De» indica l'operare della potenza creatrice del Cielo attivata, che si incontra con la potenza della Terra: la potenza della Terra è Qi, potenza ricettiva e feconda, energia vitale. È l'incontro dei due a essere fecondo, un incontro che è armonioso fluire, come indicato dai due termini: «scorrere» per De e «diffondersi» per il Qi. Ecco come ha inizio la vita. L'inizio della vita, a questo livello, resta però ancora indifferenziato, nel senso che esistono tutti i presupposti per il venire a esistere dei singoli esseri, ma questi non ci sono ancora. Per questo si parla di unione di Cielo e Terra, per questo si dice che il Qi preesiste all'assunzione di forme specifiche: l'energia della Terra genera i Qi, «forma senza forma», e quindi base per la creazione di tutte le forme. Ecco il concetto espresso da Xun Kuan nel III secolo a.C.: «Acqua e Fuoco hanno Qi, ma non animazione». Sarà solo quando Cielo e Terra assumeranno i nomi di Yang e Yin, quando cioè si entra nel mondo del manifestarsi della vita con la sua dualità, che «dall'incontro di Yin-Yang nascono i diecimila esseri» (*Dao De Jing*, cap. 42). Questo processo, nei suoi aspetti psico-spirituali, viene dettagliato in questo capitolo del LS in dieci frasi che analizzeremo una per una trattando di Jing e di Shen.

1. JING 精

La quarta frase dice: «Il fatto che sopraggiungano gli esseri viventi, denota Jing (Essenze)». Dal senza forma siamo passati all'assunzione di una forma, all'esistenza individuale e quindi limitata. Esistere come essere distinto dal resto dell'Universo grazie a una propria forma, sia fisica sia energetica, ci porta inevitabilmente alla percezione di una separazione e di limiti specifici che condizionano e guidano la nostra vita. Ciò che ci consente di esistere come individui è anche ciò che pone limiti alla nostra esistenza, limiti spaziali (nasciamo in un dato luogo, frequentiamo solo certi ambienti, abbiamo solo alcuni contatti con il resto del mondo) e temporali (nasciamo e poi moriamo, c'è un inizio e una fine). Questa forza, questa potenza che ci consente di esistere come individui, e che l'esistenza stessa consuma, è Jing, Essenze. Il comparire delle Essenze, che ha luogo al momento del concepimento, consente lo svolgersi di un processo di individualizzazione che comprende in sé una molteplicità di aspetti riguardanti sia la sfera psico-spirituale, sia quella energetica e quella materiale.

Tutti gli esseri hanno un'origine comune costituita dall'incontro fra la Virtù del Cielo e le Energie della Terra, ma sono anche originariamente (nel senso del momento del loro esistere) differenziati. Il termine che prende atto di questa origine comune nella differenziazione è Jing, Essenze. «Le Essenze sono la potenza dell'unione fra Cielo e Terra» (*ibidem*), «Le Essenze sono il radicamento dell'essere» (*So Wen*, cap. 4) e ancora «Le Essenze rendono la vita particolare in seno alla vita universale» (*ibidem*). In senso generale, il termine Jing indica l'essenza di qualcosa: il nucleo vitale di una data sostanza. Il carattere cinese per Jing dà l'idea di una sostanza pura derivata per distillazione da sostanze più grossolane. Si tratta quindi di una sostanza pura, preziosa ed estremamente raffinata che deriva però da una solida base materiale.

Le Essenze sono classificate come Yin in rapporto a Shen, Yang, ma di fatto le Essenze sono unione di Yin-Yang, come l'Acqua. L'Acqua, intesa come Uno, è la sorgente stessa della vita e quindi unione feconda di Yin-Yang, ma l'Acqua come Sei (5+1), suo aspetto terrestre, è anche mantenimento della vita stessa. Ecco come le Essenze del Cielo Anteriore presiedono al formarsi della vita e quelle del Cielo Posteriore provvedono poi a mantenerla e ricrearla costantemente.

Jing del Cielo Anteriore

È quella condensazione delle energie cosmiche che consente al singolo individuo di «prendere forma» cioè di esistere, è la preziosa scintilla di vita che verrà custodita e conservata con cura, poiché il suo esaurimento, il suo spegnersi, coincide con l'estinguersi della vita individuale, con una «perdita di forma» dell'energia che ritorna indifferenziata. È detto Jing del Cielo Anteriore poiché è anteriore alla nascita individuale e vi si possono distinguere due aspetti. Da un lato esso è l'essenza delle energie sessuali dei genitori al momento del concepimento: il desiderio fisico, l'attrazione sessuale e la spinta d'amore che rende possibile una nuova esistenza, muovono e attivano potentemente le energie vitali di uomo e donna che vengono trasmesse nell'accoppiamento. Questo Jing è l'essenza del feto, che rende possibile la sua crescita, è energia potentissima e potenziale che dal concepimento in poi inizia a divenire attuale, consentendo lo sviluppo di una vita individuale dalla nascita fino alla morte. A livello più materiale questo Jing è quello che, in medicina occidentale, viene detta «eredità cromosomica»; a livello più sottile, è l'eredità «energetica» dei genitori, che include sia la loro condizione energetica costituzionale, sia quella del momento specifico in cui è avvenuta l'unione. Il fatto, ad esempio, che l'unione abbia avuto luogo in un momento di pace, di forte vitalità fisica, di amore e benevolenza, condizionerà lo sviluppo del nuovo essere non meno della «qualità» dei loro cromosomi fisici.

Ma il Jing del nuovo essere non è solo questo, infatti anche il momento e il luogo in cui tutto ciò avviene, con altri termini potremmo dire la congiunzione cosmica di quel momento che è ovviamente unica e irripetibile, hanno un peso determinante nella formazione del Jing del Cielo Anteriore. Possiamo dire che il Jing del Cielo Anteriore è ciò che determina la costituzione energetica e fisica, nonché la personalità innata, ciò che nella tradizione orientale viene detta «eredità karmica», noi potremmo dire «l'impronta individuale»: la forza e la vitalità individuale, la predisposizione a certe malattie, la struttura fisica e il livello di funzionamento dei vari organi e apparati, nonché la struttura psichica e il carattere, originano e sono radicati nel Jing del Cielo Anteriore.

La vita individuale, poi, trae nutrimento e sostentamento da questo Jing del Cielo Anteriore; è come una sorta di batteria che andiamo via via consumando fino al suo esaurimento che coincide con la morte fisica individuale. Se questo è un processo inevitabile, il ritmo e la rapidità con cui avviene può però variare moltissimo, poiché esiste anche un Jing del Cielo Posteriore.

Jing del Cielo Posteriore

Viene detto del Cielo Posteriore in quanto si sviluppa

dopo la nascita dell'individuo ed è costituito dall'essenza (Jing) che assumiamo dall'esterno attraverso le sostanze nutritive introdotte: cibo, acqua e aria. Ognuna di queste sostanze è essenziale al mantenimento della vita individuale; da esse, attraverso un processo di «individualizzazione» delle loro essenze, ricaviamo l'energia che ci serve per il mantenimento delle funzioni vitali. A differenza del Jing del Cielo Anteriore, quello del Cielo Posteriore si consuma rapidamente, tant'è che noi abbiamo bisogno di mangiare, bere e respirare tutti i giorni; ma, allo stesso tempo, anche la sua ricostituzione dopo il consumo è rapida e facile.

Se c'è una buona assimilazione di questo Jing del Cielo Posteriore sarà richiesto un minimo consumo di quello del Cielo Anteriore, che quindi potrà conservarsi a lungo, consentendoci di giungere «fino alla fine naturale dei nostri giorni» (SW, cap. 1).

Anche questa assimilazione, però, sarà in parte influenzata dal Jing del Cielo Anteriore. Se, ad esempio, nasco con un sistema digestivo delicato e mal funzionante, la mia capacità di assimilazione del Jing del cibo sarà insoddisfacente anche nel caso di un buon rapporto quantità-qualità del cibo ingerito. Quindi Jing del Cielo Anteriore e Posteriore sono in stretto rapporto di mutua influenza.

Non ci è data possibilità di agire direttamente sul Jing del Cielo Anteriore, ma possiamo influenzare significativamente quello del Cielo Posteriore; ecco allora l'importanza di norme alimentari corrette, una buona respirazione e un'adeguata assunzione dei liquidi.

Dall'altro lato sarà importante anche evitare ciò che consuma eccessivamente il nostro Jing vitale. A tal proposito i Cinesi menzionano tutti gli eccessi come fattori di consumo del Jing: eccessi alimentari, eccessi sessuali, eccessi di lavoro fisico o mentale, nonché gli eccessi di riposo.

Del Jing del Cielo Posteriore fa parte tutto il «nutrimento» che prendiamo dall'ambiente esterno, quindi anche quello psico-affettivo. Pertanto, essere circondati da persone che ci vogliono bene e ci stimano, e saper d'altro canto favorire l'instaurarsi di un ambiente sociale positivo, sono elementi essenziali per il nostro «nutrimento psichico». E lo stesso vale per i pensieri: nutrire pensieri di benevolenza, amore e pace ci renderà ricettivi a sentimenti della stessa natura da parte di altri, e il Jing che si produce in questo modo è estremamente potente e positivo.

Tutto il Jing ha sede nei Reni, che sono quindi, in MTC, i depositari della vitalità fisico-energetica di base dell'individuo. Non stupirà quindi che essi rappresentino un punto cardine nella diagnosi e trattamento dei disturbi, soprattutto quelli strutturali o cronici.

Riassumendo, il Jing del Cielo Anteriore:

- governa crescita, sviluppo e riproduzione.
- è la base di forza e salute costituzionali del singolo individuo.
- è la base per l'attivazione di tutti i metabolismi organici.

Il Jing del Cielo Posteriore ha molto a che fare con gli Organi Milza e Stomaco che in MTC sono «la digestione», ma anche con il Polmone, in quanto legato al respiro.

Comprendiamo ora forse meglio l'espressione «Il fatto che si crei una vita individuale denota le Essenze (Jing)». La frase successiva introduce il concetto di Shen.

2. SHEN

神

«Il fatto che le due Essenze si congiungano denota lo Shen».

Questa frase esprime l'unione sessuale, la passione ingovernabile e quasi violenta, che crea la vita. Ma rappresenta anche l'unione di due energie, maschile e femminile, e l'unione spirituale che consente l'incarnarsi di un'anima, lo sviluppo di una nuova individualità, che si muoverà secondo il suo cammino, il percorso tracciato per la sua crescita personale e spirituale. La guida in questo percorso che è la vita, sarà proprio lo Shen che, appunto, prende dimora in una forma, dopo che le essenze si sono congiunte. Ecco allora «che le due Essenze si congiungano denota lo Shen», nel senso che il loro congiungersi rende possibile l'insediarsi dello Shen in un individuo, Shen che lo guiderà nel suo percorso individuale, in modo tanto più stabile, solido e potente, quanto più l'individuo sarà capace di affidarvisi. Claude Larre, sinologo francese, dice a tal proposito: «I genitori si offrono scambievolmente ciò che essi sono essenzialmente: le loro Essenze. Da questa unione delle Essenze del padre e della madre, risulta una nuova composizione. È ciò che fa venire lo Shen».

Shen è un termine intraducibile, si è tentato di rendere il suo significato con la parola Spiriti o anche Mente; sono termini appropriati, ma che rischiano di caricare il concetto di valenze non sue. Preferiamo quindi mantenere l'espressione cinese, lasciando libero ognuno di fare le associazioni e le identificazioni che la sua formazione culturale gli suggerisce.

Shen è un livello estremamente puro e sottile di vibrazione energetica; Shen non è parte di un singolo uomo, ma rappresenta un patrimonio universale, è ciò che ci accomuna a tutti gli esseri viventi. Lo Shen si radica, poi, nel singolo individuo, nel Cuore e ne guida l'orientamento profondo nel corso della sua vita, orientamento che è di seguire la propria natura, portare a compimento il proprio destino, o ancora guidarci lungo la nostra strada individuale. È in ultima analisi la nostra profonda guida spirituale interiore. Per questo il SW al capitolo 15 dice: «Possedere lo Shen è lo splendore della vita» e di rimando il LS al capitolo 71: «Se lo Shen ci lascia è la morte». Alcune altre brevi citazioni possono aiutarci, forse meglio di tante parole, a comprendere il significato profondo di Shen:

«La Via è nell'unità e lo Shen imprime un movimento di rotazione senza mai tornare indietro. Se tornasse indietro, non assicurerebbe più le rotazioni e sarebbe la perdita del meccanismo sottile della vita» [...] «Ciò che lo Yin-Yang non può sondare è lo Shen»(SW, cap. 15).

«Il mistero produce lo Shen» (SW, cap. 5).

«Lo Shen, l'orecchio non può ascoltarlo, ma nella luminosità dell'occhio il Cuore si apre e il volere appare per primo, solo una mente perspicace può comprenderlo, la bocca non lo può esprimere a parole, è ciò che solo lo sguardo [*interiore?*] può vedere, ma è come un caos. Solo lo splendore luminoso può provocarne la radiazione. È come un vento che spazza via le nubi. Ecco ciò che chiamiamo Shen» (SW, cap. 26).

«Se lo Shen ci lascia è la morte» (LS, cap. 71).

«Possedere lo Shen è lo splendore della vita. Perdere lo Shen è l'annientamento» (SW, cap. 15).

«Bisogna essere vigilanti nel custodire lo Shen e lasciare che conduca la nostra vita, senza opporvisi» (Claude Larre, comm. a LS 8, pag. 57).

«Il Cuore è il sovrano e il Maestro di tutto il corpo, i diecimila esseri cercano di individuare il destino personale, il compito della loro vita. Così dunque gli influssi benefici ricevuti nel vuoto fanno percepire e sentire, talora vivificando, talora annientando... un colpo d'occhio mille distanze, nello spazio di un sogno cento avvenimenti. Si può prevedere ciò che non è ancora accaduto, si fanno congetture sulla felicità e l'infelicità... Poiché lo Shen è perfetto, il Cuore lo è pure per forza; quando il Cuore si arresta, lo Shen pure si arresta» (*JinDan Dayao*, citato da Zhang Jiebin).

«Essenze (Jing) e Shen (Spiriti) sono indissolubilmente legati formando una coppia che viene chiamata, nei testi classici, "Spirito Vitale"» (LS, pag. 59).

Lo Shen rappresenta l'unione originale, indifferenziata di ogni uomo: «Il mistero originale produce lo Shen» (SW, cap. 5).

Se per il Jing la cosa importante è badare a non consumarlo in modo eccessivo, qui l'aspetto cruciale è di favorire la permanenza dello Shen dentro di noi e lasciare che conduca la nostra vita in modo armonioso. Favorire la sua presenza vuol dire coltivare un «Cuore vuoto» e cioè, un Cuore non affollato di preoccupazioni, agitazioni e pregiudizi, ma vuoto, in modo che tutto possa accogliere e conoscere. Del concetto di «Vuoto del Cuore» torneremo a parlare più diffusamente trattando dell'Organo Cuore.

Lo Shen rappresenta dunque l'infinito che radicandosi nell'individuo lo «colora» e lo guida, esprimendo tutte le sue istanze psichiche, emozionali e spirituali. È quindi la nostra consapevolezza, intesa come capacità di conoscere e accettare le cose per ciò che esse sono e di mantenere nei confronti dei casi della vita un atteggiamento di serena lucidità e calma mentale.

È quanto sottolinea l'autore del *Da Cheng* (testo di medicina cinese del 1600 circa) quando a proposito dell'atteggiamento che deve avere il medico dice: «Nella mente del praticante non vi deve essere desiderio, solo un atteggiamento ricettivo e di accettazione, allora la Mente (Xin) diventa Shen».

Se il Cuore è la sede dello Shen, in realtà poi ognuno dei cinque Organi della MTC (Cuore, Reni, Milza, Fegato e Polmone) è sede di un suo aspetto specifico, come riassumiamo nella seguente tabella.

Shen in senso lato, detto anche «Shen Ming» (Shen luminoso)	**Cuore**
Zhi, di solito tradotto con volontà o capacità di agire	**Reni**
Yi, capacità di strutturazione, o anche proposito e intento	**Milza**
Hun, strettamente legati allo Shen, hanno a che fare con la creatività, l'ideazione, la fantasia e la capacità di espressione	**Fegato**
Po, strettamente legati al Jing, sono espressione della forza di vita inconscia, sono la pulsazione della vita stessa	**Polmone**

Per comprendere come lo Shen infinito si possa specificare ed esprimere nei vari aspetti che abbiamo appena elencato e differenziarsi da individuo a individuo, possiamo provare a pensare che lo Shen sia la luce del sole che ci inonda e che il singolo individuo sia un prisma che la riflette, dando luogo ai vari colori dello spettro luminoso. La sua origine, lo Shen, è una e indifferenziata, ma l'individuo-prisma la scompone nei vari aspetti. Il materiale e la trasparenza del singolo prisma faranno poi sì che lo spettro dei colori sia differente caso per caso, pur essendo unica e indifferenziata la fonte primaria. La luce che verrà riflessa, avrà così gradi di luminosità e limpidezza anche molto differenti. Ecco che lo Shen infinito si «colora» dell'individualità specifica di ogni essere umano. Ecco anche i vari aspetti con sede nei cinque Organi.

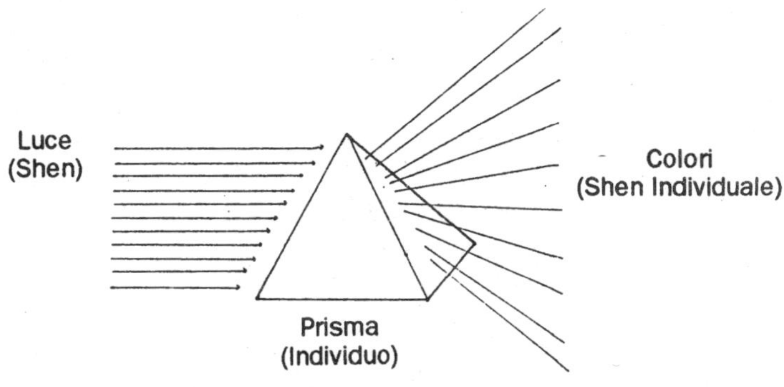

Le frasi successive del cap. 8 del LS costituiscono proprio un'analisi di queste singole funzioni:

> «Ciò che segue fedelmente lo Shen nel suo andare e venire denota gli Hun
> Ciò che si associa al Jing nel suo uscire ed entrare denota i Po
> Ciò che prende in carico gli esseri viene chiamato Cuore
> Il Cuore si applica, ecco Yi (il proposito)
> Yi (il proposito) diviene permanente, ecco Zhi (il volere)
> Zhi (il volere), che si mantiene, cambia, ecco Si (il pensiero)
> Si (il pensiero) si dispiega in lontananza e potentemente,

ecco Lu (la riflessione)
Lu (la riflessione) dispone di tutti gli esseri, ecco Zhi (il saper-fare, la saggezza)».

In queste dieci frasi (le due analizzate prima e riferite a Jing e Shen e queste altre otto) c'è tutto il principio di incarnazione di un'esistenza e ci sono tutte le modalità e dinamiche con cui un essere umano si muove e cammina sul proprio sentiero di crescita spirituale, ci sono i punti cardine che lo possono guidare in tale percorso e, di conseguenza, anche i disturbi che possono distoglierlo da tale percorso.

Queste dieci proposizioni rappresentano la fisiologia energetica spirituale dell'essere umano, a metà strada fra Cielo e Terra, spinto e generato dalla Virtù del Cielo che si unisce alle Energie della terra e tradotto nella sua unica specificità dall'unione di uomo-donna, che dà forma alle Essenze e rende possibile il dimorare dello Shen, che guiderà l'uomo per tutta la vita alloggiando nel Cuore («che prende in carico gli esseri viventi»), dal quale si sviluppano tutti gli aspetti della propria personalità e del carattere che definiamo come Hun, Po, Yi, Zhi, Si, Lu e Zhi e che costituiscono gli aspetti specifici degli Shen, associati ai vari Zang, di cui tratteremo in seguito.

3. QI

Parlando di Shen e Jing, abbiamo delineato due dei «tre tesori dell'essere umano», come vengono indicati nei testi. Il terzo è rappresentato dal Qi, inteso però qui, non più come forza primordiale della terra, che è manifestazione universale del processo vitale come cambiamento, ma come il manifestarsi specifico di questa forza all'interno di un singolo individuo.

Quando parliamo di Qi come di una delle Sostanze Fondamentali dell'individuo, intendiamo cogliere quell'aspetto dell'energia che si sviluppa al suo interno, attraverso i processi di assimilazione delle energie esterne (Jing del Cielo Posteriore), elaborate grazie all'operare del Jing del Cielo Anteriore nelle strutture energetiche del corpo (Zang-Fu o Organi e Visceri) e che viene poi diffuso a tutto l'organismo attraverso il sistema dei Canali Energetici.

Dovremmo quindi chiamarlo Qi individuale, ma i testi non fanno mai questa distinzione e dovremo quindi essere noi a comprendere, in base al contesto, a quale aspetto del Qi si fa riferimento.

Qi rappresenta l'attivazione, la trasformazione e la diffusione di tutto ciò che deriva dal Jing e vi fa ritorno. È quindi elemento intermedio fra Jing e Shen. Shen è l'aspetto più sottile e immateriale di tutti, costituendo «il frutto del mistero del Cielo»; è l'aspetto più Yang.

Ma queste sono solo distinzioni di comodo, poiché Jing crea i presupposti per l'accoglienza di Shen, Shen a sua volta è il soffio che rende possibile lo sviluppo armonioso della vita lungo il percorso individuale. Shen e Jing vengono alimentati dal Qi prodotto dall'organismo che a loro fa poi ritorno. Il Qi organico trova infine nel Jing il materiale necessario all'attivazione di tutte le trasformazioni che compie, e d'altro canto diffonde Shen e Jing a tutto l'organismo. Ecco allora che un aspetto sfuma nell'altro e la loro intrinseca unità si ricompone.

Quando però vogliamo parlare specificamente di Qi organico intendiamo l'espletamento di alcune funzioni essenziali che possiamo elencare come:

- Muovere = attiva la circolazione e diffusione e le attività fisiologiche dell'organismo
- Scaldare = sovrintende alla termoregolazione del corpo
- Trasformare = è il motore di tutti i processi metabolici organici
- Proteggere = nel suo aspetto più superficiale protegge il corpo dall'esterno

• Trasportare = diffonde all'organismo le sostanze vitali.

Questo Qi organico, di per sé unico e unitario, può però essere definito in vari modi a seconda della funzione che svolge, così come la stessa acqua può essere chiamata torrente, fiume, lago, mare o nuvola. A seconda della funzione che svolge, ecco allora che il Qi assume nomi differenti. La prima grande differenziazione è quella in Wei Qi, Ying Qi e Yuan Qi.

Wei Qi

Viene normalmente definito Qi difensivo, in quanto rappresenta il livello più superficiale dell'energia, che provvede alla difesa dell'organismo dai fattori patogeni che tendono a penetrarlo. Jeffrey Yuan ama definirla «energia istintuale», poiché essa rappresenta tutto ciò che agisce al di fuori della volontà cosciente, per garantire la nostra sopravvivenza: la regolazione termica del corpo, la pressione sanguigna, i processi della respirazione e digestione, e così via. È anche l'istinto a muoverci nel mondo, che può essere espresso dai tre livelli dello Yang: riflesso automatico al movimento (Tae Yang, espansione), riflesso di arresto del movimento (Yang Ming, contrazione) e scelta istintiva fra muoversi e fermarsi (Shao Yang, alternanza). A questa qualità d'energia sono associati i Canali Tendino-Muscolari che rappresentano il livello più superficiale della struttura energetica dei Canali. Vi sarà quindi legato l'apparato locomotorio e il sistema immunitario.

La Wei Qi scorre a livello dei Canali Tendino-Muscolari e di altri ancor più superficiali, secondo un decorso che varia tra giorno e notte. Di giorno resta in superficie, percorrendo tutti i Canali, mentre di notte si porta in profondità per difendere Organi e Visceri. I testi dicono che, nelle 24 ore, effettui 50 percorsi: 25 di giorno e altrettanti di notte.

Ying (o Yong) Qi

Viene solitamente tradotta come Energia Nutritiva, rappresenta quindi una qualità energetica più profonda, rispetto alla Wei Qi, avendo a che fare con il sistema di nutrimento energetico dell'intero organismo; per questo motivo risulta strettamente legata al Sangue. Se la Wei Qi risultava coinvolta in turbe esterne, quali i fattori climatici e riguardava, fra le strutture corporee, i muscoli, la Ying Qi risulta invece coinvolta nelle turbe più interne, legate ai fattori emotivi, alla digestione e agli organi in genere. Per questo motivo i Canali a essa associati sono i Luo (vedi cap. IV). Jeffrey Yuan la definisce energia cognitiva, come contrapposta all'energia istintuale (Wei Qi), per evidenziare il suo ruolo non solo di nutrimento a livello energetico, ma di capacità di «nutrirsi della vita» e cioè di apprendere dalla vita, dall'esperienza. Esperire la vita vuol anche dire provare emozioni, che nascono appunto dal nostro contatto con il mondo esterno. Ecco perché la Ying Qi è molto legata alle emozioni: Ying Qi ci permette di apprendere dalla vita, il modo in cui noi ci rapportiamo ai fatti e alle circostanze che ci accadono, dà una direzione alla nostra stessa vita. Quindi, l'energia Ying Qi è meno automatica nel suo operare e più legata alle nostre scelte personali.

Yuan Qi

Yuan vuol dire fonte, sorgente, origine; indica quindi la nostra energia originaria, la nostra energia costituzionale. È il livello più profondo, legato quindi essenzialmente al Jing; potremmo anche dire che Yuan Qi è il Jing Ancestrale, nella sua forma di manifestazione dinamica circolante nel corpo. Risulterà quindi legata, fra le Sostanze Fondamentali al Jing, fra gli Organi ai Reni e al Triplice Riscaldatore, e fra i Canali, agli otto Canali Straordinari, che veicolano essenzialmente questo tipo di energia. In particolare, la Yuan Qi che circola nei Canali Straordinari permette l'attivazione dei vari Shen negli Organi e del Jing nei Visceri Straordinari. Yuan Qi rappresenta anche la «speranza di vita», cioè il numero di respiri che ci sono stati assegnati al momento del concepimento.

Altri tipi di Qi

Esistono altri tipi di Qi, cui accenniamo solo brevemente. Il processo di formazione del Qi individuale, a partire dalle energie del Cielo Posteriore, si basa sull'assunzione di cibo e aria. La prima trasformazione del cibo ingerito, porta alla formazione di quello che viene definito «Gu Qi» (letteralmente, «Qi della valle»), tradotto di solito con Qi degli alimenti (la valle è il luogo fertile in cui le coltivazioni sono rigogliose). Questo Gu Qi si incontrerà poi con il Qi che assorbiamo attraverso il respiro, detto Tian Qi (Qi del Cielo), secondo le modalità riportate nella successiva tabella sulla formazione di Qi e Sangue.

L'unione, a livello del petto, di queste due forme di Qi, genera Zong Qi, o Qi del petto, così chiamata, poiché la sua funzione principale è di regolare le funzioni organiche che hanno sede proprio a livello del petto: ritmo respiratorio e cardiaco. Viene anche chiamata, da alcuni, energia ancestrale, ma non va confusa con la Yuan Qi, a cui talvolta viene dato lo stesso nome.

La risultanza di tutte queste qualità energetiche (Gu Qi, Tian Qi, Zong Qi, Ying Qi, Wei Qi e Yuan Qi) viene denominata Zheng Qi o Qi autentico, reale, nel senso che è quello effettivamente circolante nell'organismo. Questo termine si usa soprattutto in contrapposizione a Xie Qi o Qi perverso, che indica le energie patologiche (i fattori climatici), che possono penetrare nel corpo umano, quando la Zheng Qi non è abbastanza forte.

Ai «tre tesori dell'essere umano» si associano altre due sostanze, che, in un certo senso, derivano dalle prime tre e chiariscono alcuni aspetti del loro operare. Ecco che si parla, allora, delle «cinque Sostanze Fondamentali dell'individuo». Questi due ulteriori aspetti della dinamica energetica dell'essere umano sono: Xue (sangue) e Jin-Ye (fluidi corporei).

4. XUE

血

Come l'acqua assume il nome di acqua allo stato liquido e quello di ghiaccio allo stato solido, ma sempre di acqua si tratta, così il Qi prende il nome di Xue (Sangue) quando ci si sofferma sul suo aspetto più materiale, solido, nutritivo; in altre parole Yin.

Anche all'interno del Qi organico viene quindi a riproporsi la dicotomia Yin-Yang, con il Qi che rappresenta l'aspetto Yang dell'energia organica e il Sangue che ne incarna l'aspetto Yin.

Il Sangue, in MTC, indica l'aspetto più materiale e denso di Qi ed è collegabile al nutrimento e al mantenimento dell'individuo, al suo radicamento, alla sua solidità sia fisica sia psichica. Per tale motivo le sue funzioni essenziali sono:

- Nutrire
- Umidificare
- Dare radicamento e solidità psicofisica.

Naturalmente Qi e Sangue sono strettamente interrelati,

essendo, in fin dei conti, aspetti diversi di un'unica realtà. Ecco quindi l'affermazione che «il sangue nutre il Qi, e il Qi muove il sangue».

Il Sangue (Xue), pur comprendendo al suo interno il concetto occidentale di sangue, non si riduce al liquido rosso che circola nelle arterie e vene, ma è un concetto funzionale (come tutti i concetti della MTC) che esprime l'aspetto nutritivo e umidificante dell'energia organica.

Ad esempio, a livello fisico, un deficit del Sangue può portare a una forma del corpo insoddisfacente e una cattiva assimilazione (aspetto nutritivo), con magrezza eccessiva e tendenza a «bruciare» gli alimenti ingeriti (c'è troppa energia e poco sangue). A livello psichico, invece, ci sarà agitazione e insonnia, poiché viene a mancare l'aspetto di radicamento e solidità, il movimento naturale verso l'alto dello Yang allora non è più bilanciato dal radicamento al terreno, come un aquilone che non trattenuto da un solido filo se ne vola via. Tutto questo potrà anche naturalmente essere associato a segni di carenza di sangue come fisicamente lo si intende, per cui si potranno avere labbra e colorito pallido, mestruo scarso e pallido e così via.

Una delle funzioni nutritive del Sangue riguarda poi le ossa. Il Sangue nutre costantemente le ossa. Questo aspetto è, per esempio, evidente con la menopausa, che, riducendo la disponibilità globale di Sangue nella donna, non consentirà più al Sangue di svolgere questa funzione e questo favorirà lo sviluppo dell'osteoporosi. Per questo i testi dicono che nell'osteoporosi si deve nutrire il sangue.

Per comprendere quali Organi sono associati al Sangue bisogna analizzare la sua formazione, che è anche la formazione del Qi, poiché, lo ricordiamo, il Sangue è una forma di Qi.

Quando il cibo e i liquidi entrano nel corpo subiscono una prima elaborazione da parte di Stomaco prima e di Milza poi, che sono, in MTC, gli organi fondamentali della digestione. Da questa prima trasformazione si sviluppa il

Gu Qi, cioè la forma di Qi che è stata estratta dagli alimenti. Questo Gu Qi viene inviato dalla Milza al Polmone, dove si incontra con il Qi dell'aria (Tian Qi), elaborato da quest'organo ed entrambi vengono poi inviati al Cuore che provvede a un'ultima trasformazione. Tutto il processo avviene, inoltre, sotto la spinta del Jing dei Reni in forma di Qi (Yuan Qi). Si ottengono così Qi e Sangue, che vengono diffusi a tutto l'organismo attraverso i Canali Energetici e il sistema dei vasi sanguigni.

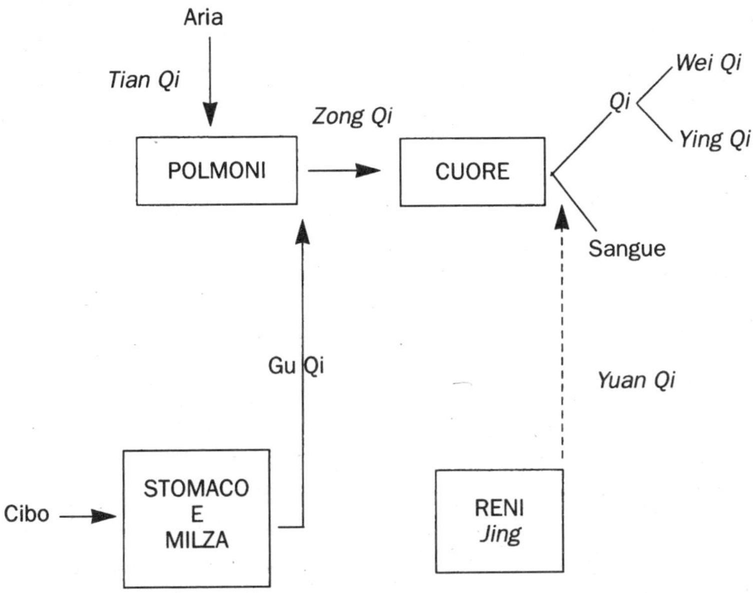

Fig. 3 – Schema di formazione di Qi e Sangue.

Da questo schema si deduce che la Milza e lo Stomaco sono gli Organi fondamentali collegati al Sangue (e anche alla produzione del Qi), ma che anche il Cuore e i Reni sono essenziali alla sua formazione. Vedremo, trattando dei vari Organi, che anche il Fegato è importante per il

Sangue, non per la sua produzione, ma per la sua armoniosa diffusione.

Il Sangue è strettamente legato non solo al Cuore, ma anche al Ministro del Cuore, che, per tale motivo, diviene luogo di diffusione e conservazione dello Shen che ha sede nel Cuore. Il lavoro sul livello del Sangue è quindi, per questo duplice motivo (sede del nutrimento fisico e materiale, ma anche sede del nutrimento spirituale), un lavoro sempre estremamente profondo e utile quando un disturbo sta andando a intaccare in profondità l'organismo.

5. FLUIDI CORPOREI (JIN YE)

津
液

Jin significa «saliva», umido, qualsiasi cosa umida, Ye indica «fluido». I Jin, di natura Yang rispetto agli Ye, sono la parte più leggera dei liquidi corporei, sono fluidi e circolano rapidamente e con movimento centrifugo. Comprendono ad esempio il sudore, le lacrime, il muco nasale, la saliva e le urine, le secrezioni vaginali e genitali... La loro funzione specifica è di rinfrescare e depurare; ricordiamo che nel concetto di Acqua vi è non solo quello di umidificare, ma anche quella di pulire (la pioggia che lava, l'acqua per lavarsi e per pulire la casa...). Di qui la funzione dei Jin di depurazione e purificazione. Gli Ye, Yin rispetto ai primi, rappresentano la parte più pesante e densa dei liquidi e rispondono più alla funzione di nutrimento tipica dello Yin. Sono caratterizzati da un movimento centripeto, che li porta nelle varie cavità e interstizi dell'organismo. Sono i liquidi delle articolazioni, il fluido cefalo-rachidiano di cervello e midollo, i liquidi infracellulari e tissutali, i liquidi delle sierose e così via.

Come tutte le sostanze dell'organismo, anche i Jin Ye sono in un continuo e costante processo di trasformazione da una forma all'altra, per consentirne il ricambio e l'evacuazione, per cui i Jin divengono Ye e gli Ye Jin.

Pur essendo distinti in liquidi Yin e Yang, nel loro insieme rappresentano un aspetto molto Yin, e infatti, come vedremo nella parte dedicata alla diagnosi, una loro eccessiva presenza e ritenzione indicherà un eccesso di Yin, mentre una carenza di fluidi con segni di secchezza sarà espressione di eccesso dello Yang o deficit dello Yin.

Proviamo a riassumere in una tabella le varie funzioni delle cinque Sostanze Fondamentali, indicando anche gli Organi a cui principalmente esse fanno riferimento.

Principali funzioni delle cinque Sostanze Fondamentali

Sostanza	Funzioni	Organi associati
Shen	vitalità spirituale dell'individuo sede di Coscienza e consapevolezza sede dei processi mentali	*Cuore*
Jing	crescita, riproduzione e sviluppo attiva le trasformazioni base di forza e salute costituzionali	*Reni*
Qi	muove riscalda trasforma protegge trasporta contiene	*Polmoni* *Reni* *Milza*
Sangue	nutre umidifica	*Cuore* *Fegato* *Milza*
Jin Ye	nutre umidifica purifica	*Polmoni* *Milza* *Reni*

LE ALTRE STRUTTURE ENERGETICHE DEL FETO

Accanto alla descrizione della «fisiologia energetica-spirituale», descritta nel cap. 8 del LS, altre parti dei testi classici ci danno indicazioni sullo sviluppo, sempre a partire di Jing e Shen e Qi, di aspetti più fisici ed energetici dell'individuo, che riguarda essenzialmente il manifestarsi e lo svilupparsi delle strutture energetiche dette «Straordinarie» («Qi») che sono: i Sei Visceri Straordinari e gli Otto Canali Straordinari. Ne tratteremo diffusamente nei capitoli a essi dedicati, qui ci preme solo delinearne quegli aspetti generali che ci aiutano a spiegarne il significato globale e a meglio comprendere lo sviluppo del feto da un punto di vista energetico. È ancora una volta il LS a parlarne, questa volta nel cap. 10:

> «Quando l'essere umano inizia a vivere (e cioè dopo il concepimento), dapprima si hanno le Essenze (Jing), quindi dal Jing vengono prodotti Cervello e Midollo. Poi si solidificano le Ossa. I Canali iniziano a nutrire: i muscoli iniziano a rinforzarsi. La carne assume consistenza, come un muro. La pelle diviene solida e iniziano a crescere i capelli. I cereali (il cibo) entrano nello Stomaco. Il percorso dei Canali compenetra l'individuo. Sangue e Qi iniziano a circolare».

Altre descrizioni dello sviluppo energetico nel feto sono contenuti in altri testi a cui non facciamo qui riferimento per motivi di spazio (*Guan Zi*, il libro del Maestro Guan del IV sec. a.C.; *Huai Nan Zi*, Il libro del Maestro Huai Nan del II sec. a.C.; *Guan Ya* del 230 d.C.; *Zhu Bing Yuan Hou Lun* del 610 d.C.).

Dopo il momento del concepimento, in cui prende forma il Jing individuale, la pulsazione vitale, che origina dal Jing e ha sede nei Reni (Ming Men in particolare), inizia a espandersi con movimento dapprima verticale, ma poi anche orizzontale. Questo movimento porta alla strutturazione dei Visceri Straordinari e dei Canali Straordinari, lungo quello che potremmo definire «il tubo energetico dell'embrione», secondo la modalità e sequenza di cui parleremo.

Ecco la descrizione, nel testo citato, di quattro dei Sei Canali Straordinari: Cervello, Midollo, Ossa, Canali. Dopo questi, inizia lo sviluppo delle strutture più fisiche (muscoli, pelle, capelli) fino a raggiungere un grado di strutturazione di tutto il sistema degli Zang Fu, tale da consentire, al momento della nascita, l'assunzione e assimilazione di alimenti dall'esterno (il cibo). È solo a questo punto che l'insieme dei Canali Energetici Principali compenetra l'individuo e Sangue e Qi possono quindi circolare liberamente. L'individuo esce dal grembo materno e inizia a nutrirsi del Qi del Cielo Posteriore. Questo consente l'attivazione e diffusione della struttura dei Canali energetici dell'adulto e quindi la circolazione di Qi e Sangue. Al momento della nascita, il Qi di Cielo e Terra compenetrano l'essere umano a partire dalle estremità. È come se, uscendo dall'utero, il neonato si trovasse immerso nel flusso energetico dell'Universo intero che lo travolge, quasi come una piena di fiume o come l'onda dell'oceano. Ma l'individuo, durante i nove mesi della gestazione, ha potuto sviluppare quelle strutture, che gli consentiranno di affrontare l'impatto senza esserne travolto o schiacciato. Allora, quello che potrebbe sembrare scontro diviene incontro, anche perché, in ultima analisi, l'energia che l'individuo è venuto sviluppando al suo interno non è cosa differente e distinta dall'energia con cui si trova a confrontarsi al momento della nascita.

Al momento della nascita comunque, l'impatto con l'Universo è potente e sconvolgente: ci sentiamo separati per sempre dall'unità che avevamo con il grembo materno e consci, a livello profondo, del viaggio che ci attende.

Da un punto di vista strettamente energetico, le Energie dell'Universo compenetrano il neonato a partire dalle estremità (mani e piedi), con movimento centripeto verso il centro dell'individuo, con l'energia Yang universale che penetra dalle mani e quella Yin dai piedi. Questo movimento avviene, inizialmente, secondo il decorso dei Qi Mai, i Canali Straordinari, poiché i dodici Canali Principali non sono ancora operativi. A nostro avviso, è soprattutto attraverso i Wei e Qiao che questo movimento ha luogo. Col tempo, poi, si struttureranno i dodici Canali Principali, che diverranno le vie elettive di penetrazione delle energie cosmiche, soprattutto attraverso i punti Shu antichi, collocati appunto sulle estremità.

Ma dal momento della nascita l'individuo ha bisogno di relazionarsi con l'esterno anche in modo più materiale: deve introdurre aria, cibo e acqua. Questo è il suo continuo legame con la Terra, così come quello di prima era il suo legame con il Cielo. Attraverso il processo delle trasformazioni alchemiche compiute all'interno dell'organismo vivo e grazie all'apporto del Jing originale del Cielo Anteriore, viene prodotto il Qi dei cinque Zang che si muoverà in senso centrifugo verso l'esterno, portando alla superficie le qualità energetiche dell'individuo. Ecco il doppio nome dei dodici Canali Principali che sottolineano questa doppia loro natura di veicolo dell'energia nei due sensi.

Ricordiamo che tutto era partito dall'unione di Cielo e Terra, di De e Qi, che ha portato alla differenziazione e individualizzazione. Nascere è sì muoversi nei limiti del proprio essere umano che ha preso forma, ma è anche tornare in contatto diretto e reale con l'intero Universo, della cui unità in qualche modo tutti ci ricordiamo, grazie anche all'operare dello Shen che guiderà la nostra vita, se glielo consentiremo, sul sentiero del ritorno a casa, all'unità di fondo che conosciamo e che in realtà non abbiamo mai perso.

III

Organi e Visceri (Zang-Fu) e Visceri Straordinari

Il sistema degli Zang-Fu rappresenta in MTC, insieme alle cinque Sostanze Fondamentali, il nucleo più profondo di tutto il sistema energetico dell'individuo. Il legame fra Zang-Fu e Sostanze Fondamentali è strettissimo, infatti da un lato gli Zang-Fu assorbono, trasformano e producono le cinque Sostanze, ma dall'altro queste ultime presiedono al funzionamento degli Zang-Fu. Ad esempio, il Jing del Cielo Anteriore è custodito dai Reni e presiede ai meccanismi di crescita, sviluppo e vitalità dell'organismo in generale e degli Zang-Fu in particolare. Ma si può anche dire che sono i Reni a svolgere queste funzioni, poiché essi sono lo Zang che conserva il Jing. D'altro canto, possiamo anche dire che, ad esempio, il Jing del Cielo Posteriore viene prodotto proprio attraverso le attività degli Zang-Fu e di Milza, Stomaco e Polmoni in particolare. O ancora che la Milza è il principale Organo per la produzione del Sangue, ma anche che il Sangue porta nutrimento a tutto l'organismo, compresa la Milza.

Nei testi classici, ma anche in quelli contemporanei, si fa riferimento a volte agli Zang-Fu e a volte alle cinque Sostanze Fondamentali, e più spesso ai due insieme. Si parla così di «stasi del Qi del Fegato», di «deficit del Sangue del Cuore» e così via. Ovviamente non esiste un Sangue «del Cuore» o un Qi «del Fegato», queste espressioni indicano che il disturbo del Cuore riguarderà il suo aspetto Sangue o che la stasi di Fegato si riferisce al suo aspetto Qi e cioè di attivazione, movimento e diffusione.

Chiarito questo vediamo di analizzare prima il significato generale degli Zang-Fu per passare poi ad analizzarli uno per uno.

La funzione degli Zang-Fu

La loro funzione essenziale è di assicurare la produzione, la conservazione, la trasformazione e la diffusione delle Sostanze Fondamentali nell'organismo umano. Parlando di Sostanze Fondamentali, abbiamo già visto come queste costituiscano da un lato il fondamento stesso della vitalità umana (Shen e Jing del Cielo Anteriore) e dall'altro vengano elaborate dagli Zang-Fu, a partire dalle sostanze introdotte dall'ambiente esterno, attraverso il respiro (aria ed energia sottile), il cibo e l'acqua (Jing o essenza del cibo), i pori e la superficie della pelle in genere.

Inoltre, gli Zang-Fu provvedono all'eliminazione di quelle parti delle sostanze introdotte che non sono utilizzabili attraverso feci, urine e respiro.

Quindi gli Zang-Fu hanno una duplice funzione:

1. Interna: mediante i processi di produzione, trasformazione e diffusione delle Sostanze Fondamentali a tutto l'organismo.

2. Di rapporto con l'esterno: mediante l'assimilazione delle sostanze nutritive dall'esterno e l'eliminazione all'esterno degli scarti.

Queste funzioni coinvolgono tutti gli aspetti della struttura individuale, non solo quella fisica, ma anche quella psichica ed emozionale. Trattando dei singoli Zang vedremo, ad esempio, che ogni Organo conserva e diffonde un aspetto specifico della vita psico-emotiva individuale (azione interna) e, d'altro canto, assimila ed è particolarmente sensibile a sensazioni, emozioni e sentimenti che gli vengono dall'ambiente, oltre a emanare all'esterno ciò che prova. Abbiamo già accennato a questa dinamica, trattando dello Shen e vi torneremo, parlando del Cuore e degli aspetti psichici dei vari Zang.

Pertanto la teoria degli Zang-Fu rappresenta una fitta rete di relazioni funzionali che organizza e unifica l'intero essere umano in termini di emozioni, sensazioni, attività mentali, aspetti fisici ed energetici. Questa fitta rete non va intesa come qualcosa di chiuso all'interno dell'individuo, essa si espande andando a comprendere e inglobare i fattori esterni, siano essi atmosferici (clima, stagioni...), organici (piante, animali, cibo, acqua, aria...) o di rapporti umani (esperienze comuni, sensazioni, emozioni, pensieri...).

Quando approcciamo la fisiologia degli Zang-Fu, dovremmo quindi riuscire a vederli più in termini di relazioni funzionali che li legano gli uni agli altri, che non come singole entità a se stanti; anche se per il loro studio procediamo in modo analitico. Come avverte Qi Bo, «lo Yin-Yang permette di contare fino a dieci e da questo punto... spingersi fino a diecimila, però in tutto questo, l'importante è Uno» (SW, cap. 6).

脏

Differenze fra Zang e Fu

腑

Se questo è il significato generale che accomuna Zang e Fu, esistono poi elementi differenziali tipici per questi due elementi portanti della struttura energetica interna dell'organismo umano.

I caratteri cinesi per Zang e Fu hanno una parte comune, quella a sinistra, che vuol dire «carne» e, in senso lato, organo. Hanno però anche un'altra parte dell'ideogramma che li differenzia: per gli Zang il simbolo è O che indica «immagazzinare», mentre per i Fu è O che indica «luogo di governo».

Quindi gli Zang hanno essenzialmente la funzione di conservare, proteggere e immagazzinare le sostanze vitali (siano esse quelle derivate dalle trasformazioni organiche che producono Qi, Xue e Fluidi Corporei o quelle acquisite a partire dal momento del concepimento, quali Shen e Jing e Qi).

Il luogo di governo, nell'antica Cina agricola, era il luogo dove arrivavano i tributi in cibo dalle province dell'impero e dove questo cibo veniva distribuito secondo la necessità e la ricchezza trasformata. I Fu, quindi, presiedono alla trasformazione e all'assimilazione delle sostanze introdotte, da cui estraggono le sostanze vitali, che sono poi immagazzinate dagli Zang. Inoltre, provvedono alla eliminazione delle sostanze di scarto.

Per questo nei testi classici si dice che gli Zang sono «pieni» e immagazzinano, nel senso che impregnati di essenza vitale (per questo tipo di pienezza viene impiegato il termine *man*); mentre i Fu «si vuotano e riempiono periodicamente», intendendo che sono luoghi di transito delle sostanze che vengono da loro elaborate, trasformate, trasportate ed eliminate (per questo tipo di pienezza si utilizza il termine *shi*). A tal proposito il cap. 11 del SW dice:

«... il loro nome è: Fu per le trasmissioni e le trasformazioni. Non possono conservare a lungo senza trasmettere, per far scorrere infine verso l'esterno. I 5 Zang sono quelli che tesaurizzano le Essenze senza lasciarle scorrere verso l'esterno. Ecco perché sono detti pieni (Man) e la pienezza Shi non conviene loro. Mentre i 6 Fu che trasmettono e trasformano senza mai tesaurizzare, sono pieni Shi e la pienezza Man non conviene loro».

Gli Zang sono pieni di Jing, del Cielo Anteriore e Posteriore, e non devono quindi svuotarsi periodicamente, poiché altrimenti disperderebbero la vita stessa. I Fu invece, ricchi di pienezza Shi, di prodotti che devono cioè essere trasformati, non devono restare sempre pieni, ma, al contrario, svuotarsi e riempirsi periodicamente. Ad esempio, riempirsi e svuotarsi del cibo e dei prodotti delle loro trasformazioni, ma anche, a livello più sottile, riempirsi e svuotarsi delle emozioni con cui entriamo in contatto quotidianamente e che «respiriamo» dal nostro ambiente sociale e affettivo.

I Fu, essendo più Yang, sono più strettamente in contatto con l'esterno (da cui ricevono aria, acqua e cibo e in cui riversano le sostanze non metabolizzate), mentre gli Zang, più Yin, sono più in comunicazione con l'interno. Ci sono naturalmente, come sempre quando si fanno schemi, delle eccezioni. Così, ad esempio, la Vescica Biliare è un Fu, ma non è cavo e non ospita sostanze di transito, al contrario, conserva una sostanza molto pura e raffinata: la bile. Questo dipende anche dal fatto che la VB è uno dei sei Visceri Straordinari (Qi Heng Fu). D'altro canto il Polmone è uno Zang, ma è in stretto contatto con l'esterno da cui prende aria ed energia.

Poiché Yin-Yang sono complementari e si attraggono, avremo che ogni Zang è correlato a un Fu e insieme fanno parte di uno dei cinque Movimenti, si parla allora di rapporto «interno-esterno»(Biao-Li) fra due Zang-Fu. Abbiamo così le coppie:

Movimento	Zang	Fu
Acqua	Rene	Vescica
Fuoco	Cuore	Intestino Tenue
Terra	Milza	Stomaco
Metallo	Polmone	Intestino Crasso
Legno	Fegato	Vescica Biliare

Per quanto riguarda Ministro del Cuore e Triplice Riscaldatore, non vi è chiarezza nei testi classici né unanimità fra gli autori contemporanei. Alcuni tendono ad accoppiarli all'interno del Movimento Fuoco che verrebbe così ad avere due coppie di Zang-Fu, altri preferiscono tenere il Triplice Riscaldatore chiaramente distinto e separato dagli altri Zang-Fu, mentre il Ministro del Cuore viene unanimemente associato al Cuore. Chiariremo meglio questi aspetti trattando dei singoli Organi.

La relazione fra uno specifico Zang e il corrispondente Fu può anche essere letta come rapporto fra struttura (lo Zang che è Yin) e funzione (il Viscere che è Yang). I due aspetti sono però così strettamente interdipendenti e correlati che si può anche leggere la coppia come un unico Organo con due aspetti.

Questo è vero soprattutto per quelle coppie in cui il legame è molto stretto; tali sono, ad esempio, Fegato-Vescica Biliare, Rene-Vescica e Milza-Stomaco, pur restando applicabile anche alle altre, dove però i singoli Zang-Fu hanno caratteristiche proprie che li distinguono all'interno della coppia.

Nella trattazione di ogni Zang, partiremo dall'ideogramma che lo rappresenta e che spesso ci fornisce indicazioni preziose sul suo significato energetico. In MTC, ogni Zang è anche associato, a livello simbolico, a una specifica funzione dell'impero (SW, cap. 9); per cui, ad esempio, il Cuore è associato all'Imperatore, il Fegato al Generale d'Armata e il Polmone al Ministro. Noi useremo queste immagini, aggiungendovi la lettura del loro ideogramma specifico, che spesso è ricco di significati.

IL CUORE (XIN) 心

Claude Larre interpreta così questo ideogramma: «In alto il pericardio aperto, al centro l'Organo, in basso un abbozzo di aorta». Per noi è una ciotola aperta verso l'alto in cui le cose entrano per poi uscirne. Aperto in alto il Cuore diviene il ricettacolo che accoglie lo Shen, le influenze celesti che scendono a permeare l'Uomo, ecco il Cuore sede dello Shen, del divino che dimora in ogni uomo. La vita allora diviene nient'altro che un percorso sotto la guida degli Shen, e, nell'essere umano, un percorso sotto la guida del Cuore che dello Shen è l'emanazione e la dimora. «Ciò che prende in carico gli esseri viventi viene chiamato Cuore» e «Il Cuore ha la carica di signore e padrone. La radiosa luminosità dello Shen ne procede» (SW, cap. 8).

1. Il Cuore è sede dello Shen.

«Il Cuore è la radice della vita, il movimento stesso dello Shen. Il suo splendore si vede sul viso, la sua generosità nei vasi sanguigni» (SW, cap. 9).

Il Cuore è il più importante degli Zang, viene associato alla figura dell'Imperatore, che, nell'antica Cina, rappresentava il legame fra l'essere umano e il Cielo, il divino. Il Cuore è quindi innanzitutto la dimora dello Shen nell'individuo e quindi luogo di comunicazione fra Uomo e le sottili energie universali. Se lo Shen è il soffio stesso della vita, il Cuore diviene ciò che lo accoglie e armoniosamente distribuisce nell'essere umano.

Abbiamo paragonato l'ideogramma di Cuore a una ciotola vuota che accoglie ciò che gli giunge dall'alto senza mai riempirsi. Se poniamo un liquido, ad esempio dell'acqua, in una ciotola vuota possiamo percepirlo per quello che esso è realmente, ma se in questa ciotola c'è già qualcosa, poniamo della sabbia, quando vi andremo a versare l'acqua vedremo questa non per ciò che essa realmente è ma come ci appare mescolata alla sabbia. Ecco quindi, che il Vuoto del Cuore (Xin Xu) è quella condizione che permette un'attenzione vigile, ma equilibrata, a tutto ciò che accade e da questa attenzione, che è comprensione, nasce la giusta condotta. «In un Cuore Vuoto e calmo nulla si attacca, nulla occupa indebitamente il posto facendone la propria sede... tutto si presenta ed è ricevuto per essere pesato e apprezzato» (*Libro dei Riti*, capitolo sul trattato della musica). Il Cuore non è quindi una campana di vetro che si isola dal mondo, ma una tazza aperta in cui tutto può trovar posto, senza mai occuparlo stabilmente. Da qui nasce il «non-agire» (Wu Wei) del Cuore, che non è un non fare , ma un agire senza intenzione, liberi da desideri, ansie e aspettative.

Il Cuore diviene così il centro dell'animazione dell'individuo e la sua guida; questo impulso vitale si diffonde poi a tutto l'organismo per portarvi pace, serenità e gioia. Questa funzione si svolge in primo luogo attraverso il Ministro del Cuore «incaricato di portare i rallegramenti e la gioia a tutti i sudditi» attraverso il Sangue , come abbiamo visto, ma anche attraverso gli altri quattro Zang, ognuno dei quali è dimora di un aspetto dello Shen.

2. Il Cuore governa il Sangue.

Il Cuore governa il Sangue (Xue) sotto un duplice aspetto:

• Diffusione del Sangue come nutrimento materiale ed energetico del corpo

• Diffusione del Sangue «spirituale».

Il Sangue è unione di Acqua e Fuoco, il Sangue è anche veicolo dello Shen (sarà il Ministro del Cuore che, attraverso il Sangue, porterà la gioia a tutte le parti del corpo, i sudditi dell'impero), quindi il Sangue è sede dello Shen e sua via di diffusione. Questo aspetto spirituale e mistico del Sangue è presente in tutte le tradizioni: dal calice del Sacro Graal al «patto di sangue» comune a molte tradizioni, al Sacro Cuore sanguinante di Gesù. Ecco perché, ad esempio, quando le emozioni sono in eccesso si può usare la tecnica del sanguinamento di alcuni punti (dei punti Luo in particolare che sono molto legati al Sangue), per disperdere, con il sangue, l'eccesso di emozioni.

Il Cuore è anche movimento Fuoco e, come tale, caratterizzato dalla diffusione e circolazione, non solo degli aspetti psico-affettivi che abbiamo appena menzionato, ma anche di quelli più materiali: al nutrimento spirituale si associa così quello materiale. Ecco il Cuore che ricostituisce costantemente la vitalità individuale. Ecco il Cuore come Zang che governa il Sangue, aspetto nutritivo del Qi. Questa azione si esplica a due differenti livelli: uno correlato alla formazione del Sangue e l'altro alla sua diffusione.

a) *Formazione del Sangue.* Come abbiamo visto, il Gu Qi, energia elaborata da Milza e Stomaco a partire dalla trasformazione dei cibi, va al Cuore, dove viene trasformato in Sangue. «Il Fuoco ha sede nel Cuore, dove si genera anche il Sangue che umidifica tutto il corpo, il Fuoco è Yang e genera il Sangue che è Yin» (*Discussioni sul Sangue* di Tan Zong Mai, 1884). È quindi il Fuoco del Cuore che agisce per trasformare le energie provenienti dalla Milza in Sangue; d'altro canto il Sangue così formato «raffredda» il Cuore, evitando che il suo Fuoco divampi in alto.

b) *Diffusione del Sangue.* «I vasi sono associati al Cuore che dà splendore alla tinta» (SW, cap. 10). È il Qi del Cuore che dà al Sangue l'impulso che gli permette di circolare nei vasi sanguigni; quindi, un Cuore sano è fondamentale per un'adeguata fornitura di Sangue a tutti i distretti corporei, soddisfacendo i bisogni dell'organismo. Quando questa funzione viene meno, la circolazione del Sangue è carente, con segni quali freddo alle mani e pallore al volto. Il Cuore è movimento Fuoco, il più Yang, e il viso è la parte più Yang del corpo, fittamente irrorata fra l'altro di vasi sanguigni, non stupisce quindi che la condizione del Sangue del Cuore si legga sul viso.

Una buona circolazione del Sangue è anche un elemento fondamentale del vigore e della forza costituzionale di una persona; se il Cuore è forte e il Sangue ben circolante, il volto avrà un buon colorito, le estremità saranno calde e la persona darà una sensazione di forza e vigore, l'aspetto generale sarà roseo e brillante. Se invece c'è un deficit sarà pallido, bianchiccio e spento.

Il Sangue, come abbiamo detto, riveste importanza anche a livello psichico. È il Sangue, ad esempio, a dare «radicamento» agli Shen del Cuore, che altrimenti potrebbero avere la tendenza a risalire per staccarsi dall'individuo, con liberazione di Fuoco in alto, contraddistinta da segni di agitazione, irrequietezza, insonnia e turbe mentali, fino al delirio.

3. Il Cuore controlla la sudorazione.

Abbiamo detto che il Cuore governa il Sangue e che questo è in stretta correlazione con i liquidi corporei (Jin-Ye) di cui anche il sudore fa parte. Ecco come il sudore è correlato al Cuore.

Una sudorazione anomala (spontanea, eccessiva e profusa, notturna...), soprattutto se più accentuata alle ascelle e alle mani, indica quindi, quasi sempre, una turba del Cuore. Un deficit del Qi del Cuore porta, ad esempio, a sudorazione spontanea (cioè senza che si verifichi uno sforzo o il clima sia particolarmente caldo), se invece la sudorazione ha luogo di notte, si propenderà per un deficit dello Yin del Cuore (di solito si dice del Sangue del Cuore). Ma di questo parleremo più diffusamente parlando della patologia degli Zang-Fu.

4. Il Cuore si apre alla lingua.

Vedremo, nel capitolo X, come sulla lingua si possa leggere la condizione di tutti gli Zang-Fu; il Cuore è correlato in particolare al colore e alla forma della lingua e la sua condizione si legge soprattutto sulla punta. Ad esempio, nel deficit di Sangue del Cuore la lingua sarà pallida e sottile, mentre in caso di ristagno di Sangue potrà essere color porpora e nel caso di Calore diventerà secca e rosso scura oppure potrà presentare ulcerazioni.

La lingua è da intendere anche in senso psichico, come controllo del linguaggio e possibilità di esprimere liberamente le istanze del Cuore. La parola è, o dovrebbe essere, la via di espressione di ciò che sentiamo nel nostro Cuore; disturbi del Cuore possono portare così a turbe del linguaggio, quali l'afasia improvvisa o il parlare incessante e immotivato o anche il ridere nervoso e ripetitivo.

Lingua vuol dire anche capacità di discernimento, che è una prerogativa del Cuore. A livello più materiale, avremo la capacità della lingua di discernere i vari sapori, mentre, a livello più sottile, la capacità di discernimento di ciò che giunge alla consapevolezza, capacità che si esprime nel nostro modo di parlare.

Vedremo che anche il Polmone è strettamente legato alla capacità di fonazione, ma in senso relativamente più materiale, dovuto, ad esempio, a un deficit di Qi o a turbe di energie esterne, come negli abbassamenti di voce da Freddo.

5. Il Cuore è collegato al sonno e ai sogni.

L'armoniosa alternanza di sonno e veglia è una delle espressioni dell'armonia dello Yin-Yang all'interno di un individuo. Al momento del sonno lo Yang cede allo Yin, la coscienza si approfonda all'interno, si chiude al mondo esterno fisico per entrare in profondità in quello psichico. È il momento del sonno e dei sogni, che sono espressione profonda degli Shen: sonno e sogni sono quindi intimamente legati al Cuore.

Se il Cuore è in armonia, lo Shen ha stabile dimora

anche nel momento in cui si cede al sonno, questo giunge facilmente ed è profondo e ininterrotto; se invece il Cuore è in deficit (soprattutto il Sangue del Cuore in deficit) lo Shen non può essere ben «radicato» nel Cuore e di notte tende a «galleggiare» (vedremo che è soprattutto lo Shen del Fegato ad avere questa tendenza), a fluttuare, con la spiacevole sensazione di non poter fare ritorno alla solidità del giorno. Tutto questo porta a una sensazione di ansia e di agitazione, che può divenire vero e proprio panico; avremo difficoltà o impossibilità a prendere sonno e questo sarà comunque turbato da frequenti risvegli, da sogni inquietanti o veri e propri incubi. Per un'analisi più approfondita del sonno e dei sogni rimandiamo al cap. XI.

Ministro del Cuore (Xin Zhu o Xin Bao Luo)

心
包

Esistono due termini per definire in MTC ciò che viene tradotto solitamente con Ministro del Cuore: «Xin Zhu» che significa appunto «Ministro del Cuore» e «Xin Bao Luo» che significa «rete di protezione del Cuore». I due termini mettono in luce due diversi aspetti del MC.

1. Il Ministro del Cuore come Xin Zhu.

Il Ministro del Cuore (Xin Zhu) è un tutt'uno con il Cuore, per tale motivo nei testi classici si parla sempre di cinque Organi e sei Visceri. Trattando del Cuore abbiamo detto come esso rappresenti il «non agire», l'Imperatore che emana le linee di guida del governo senza parteciparvi direttamente; proprio per tale motivo il Cuore (Imperatore) necessita di qualcuno che diffonda i suoi voleri, è appunto il Ministro del Cuore. Per questo si dice che «Il Ministro del Cuore è incaricato degli agenti in missione, emana l'allegria e la gioia» (SW, cap. 8). Il Ministro del Cuore è detto anche «Tan Zhong», e cioè «Centro del petto», poiché è questo il luogo in cui si accumula il Qi ancestrale (Zong Qi) che verrà armoniosamente diffuso a tutto il corpo. Il MC ha quindi la funzione di diffondere ovunque i voleri e le istanze del Cuore e il veicolo di questa trasmissione è il Sangue. Questa sua funzione ha, come al solito, un duplice aspetto: da un lato, a livello più materiale, è la diffusione del sangue di cui il Cuore è sovrano, ma da un altro lato è la diffusione attraverso il Sangue, degli influssi degli Shen, di un senso cioè di completa appartenenza alla vita e quindi di gioia e allegria.

2. Il Ministro del Cuore come Xin Bao Luo, rivestimento del Cuore.

L'altro aspetto del MC è quello di rivestimento, protezione del Cuore; infatti se da un lato il Ministro è colui che diffonde i voleri del sovrano, dall'altro è anche colui che fa da filtro e protezione a ciò che gli viene dall'esterno, affinché non lo danneggi. Ecco il suo aspetto di Xin Bao Luo (rete di protezione del Cuore), che ha indotto alcuni autori a tradurre Ministro del Cuore con Pericardio, che rappresenta l'aspetto più fisico di questa funzione di avvolgimento e protezione. Le turbe esterne, come Calore, Freddo, Umidità e altre, non possono raggiungere il Cuore in quanto, se questo avvenisse, si avrebbe la morte, poiché sarebbe l'Imperatore a essere colpito. Queste vengono allora deviate sul suo Ministro, il Ministro del Cuore appunto, che provvederà a neutralizzarle e rigettarle all'esterno. Si dice anche, nei testi, che è in particolare il Calore che tende a colpire il MC.

Alcuni autori, soprattutto della scuola francese, sottolineano, nella funzione di diffusione del MC, il suo aspetto di collegamento nel grande asse Cuore-Rene, ruolo ad esempio di intermediazione del Calore organico che è prodotto dal Rene (vedi più avanti), ma diffuso dal Cuore.

Ruolo anche di intermediazione e armonizzazione della sessualità, che ha molto a che fare con il Rene nel suo aspetto più fisico, ma anche con il Cuore nel suo aspetto psichico e spirituale.

Questa funzione di intermediario emerge anche dalla sua appartenenza, nei sei Livelli Energetici, allo Jue Yin insieme al Fegato; non solo perché lo Jue Yin è il livello energetico intermedio dello Yin, ma anche perché in questo modo, tramite il MC, si attua un collegamento fra i due Organi che più sono correlati alle emozioni: Fegato e Cuore.

INTESTINO TENUE (XIAO CHANG) 小腸

«L'Intestino Tenue ha l'incarico di ricevere e far prosperare, emana le sostanze trasformate» (SW, cap. 8).

L'IT riceve il cibo dallo Stomaco e prosegue il suo processo di trasformazione che verrà completato a livello dell'IC e della Vescica. Nello Stomaco solidi e liquidi si erano fusi per consentire l'avvio del processo digestivo, a livello di IT si avvia un processo inverso di separazione e invio dei liquidi alla Vescica e dei solidi all'IC. Questi due ultimi (V e IC) costituiscono l'ultima fase delle trasformazioni organiche di cibo e acqua, provvedendo all'eliminazione di ciò che non è assimilabile.

L'IT ha quindi una funzione che è definita come «separare il puro dall'impuro» o meglio «il puro dal torbido», o ancora i solidi dai liquidi: tutti modi per evidenziare la sua funzione intermedia di separazione e differenziazione. Possiamo anche dire che l'IT applica a livello fisico quella capacità di discernimento che è del Cuore a livello sottile; tant'è che esiste anche una funzione psichica dell'IT, che è quella di saper distinguere, in una scelta da attuare, ciò che è essenziale e ciò che non lo è. Questo costituisce il presupposto perché possa essere presa una decisione, aspetto che, come vedremo, è di competenza della Vescica Biliare.

Quando parliamo di puro e impuro, o puro e torbido, è bene aver chiaro che non è presente in questa distinzione un giudizio di valore (buono il puro e cattivo il torbido). Puro e impuro rappresentano, ancora una volta, due aspetti della dialettica Yin-Yang e sono quindi entrambi essenziali per un corretto funzionamento dell'organismo umano. Ad esempio, possiamo avere anche un eccesso di fluidi puri (troppi liquidi e presenti in alto e all'esterno), con eccesso di muco nasale fluido o disturbi agli occhi con lacrimazione. I fluidi hanno sempre questa doppia funzione di nutrimento e di eliminazione (o pulizia e purificazione), è quindi necessario che siano costantemente eliminati nella giusta quantità oltre che prodotti nella giusta quantità. Oltre alla quantità sarà importante anche la qualità, il che significa un equilibrio fra puri e impuri o densi e fluidi (Jin-Ye). Parlando dell'opera dell'IT sui fluidi, possiamo anche dire che, in particolare, essendo l'IT collegato strettamente al Cuore nel Movimento Fuoco, i fluidi puri dell'IT nutrono il Cuore e i vasi sanguigni. Volendo fare un'anologia con la medicina occidentale, possiamo pensare alle cellule che trasportano il ferro nel corpo e che sono collocate nell'Intestino Tenue. Ecco come problemi di anemia possono essere trattati attraverso l'IT.

L'IT inoltre, in virtù delle sue caratteristiche di intermediazione e trasformazione, risulta essere funzionalmente collegato a vari Organi e Visceri:

1. Alla Milza e Stomaco per l'aspetto di metabolismo dei solidi, che in MTC fa globalmente capo a questi due Organi.
2. All'IC poiché a esso vengono passate le sostanze solide trasformate per l'elaborazione finale e la conseguente eliminazione degli scarti.
3. Alla Vescica a cui invia le sostanze liquide.

4. Al Rene Yang, nel suo aspetto di attivatore di tutte le trasformazioni (dei fluidi soprattutto) e quindi anche di quelle dell'IT.

SHEN – I RENI

腎

Vediamo comparire in questo ideogramma l'elemento inferiore che vuol dire «carne» e che si ritrova nella designazione di tutti gli altri Zang-Fu. Questo radicale sta a indicare come ogni Zang-Fu abbia un substrato materiale (la carne appunto), in cui ha sede e si radica l'aspetto più sottile, energetico-psichico, dell'Organo o Viscere. Il radicale di Carne compare in tutti gli Zang-Fu, tranne in quello di Cuore, a sottolineare come il Cuore sia, in quanto sede dello Shen, il più sottile dei vari Zang, quello cioè meno legato all'aspetto materiale, rappresentato qui dalla carne.

L'altra parte dell'ideogramma indica dei collaboratori controllati da un capo e dei ministri sottomessi al loro Re. Possiamo qui cogliere la funzione dei Reni come coloro che sovraintendono al buon funzionamento di tutti gli altri Organi, fornendo il Jing che essi custodiscono. Nel contempo, essi controllano che tutti gli Zang-Fu operino in modo appropriato e coordinato, garantendo così il funzionamento ottimale dell'intero organismo; proprio come dovrebbe fare un buon capitano.

Nell'elenco delle funzioni in cui il Cuore è Imperatore, i Reni sono detti «ciò che genera la potenza ed emana l'abilità e il saper vivere» (SW, cap. 8). Sappiamo già che essi sono sede del Jing, Energia vitale, sarà necessario possedere abilità e finezza per gestire al meglio queste risorse, conducendo la nostra vita secondo il cammino delineato dagli Shen.

Se il Cuore è il fondamento della vitalità spirituale e psichica dell'essere umano, i Reni sono la base della sua vitalità fisica; in ultima analisi sono la base della vita stessa. Sono origine e dimora dello Yin e dello Yang di tutto l'organismo, sono il germe da cui si vanno a formare tutti gli altri Organi e Visceri. Questa funzione deriva loro dall'essere sede del Jing del Cielo Anteriore, di quell'essenza vitale concentrata e potenziale, presente al momento del concepimento e che andrà poi via via sviluppandosi ed esprimendosi in tutto il suo potere nel corso della vita individuale, fino al suo esaurimento che coinciderà con la morte fisica.

I Reni quindi, anche se abbinati al Movimento Acqua, sono in realtà sede e origine di Acqua e Fuoco; è per tale motivo che i testi parlano di Rene Yin e Rene Yang. Acqua e Fuoco sono le due potenze creatrici della vita. Nella numerologia cinese, all'Acqua compete il numero 1 e al Fuoco il 2; l'Acqua è quindi vista come la base e fonte della vita, ma per potersi esprimere necessita di essere attivata dal calore del Fuoco. Il SW dice che questo Fuoco nell'Acqua è «il drago di fuoco». Il drago, nella mitologia cinese, è un animale d'acqua, drago di fuoco indica quindi il connubio fra Acqua e Fuoco. Troviamo questa stessa idea nella tradizione cristiana del battesimo con l'acqua e con il fuoco; vedremo fra poco che questo Fuoco dei Reni è detto anche Ming Men, porta del Destino, e vedremo perché; possiamo «aprire» la porta del nostro Destino a partire dai Reni.

I Reni hanno quindi una duplice natura, che si manifesta a più livelli. Sono il nucleo costitutivo più profondo dell'essere umano, ma, d'altro canto, da questa profondità attingono l'energia necessaria al dispiegarsi verso l'esterno del movimento vitale. A un livello più fisico, abbiamo l'osso, che è correlato ai Reni ed è costituito da una parte esterna, dura e protettiva, che preserva però il midollo, tenero, ma custode della potenza del Jing (Essenze). A un altro livello ancora, abbiamo l'unione sessuale, poiché i

Reni sono la base della vita e questa nasce dall'unione sessuale; qui l'aspetto ricettivo, oscuro e profondo della donna si incontra con l'aspetto duro, penetrante e attivo dell'uomo. Un simbolo frequentemente utilizzato per esprimere questa unione feconda è il riso, che nasce dall'acqua, ma ha bisogno del calore del sole per crescere e maturare. Ricordiamo anche che un chicco di riso è la parte centrale dell'ideogramma di Qi.

Nei Reni abbiamo così la base del vigore fisico, nonché la potenza e fecondità sessuale; in una parola, la vitalità stessa.

I Reni hanno le seguenti funzioni:

1. Sono dimora del Jing.

Abbiamo già parlato nel capitolo precedente del Jing e della sua distinzione in Jing del Cielo Anteriore e del Cielo Posteriore, di cui i Reni sono sede. Da questo fatto conseguono gli aspetti energetici essenziali dei Reni.

a) *Reni come sede del Jing del Cielo Anteriore.* In quanto sede del Jing del Cielo Anteriore, i Reni hanno a che fare con tutti gli aspetti costituzionali e strutturali di un individuo e in particolare:

• Aspetto Yin del Rene: 1. Fornisce nutrimento al feto, 2. Controlla, dopo la nascita, la crescita, lo sviluppo e la maturità, 3. Governa la riproduzione ed è quindi legato alla sessualità in genere e alla fertilità e alla potenza sessuale in particolare.

• Aspetto Yang del Rene fornisce il Calore essenziale che consente il manifestarsi di tutte le trasformazioni (i metabolismi) organiche: 1. Il Calore dei Reni invia l'energia necessaria per l'ultima fase della formazione di Sangue e Qi organici (vedi lo schema di formazione del Sangue nel capitolo II), 2. Fornisce calore alla Milza perché possa avviare il processo digestivo, 3. Fornisce il calore che consente la metabolizzazione dei liquidi e la termoregolazione del corpo, e così via.

b) *Reni come sede del Jing del Cielo Posteriore.* Nel loro aspetto di sede del Jing del Cielo Posteriore, provvedono a immagazzinare tutto il Qi prodotto e non richiesto in quel momento dall'organismo, per l'espletamento delle sue attività. Questo Qi del Cielo Posteriore sarà una riserva a disposizione a cui attingere nei momenti di bisogno, per evitare di andare invece a intaccare quello del Cielo Anteriore.

2. Producono il midollo, riempiono il cervello e controllano le ossa.

Midollo, Ossa e Cervello sono tre dei sei Visceri Straordinari. Ci limitiamo ad accennare al loro significato per quanto legato ai Reni. Abbiamo già detto che i Reni rappresentano l'aspetto più profondo della vitalità individuale, ecco allora che anche a livello fisico compete loro la struttura più profonda, che dà sostegno e radicamento a tutto l'individuo: le ossa appunto. Abbiamo già anche visto come nelle ossa esistano due aspetti: l'osso vero e proprio e il midollo al suo interno. Il midollo (Yin nello Yin) è, a livello fisico, l'elemento costitutivo più profondo da cui trae origine la vita. Ricordiamo per inciso, che il sangue, nella fisiologia occidentale, viene prodotto a partire dal midollo osseo, ma Midollo, in MTC, include anche il midollo spinale e il Cervello, detto «mare del midollo». Possiamo raffigurare questo concetto con l'immagine dei Reni come l'oceano sotterraneo, da cui ha origine la vita e il Midollo come un fiume, che scorre e si srotola lungo tutta la colonna vertebrale verso l'alto, fino ad aprirsi nel mare del Cervello.

Il forte legame dei Reni con il Cervello, che è però molto legato anche al Cuore, spiega fra l'altro come i Reni siano correlati alla capacità di concentrazione, di chiarezza mentale e di memoria.

La memoria è un aspetto che fa riferimento a più strutture energetiche, coinvolgendo non solo i Reni ma anche il Cuore, la Milza e il sistema dei Visceri e dei Canali Straordinari. I Reni provvedono, attraverso il dispiegarsi della loro potenza, a rendere la memoria forte e stabile, dando la base che consentirà alla VB, come Viscere Straordinario, di apprendere dalle esperienze di vita memorizzate, per promuovere lo sviluppo spirituale dell'individuo attraverso la consapevolezza del Cuore e del Cervello. Ecco allora che rinforzare i Reni e avere buona memoria non si riferisce solo alla capacità mnemonica, ma, in un senso più vasto, alla capacità di custodire e «muovere» le memorie delle proprie esperienze per il processo di crescita individuale. Il «voler vivere» dei Reni diviene, allora, non solo un voler esistere, ma un voler crescere e apprendere dal mondo.

Le ossa sono poi l'impalcatura fisica dell'individuo, così come i Reni ne sono l'impalcatura energetica. Ecco allora che ossa e denti robusti e un buon sviluppo osseo indicano una buona energia essenziale dei Reni, mentre, d'altro canto, uno sviluppo difficoltoso, il rachitismo, una debolezza ai denti e la fragilità ossea, sono tutti segni di compromissione dell'energia dei Reni. Non a caso nella vecchiaia, in cui inevitabilmente il Jing si sta esaurendo, compaiono i segni di fragilità ossea oltre ad altri, sempre associabili ai Reni, quali la perdita della memoria, il calo dell'udito e la freddolosità (i Reni sono molto sensibili al Freddo).

I Reni inoltre sono strettamente legati al sistema degli otto Canali Straordinari, che costituiscono l'impalcatura energetica dell'individuo già operante al momento del concepimento.

3. Ricevono il Qi dai Polmoni.

Parlando dei Polmoni, avremo modo di vedere come essi governino la produzione e diffusione del Qi a tutto l'organismo e, essendo l'Organo più in alto, presiedano essenzialmente al suo movimento di abbassamento. Questo Qi, che i Polmoni a ogni respiro spingono in basso, viene accolto e trattenuto dai Reni per il nutrimento di tutto il corpo. Quando questa funzione viene meno si possono avere vari disturbi, in quanto il Qi rimane in alto producendo, ad esempio, respiro corto e superficiale o peggio asma: ecco che si parla allora di «asma renale».

4. Sono la struttura portante dell'organismo.

È la semplice conseguenza delle funzioni appena viste, infatti i Reni sono: 1. Origine di tutti gli Zang-Fu, struttura portante interna dell'organismo, 2. Origine dei Canali Extra, che costituiscono la struttura portante energetica dell'individuo sul cui tronco si sviluppano poi i dodici Canali Principali e tutti gli altri, 3. Origine delle ossa, struttura portante fisica dell'individuo.

5. Sono sede dello Shen «Zhi».

Questo aspetto spirituale che ha sede nei Reni viene solitamente tradotto con «Volere», il significato più profondo è quello di una potenza che si esprime. Questo volere non è un atto egoico di autoimposizione forzata, ma la capacità di tradurre in azione le spinte vitali espresse dallo Shen del Cuore. È la capacità di focalizzarsi su degli obbiettivi e di perseguirli e la sua potenza nasce quindi, in ultima analisi, da una conoscenza reale e profonda di saper cosa fare e come farlo, la decisione e l'azione ne scaturiscono allora spontaneamente, senza forzatura. È dote innata (Cielo Anteriore), ma anche coltivabile mediante la pratica (Cielo Posteriore).

Non è naturalmente un caso che questo aspetto dello Shen sia collegato ai Reni, questi infatti sono detti la base della vita stessa, e il primo atto che rende possibile la vita stessa è «il voler vivere». Il voler vivere è questa forza di potere incommensurabile, che genera tutte le manifestazioni di vita dell'universo. Dalle rotazioni delle galassie al crescere di un filo d'erba, tutto esiste perché mosso da un inconscio e profondo desiderio di vivere. Questo stesso volere infinito trova poi espressione e dimora nei Reni, fonte e base della vita.

Se l'aspetto fisiologico è il volere, è ovvio che la sua turba porti alla paura, che è la patologia psichica riconducibile ai Reni. La paura, sia essa fisica o psichica, porta a una incapacità ad agire, possiamo anche dire che un indebolimento del volere porta all'incapacità di agire e quindi alla paura. Un altro aspetto che può conseguire all'incapacità di agire è la depressione. Le giornate di bassa pressione sono caratterizzate da aria stagnante, che non si muove per mancanza di vento, così nella depressione tutto è fermo perché manca il volere.

6. La loro finestra sull'esterno sono le orecchie, le loro aperture in basso sono utero (e uretra) e ano.

Le orecchie sono l'organo di senso i cui disturbi funzionali sono spesso riconducibili ai Reni. Così, ad esempio, acufeni e sordità sono spesso dovute a un deficit dell'energia dei Reni (ma possono dipendere anche da eccesso a livello dello Shao Yang, vedi capitolo XI), soprattutto se progressive e collegate all'invecchiamento. Orecchie ampie e rosee sono considerate invece segno di buona vitalità dei Reni. A proposito dei Reni e delle orecchie, menzioniamo come i precettori dei nobili cinesi non erano autorizzati a picchiare i bambini dei loro Signori quando questi erano disubbidienti, ma potevano tirare loro le orecchie, poiché in questo modo li punivano, ma non facevano loro male, anzi rinforzavano attraverso il vigoroso massaggio delle orecchie l'energia dei Reni. Chissà che la nostra tradizione di tirare le orecchie il giorno del compleanno non abbia questo significato di augurio di lunga vita, infatti le orecchie si tirano tante volte quanti sono gli anni e più si invecchia più si ha bisogno di energia dei Reni!

Il legame con gli orifizi del basso deriva dalla funzione generica dei Reni di governare «apertura e chiusura» come espressione del bilanciamento dello Yin-Yang originari. Questo implica il controllo sugli orifizi di eliminazione e, in particolare, quelli del basso, poiché i Reni sono più strettamente legati alla parte bassa del corpo. Ad esempio, la paura porta in casi estremi alla perdita del controllo degli orifizi del basso, e la stessa enuresi infantile, se protratta oltre i tre anni, può dipendere proprio da una turba della funzione renale dovuta a grandi paure, traumi o incapacità del Jing dei Reni di stabilizzarsi.

Anche i prolassi di utero e retto hanno quindi a che fare con i Reni, ma anche con la Milza a cui compete in genere la funzione di mantenere tutti gli organi al loro posto.

Il riferimento all'Utero ci riconduce inoltre alla funzione sessuale, anche quella maschile, poiché qui per Utero si intende la fecondità e potenza sessuale in genere (vedi parte sui Visceri Straordinari).

7. Si manifestano ai capelli.

Capelli robusti, che mantengono il loro colore e sono abbondanti, indicano dei Reni forti; mentre capelli deboli, grigi o bianchi innanzi tempo e carenti, possono indicare un deficit dei Reni. Sulla base della nostra esperienza personale, è comunque bene essere molto cauti nell'interpretare questo dato, poiché spesso si trovano persone, maschi soprattutto, con calvizie e incanutimento precoce la cui energia renale risulta però, da altri segni, essere in ottimo stato.

Rene Yin e Rene Yang

In ogni Organo si può distinguere un aspetto Yin e uno Yang, ma per i Reni si parla più specificatamente di Rene Yin e Rene Yang, poiché essi costituiscono la base di tutto lo Yin e lo Yang di un individuo. I termini Rene Yin e Rene Yang si riferiscono ad aspetti generali e onnicomprensivi.

Lo Yin del Rene comprende il Jing e l'Acqua del Rene, mentre lo Yang del Rene lo Yuan Qi e il Fuoco del Rene.

Il Rene Yin è la base per nascita, crescita, sviluppo e riproduzione, «nutre e umidifica», nel senso che nutre gli Zang-Fu, tutte le strutture energetiche e fisiche del corpo e provvede inoltre al loro giusto grado di umidificazione. Il Rene Yang fornisce invece il Calore, la forza di attivazione della materia Yin. Rene Yin e Rene Yang sono profondamente intercorrelati: il Rene Yin fornisce la base materiale per le attività del Rene Yang e questo genera la forza motrice necessaria a tutte le attività, sia renali sia dell'organismo in genere.

Per questo motivo essi costituiscono una coppia in cui il deficit dell'uno porta, nel tempo, non all'eccesso, bensì al deficit dell'altro. Da principio, il deficit di una componente porterà a segni di relativo eccesso dell'altra, poi si arriverà al deficit di entrambi.

Rene Acqua e Rene Fuoco

Con il termine Rene Acqua si intende uno specifico aspetto dello Yin: è la capacità di governare i liquidi organici, di raffreddare e umidificare il corpo. Il Rene Yang, invece, specifica l'aspetto Yang di vaporizzare i liquidi e di regolarne la quantità presente nell'organismo.

Un giusto bilanciamento degli aspetti Acqua-Fuoco dei Reni farà sì che ci sia una corretta regolazione dei liquidi corporei. Il Rene Acqua produrrà la quantità necessaria per l'organismo e il Rene Fuoco provvederà a «far evaporare» (metabolizzare) l'eccesso prodotto, d'altro canto l'Acqua modererà l'azione del Fuoco, evitando che divampi. A un livello più specifico, è la diuresi che ci dà dei chiari segni sull'equilibrio di tale funzione. Nei testi si dice che i Reni «aprono e chiudono», e cioè controllano che sia espulsa la giusta quantità di acqua. L'urina sarà allora normale in quantità e colore, né troppo chiara né troppo scura; se invece abbiamo un predominio del Rene Fuoco, le urine saranno scarse e molto scure, mentre, se sarà l'Acqua a dominare, saranno molto abbondanti e chiare. L'azione del Rene sull'equilibrio dei liquidi, però, non si riferisce solo alla funzione urinaria, ma a tutti i liquidi corporei. Anche in questo aspetto possiamo distinguere l'azione del Rene Fuoco da quella del Rene Acqua.

Il Rene Fuoco fornisce:

1. Calore ed energia all'IT perché possa avviare le trasformazioni e separazioni fra «puro e torbido»
2. La base di attività alla Vescica, perché compia le sue trasformazioni ed eliminazioni
3. Il calore alla Milza perché sia possibile la digestione dei cibi e il giusto assorbimento dei liquidi.

Ad esempio, il deficit del Rene Fuoco può portare al deficit della Milza Yang, determinando una diminuzione della vaporizzazione, con conseguente formazione di Umidità. Questa Umidità in eccesso che non viene metabolizzata genera un deficit secondario di Milza, portando alla formazione di Flegma (Tan, e in particolare Tan Yin). Se questa condizione permane a lungo si avrà accumulo di liquidi corporei e formazione di edemi (Shui Qi).

Il Rene Yin riceve i liquidi dal Polmone, che ha la funzione di abbassarli, e poi di alzarli, dopo averli vaporizzati attraverso il suo aspetto Yang, perché possano essere diffusi capillarmente a ogni parte del corpo e soprattutto alla superficie (vedi anche lo schema di circolazione dei liquidi nel paragrafo dedicato al TR).

Ming Men

Ming Men significa in Cinese «Porta del Destino» e indica il luogo in cui, proprio come attraverso una porta, noi possiamo avere accesso al nostro Destino. Il Destino è qui inteso non come l'insieme degli elementi immodificabilmente iscritti nella nostra vita, ma come le tendenze non espresse su cui possiamo agire per tracciare il nostro percorso individuale di crescita. Per tale motivo Ming Men non può che essere un incontro fertile di Acqua e Fuoco. Viene anche definito come l'aspetto Fuoco dell'Acqua: è ciò che rende attiva l'Acqua vitale dei Reni. È un concetto molto simile a quello di Rene Yang, ma mentre con il termine Rene Yang intendiamo tutte le manifestazioni Yang del Rene, con Ming Men facciamo più specificatamente riferimento alle energie cosmiche ancestrali che presiedono alla vita. Esso può essere visto come quella scintilla che accende la vita e le cui manifestazioni saranno poi espresse dal Rene Yang.

Ming Men è paragonato al Fuoco del camino in una casa in mezzo alla campagna coperta di neve in pieno inverno. È un fuoco che va custodito preziosamente e mai spento! A esso si può contrapporre, se vogliamo, il calore dell'estate, manifesto ed espanso. Finché è inverno il fuoco va custodito, non si devono aprire le finestre, altrimenti il freddo portato dal vento potrebbe spegnerlo; solo quando arriva la primavera e l'estate la casa può essere spalancata, lo Yang allora si manifesta potentemente in superficie e non c'è timore che venga disperso.

Ming Men è la scintilla stessa della vita e ha una zona specifica del corpo umano che lo ospita, è il punto detto appunto Ming Men, localizzato sulla schiena lungo il decorso del Canale Vaso Governatore nello spazio fra la 2° e 3° vertebra lombare (VG 4); questo è anche il più potente punto di attivazione di tutto lo Yang del corpo.

VESCICA (PANG GUAN) 膀胱

«La Vescica ha l'incarico dei territori e delle città, tesaurizza i liquidi corporei, sotto l'effetto delle trasformazioni effettuate dal Qi, emana la potenza delle uscite» (SW, cap. 8).

La Vescica ripropone, ad un altro livello, l'elemento Acqua attivato dal Qi; il suo è un ruolo di subordinazione ai Reni. Dal Rene Yang, la V prende la potenza del suo Qi, che gli consente di operare le ultime trasformazioni dei liquidi, provvedendo a innalzare la loro parte pura sotto forma di «vapori» carichi di essenze vitali e a lasciar tornare alla Terra, attraverso le urine, la parte più torbida. Da qui deriva anche la sua funzione di distribuzione a tutto l'organismo dei liquidi trasformati, per conferirgli il giusto grado di umidità, evitando sia la secchezza sia l'eccessiva umidità.

Possiamo quindi riassumere così le sue funzioni:

1. Regola l'apertura e chiusura dei liquidi.

I liquidi, che hanno subito già varie trasformazioni a opera della Milza e dell'IT, raggiungono la Vescica, dove, grazie all'azione del Qi che trae la sua forza dal Rene Yang, li trasformano, dando luogo alle urine da eliminare e ai liquidi puri che vengono trattenuti («tesaurizza i liquidi corporei»).

2. Distribuzione territoriale dei liquidi.

La V provvede a irrorare tutto l'organismo dei liquidi puri da lei estratti, diffondendoli ai «territori e città», cioè a tutto l'organismo; in particolare, essendo Tae Yang, Grande Yang, e quindi legato alla superficie, irrorerà tutta la superficie del corpo.

3. Diffonde lo Yang in tutto il corpo.
La sua azione di distribuzione territoriale non si applica solamente ai liquidi, ma anche a tutta l'energia Yang, sempre in virtù della sua caratteristica di Tae Yang.

4. Protezione dalla penetrazione delle energie perverse.
Come tutti i Visceri, la Vescica è in diretto rapporto con il macrocosmo; è possibile, di conseguenza, che se si trova in uno stato di deficit, le energie patologiche esterne penetrino provocando cistiti, oppure, se la patologia si propaga a livello del Canale che le è associato (Zu Tae Yang) dia luogo a rigidità della schiena, lombalgie, torcicolli, inizio di influenze e colpi di freddo.

MILZA E STOMACO

脾

Nella parte sinistra dell'ideogramma c'è il radicale di «carne». La parte destra per Claude Larre è un vaso per uso quotidiano, un recipiente per cibo comune; trasmette pertanto l'idea di un Organo che svolge compiti quotidiani e ordinari, ma di importanza vitale e legati soprattutto al nutrimento.

Ma nell'idea di vaso si può ravvisare anche quella di forma, il vaso ha una forma definita che gli consente di contenere le cose. La Milza presiede alla forma dell'essere umano, che, attraverso una buona forma, potrà meglio svolgere il suo percorso individuale. Forma vuol dire inoltre strutturazione, organizzazione e definizione dei limiti; tutti aspetti, come vedremo, tipici della Milza.

La parte centrale dell'ideogramma di destra (quadrato con croce) esprime bene anche l'idea di centro come incrocio e in particolare come incontro fra alto e basso, Acqua e Fuoco, Rene e Cuore.

Il rapporto Milza-Stomaco all'interno del Movimento Terra è il legame più forte fra quelli delle varie coppie Organo-Viscere; così forte che spesso vi è sovrapposizione di funzioni fra ST e M in fisiologia, e, anche nel trattamento, è frequente impiegare il Canale di ST e suoi punti specifici per turbe della Milza e viceversa. Questo legame così stretto è dovuto anche alla posizione centrale che essi occupano sia nell'ambito dei sei Livelli Energetici, sia all'interno dei cinque Movimenti.

Nella rappresentazione dei sei Livelli Energetici secondo lo schema della loro disposizione nel corpo umano dal più superficiale al più profondo, abbiamo infatti:

Tae Yang – Shao Yang – Yang Ming (ST e IC) – Tae Yin (M e P) – Jue Yin – Shao Yin.

Da questi sei Livelli vediamo come lo Yang Ming sia lo Yang più vicino allo Yin e il Tae Yin lo Yin più prossimo allo Yang, ecco come le funzioni di ST e M si vanno a sovrapporre e mescolare.

La stessa centralità è chiaramente visualizzata dalla loro posizione nell'ambito dei cinque Movimenti nella loro più classica raffigurazione:

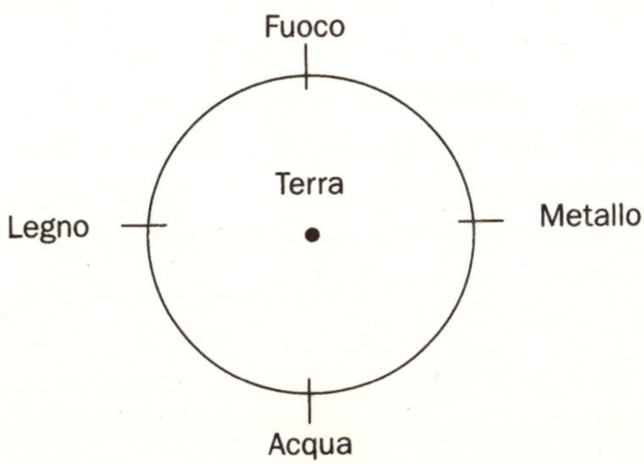

La loro unità all'interno della coppia è evidenziata anche nei testi classici; ad esempio, nella citazione del SW che riportiamo all'inizio della trattazione di ogni Zang, mentre tutti gli altri sono menzionati separatamente, Milza e Stomaco sono trattati insieme e si dice: «La Milza e lo Stomaco hanno l'incarico dei fienili e dei granai, emanano i cinque sapori» (SW, cap. 8).

Non solo, ma, nell'elencazione dei dodici Zang-Fu, che ha inizio a partire dal Cuore, che è il sovrano, essi occupano il sesto posto, cioè quello centrale. È la centralità della Terra, perno attorno a cui tutti gli altri aspetti ruotano, forza potente e solida, che consente il passaggio armonioso da un'energia a un'altra, da una stagione all'altra, da una fase della vita all'altra. Centralità vuol anche dire capacità di ricevere per poi dare. Da un lato essi infatti hanno «l'incarico dei fienili e dei granai» e cioè l'assimilazione del cibo, come abbiamo già spiegato parlando dello schema di formazione di Sangue e Qi; ma dall'altro «emanono i cinque sapori», che rappresentano l'essenza di ciò che si è estratto a partire dai cibi ingeriti, e cioè la funzione di digestione e assimilazione.

Per questo motivo, Milza e Stomaco sono detti «le radici del Cielo Posteriore», così come i Reni sappiamo essere «le radici del Cielo Anteriore». Essi elaborano e trasformano il cibo introdotto quotidianamente, per estrarne il «Qi del Cielo Posteriore», cioè tutte le sostanze nutritive, materiali e non, necessarie alla nostra vita. Quindi, M e ST sono la base per la produzione dell'energia vitale assimilata quotidianamente attraverso il cibo. Se questa è la loro funzione comune, ognuno di loro può poi essere analizzato sotto alcuni aspetti specifici che lo differenziano.

Funzioni della Milza

1. Governa la trasformazione e il trasporto.

La Milza contribuisce al processo di trasformazione del cibo avviato dallo ST; inoltre provvede alla distribuzione del prodotto così elaborato ai vari Organi e Visceri, per le ulteriori elaborazioni (vedi lo schema di formazione di Qi e Sangue al capitolo II). È un rifornimento modulato dalla periodica immissione del cibo. Vedremo, trattando del Fegato, come una delle sue funzioni sia proprio quella di riuscire ad adattare l'immissione discontinua di cibo al fabbisogno dell'organismo, che è invece continuo, pur variando di intensità nel tempo. Appare quindi chiaro che una disfunzione della M porterà, come segni generici, a turbe digestive, scarso appetito e debolezza generale. Inoltre, poiché il processo digestivo costituisce la base per la formazione di Qi e Sangue, anche questi non saranno soddisfacenti in qualità o quantità.

2. Controlla il Sangue.

Questa espressione può essere letta a più livelli.

a) Contribuisce alla formazione del Sangue in base allo schema del capitolo II; quindi, quando si tratterà di tonificare il Sangue si dovrà sempre agire anche sulla Milza.

b) Mantiene «la forma del Sangue», cioè fa sì che il Sangue rimanga nei vasi; la sua patologia sarà quindi l'emorragia. In senso lato è il Qi che controlla il sangue affinché resti nei suoi vasi, possiamo quindi dire che è il Qi della Milza a garantire più specificamente questa funzione.

c) Attraverso il Sangue «scalda i cinque Organi e i quattro arti», cioè provvede alla termoregolazione del corpo attraverso una buona produzione e diffusione del Sangue; per questo motivo, spesso la freddolosità agli arti, e a mani e piedi in particolare, sono riconducibili a turbe della Milza. La freddolosità però, come vedremo nei capp. X e XI, potrà dipendere anche dal Rene Yang, dal Cuore e anche dal Polmone.

3. Provvede alla trasformazione e diffusione dei liquidi.

La Milza è facilmente colpita dall'Umidità. Perché ciò non avvenga è necessario che il suo aspetto Yang, che gli deriva poi dal Rene Yang, funzioni bene; altrimenti non riuscirà a metabolizzare, a far evaporare i liquidi prodotti dall'organismo e questi tenderanno ad accumularsi. Si dirà allora che la Milza è invasa dall'Umidità. Questa si manifesterà, ad esempio, con diarrea, gonfiori o anche edemi, soprattutto se presenti nella parte bassa del corpo (gli edemi dell'alto sono invece più riconducibili al Polmone, che costituisce la parte alta del livello Tae Yin, di cui la Milza rappresenta quella bassa). Ecco perché i testi dicono che «la Milza ama la secchezza e teme l'umidità».

4. Regge la carne, cioè la forma.

Anche questa espressione può avere più significati.

a) Innanzitutto regge la forma fisica, nel senso che un corpo dalle forme armoniose e ben equilibrate rivelerà un buon funzionamento della Milza, mentre un suo squilibrio potrà portare a patologie quali il sovrappeso, la dilatazione e il gonfiore (soprattutto se in basso), ma anche l'eccessiva magrezza, sul fronte opposto. Anche la forma dei muscoli farà riferimento alla Milza, che provvederà a garantire una massa muscolare sufficientemente e armoniosamente sviluppata e adeguatamente nutrita, in particolare quella dei quattro arti. Se la Milza è in deficit avremo muscoli deboli anche fino all'atrofia, oltre a un generale stato di fiacchezza di gambe e braccia. L'elasticità e la capacità di contrarsi e di rilassarsi dei muscoli sono invece legati al Fegato.

b) Dà la forma del Sangue, è la funzione, già vista, di garantire che il sangue sia contenuto nei suoi vasi sanguigni.

c) Dà la forma psichica, è il tema del punto successivo.

5. La Milza è sede dello Yi (proposito o pensiero).

Lo Yi rappresenta, nell'ambito dei vari aspetti dello Shen, la capacità di dare una forma, una concretezza a quanto ideato dallo Hun del Fegato e approvato dal Cuore, affinché l'idea si materializzi, si definisca e si strutturi. È quindi la capacità di organizzare e strutturare il pensiero. Ritroviamo ancora una volta il senso di solidità e centralità tipici della Milza, che permette di formalizzare ciò che è presente nel Cuore, di dargli appunto una forma, attraverso parole, discorsi e comportamenti. La capacità di concentrazione, di organizzazione del pensiero e di memorizzazione sono quindi strettamente legate alla Milza. Sappiamo però che anche Cuore e Reni sono legati al pensiero e alla mente; vediamo pertanto di riassumere e distinguere i diversi ruoli che ognuno di essi svolge.

Il Cuore è la dimora dello Shen, la sua influenza sul pensiero è di renderlo chiaro e limpido, di offrirci chiarezza nell'affrontare i problemi a livello mentale e di armonizzare le emozioni collegate al pensiero; il Cuore è collegato alla memoria di lungo termine.

I Reni nutrono il cervello, in quanto questo è «mare del midollo», che è prodotto dai Reni stessi; nutrendo il cervello, nutrono anche la memoria e in particolare quella di breve periodo, che fissa gli accadimenti mentre si verificano. È quella che inevitabilmente declina con l'età in conseguenza dell'indebolirsi del Jing dei Reni.

La Milza, infine, agisce più specificatamente sulla capacità di strutturazione logica del pensiero e sulla sua organizzazione ed espressione coerente. Opera, quindi, in particolare nelle attività di studio e nel lavoro, consentendoci di impostarli coerentemente e di esprimerci organicamente.

Questa capacità di organizzazione in un tutto coerente ha un corrispettivo sul piano esistenziale nell'assunzione di «forma» da parte di un individuo alla nascita, cioè della possibilità di sviluppo individuale, di poter esistere per quello che si è. L'essere stati impediti nell'infanzia, per una repressione della società o della famiglia, a esprimersi e crescere per quello che si è (cioè nel rispetto della propria individualità), può portare in età adulta alla difficoltà o incapacità di dare forma e struttura ai nostri pensieri e idee. Naturalmente, una mente chiara, brillante e armoniosa è il risultato del buon funzionamento di tutti e tre questi Organi.

Ma i pensieri possono divenire preoccupazioni, il movimento di strutturazione tipico dello Yi può chiudersi in se stesso, perdendo la guida dello Shen e portandovi attacco; allora «pensieri e preoccupazioni portano attacco allo Shen» (LS, cap. 8). Non si tratta più del pensiero guidato dallo Shen che si dispiega in lontananza, strutturato, ma libero, il pensiero si ripiega su se stesso in un circolo vizioso che porta a preoccupazione, idee fisse e ossessioni; è il rimuginare sempre sulle stesse cose. Questo danneggia lo Shen, poiché il Cuore non può più restare vuoto, si riempie di preoccupazioni e pensieri ossessivi, inutili dapprima e dannosi poi. Il Cuore, appesantito, non può più volare libero e leggero, il distacco e il giusto discernimento vengono meno. La capacità di strutturazione, così importante, diviene patologica e si può manifestare anche in piccole cose: le posate ben allineate sul tavolo, l'ossessione morbosa per l'impiego del termine sempre esatto e preciso, la mania di ordine ed efficienza, e infine la rigidità del pensiero e del Cuore. Non c'è più spazio allora per «sentire», «comprendere», «accettare», ma solo per codificare, analizzare, ponderare, giudicare e inquadrare.

Dietro questo bisogno di ordine e stabilità vi è una profonda paura interna, che si cerca di occultare, ma che prima o poi dilagherà: «Pensieri e preoccupazione portano attacco allo Shen, colpito allo Shen, sotto l'effetto della paura e del timore, vi è scorrimento, vi è fuoruscita senza arresto» (LS, cap. 8). È quindi importante che questa facoltà, lo Yi, si sviluppi sempre, come tutte le altre, sotto la guida illuminata dello Shen del Cuore.

5. Governa il centro.

Della funzione di centralità della M in quanto Movimento Terra abbiamo già parlato; ricordiamo solo che centralità significa anche energia di trasformazione, nel senso di favorire il passaggio da un'energia a un'altra. Così, ad esempio, nel ciclo stagionale, è la Terra che contiene la qualità energetica necessaria al passaggio da una stagione all'altra. A livello di singolo individuo è la M che fornisce l'energia necessaria al sintonizzarsi dell'individuo alle varie modificazioni stagionali e climatiche e ai cambiamenti in genere.

6. Controlla la salita del Qi.

All'interno della coppia M-ST, la Milza fa salire il Qi e lo ST lo fa discendere, la loro armoniosa combinazione garantisce, in generale, la sua diffusione dovunque e, nello specifico, il felice completarsi del processo digestivo che fa capo a loro. Come risultato la digestione sarà buona, le funzioni intestinali armoniose e l'essenza nutritiva dei cibi ben estratta.

Se la M, per un suo deficit, non riesce a inviare il Qi verso l'alto, si manifesteranno problemi di «perdita» in basso. Il sintomo più tipico è la diarrea, segno dell'incapacità della M a trattenere in alto i liquidi per la loro metabolizzazione.

Ma sappiamo anche che la Milza «intiepidisce tutti gli Organi» (vedi la sua azione sul Sangue) e governa la forma; ecco allora che un altro segno tipico di turba della funzione di risalita del Qi della M sono i prolassi (abbassamenti) di tutti gli organi. Questi non staranno più al loro posto, poiché non saranno sostenuti dal Qi che sale e tenderanno a scendere, cioè a perdere la loro forma.

Tutti i prolassi hanno a che fare con la Milza, anche se poi, a seconda dell'organo coinvolto (utero, stomaco, ano, reni, vescica...), vi sarà un interessamento anche dei corrispondenti Zang-Fu.

7. Si apre alla bocca e si manifesta alle labbra.

«Trasmette i sapori... Il suo splendore è alle labbra, la sua profusione nelle carni» (SW, cap. 9) e «la Milza controlla la bocca» (SW, cap. 5). La bocca è il luogo di immissione del cibo e di inizio del processo digestivo, è naturale quindi che faccia capo alla M (e anche allo ST). Sono soprattutto le labbra a darci indicazioni della condizione di salute della Milza. Se questo Organo è in salute, saranno umide, rosee e abbastanza carnose; labbra sottili e secche indicheranno un deficit di M, se molto pallide deficit di Sangue, mentre, se violacee, stasi di sangue.

Bocca vuol dire anche sapori, che in MTC sono un'emanazione dell'essenza di un dato cibo e quindi retti dalla Milza; turbe nella percezione dei gusti sono pertanto da ricollegarsi in prima istanza alla Milza. La possibilità di discernere i sapori può essere legata anche al Cuore, a cui fa riferimento la lingua. Abbiamo visto, parlando del Cuore, come la gioia a esso legata ci consenta di «gustare» la vita, questa stessa funzione a livello più materiale si riflette nella percezione dei sapori.

Funzioni dello Stomaco

胃

1. Controlla la macerazione e maturazione del cibo.

Rappresenta la prima fase del processo di metabolizzazione degli alimenti, che fa capo a M-ST (macerazione e maturazione) e che verrà proseguito poi dalla Milza. Ecco perché si dice che lo ST è l'origine del Qi del corpo umano e il vigore del Qi individuale è preso come segno di prognosi favorevole o negativa: «Se c'è Qi dello ST c'è vita, se non c'è Qi dello ST c'è morte». La tonificazione di M e ST è inoltre fondamentale in tutte le convalescenze e malattie croniche: «Il medico che voglia nutrire la vita deve tonificare ST e M».

2. Controlla il trasporto e la diffusione del Jing del cibo.

Questa funzione è un tutt'uno con quella vista per la M; ST e M diffondono le essenze estratte dal cibo ovunque e in particolare ai quattro arti.

3. È l'origine dei fluidi.

I fluidi derivano dalla prima fase di trasformazione di cibo e acqua compiuta a partire dallo ST. I liquidi che non si trasformano in Essenza, vanno a costituire i fluidi corporei; ecco perché si dice che lo ST è l'essenza dei liquidi. Anche per questo lo ST ama l'Umidità e teme la Secchezza, al contrario della M, che teme l'Umidità e ama la Secchezza. La Secchezza si manifesta con segni di bocca secca, sete, sensazione di calore in alto, lingua secca.

4. Controlla la discesa del Qi.

Abbiamo visto che, mentre il Qi della M deve salire quello dello ST deve scendere. Quando questo non avviene, avremo il rallentamento della funzione digestiva, con stagnazione del cibo, senso di pienezza all'epigastrio e gonfiore al basso addome, e anche singhiozzo, nausea e vomito (detti «Qi dello ST controcorrente»). A livello più sottile, questa risalita darà luogo a «Fuoco di ST», spesso abbinato a Fuoco di F, con tipici segni di Calore in alto: sete, irritabilità, iperattività fisica e mentale.

FEGATO (GAN)

肝

Nell'ideogramma di Fegato, a parte la componente che indica come sempre carne, vediamo a destra uno scudo o un pestello. Sono le due componenti tipiche del Fegato: la sua funzione di difesa, non a caso il Fegato è associato al generale degli eserciti, ma anche quella di assalto, di impeto e irruenza della vitalità. Irruenza che può facilmente divenire violenza, se non opportunamente diretta ed espressa. Il Fegato è lo slancio della vita, ma questo slancio si esaurisce rapidamente, se non è sostenuto dalla potenza vitale dei Reni. Il dinamismo e l'armoniosa diffusione che sono tipici del Fegato si radicano quindi nei Reni, e in particolare nella componente Acqua dei Reni. Per comprendere l'essenza dell'energia del Fegato, possiamo anche pensare alla primavera, all'energia del risveglio, lo slancio iniziale, la messa in moto della vita dopo il riposo invernale, il rinnovo del ciclo annuale delle stagioni e dell'esistenza individuale nel ciclo della vita.

Anche per questo Organo dobbiamo analizzare sia la componente psico-emotiva, sia le sue funzioni più materiali.

1. È sede dello Hun.

«Ciò che segue fedelmente lo Shen nel suo andare e venire denota lo Hun» (LS, cap. 8).

Gli Hun vengono strettamente correlati allo Shen, mentre il Po (che dimora nel Polmone) è legato al Jing. Gli Hun, essendo di natura Yang, hanno tendenza a salire verso l'alto. Questa è la loro natura, che deve essere controbilanciata da un saldo radicamento nello Yin, altrimenti potrebbero tendere a «ricongiungersi al Cielo», da cui sono stati emanati, prima del loro tempo, e questo potrebbe portare alla pazzia o anche alla morte. Sono come aquiloni che anche un sottile vento può far volare, e devono volare, ma hanno bisogno di essere trattenuti da un filo robusto, altrimenti potrebbero perdersi per sempre. Questo legame che li radica è l'Organo Fegato, Yang nelle sue manifestazioni, ma profondamente Yin nella sua origine. Si parla infatti, in questo caso, di Fegato Yin, generato dal Rene Yin, così come la primavera trae origine dall'inverno. Vedremo fra poco che il Fegato svolge la funzione di conservare il Sangue ed è il Sangue, aspetto Yin e terrestre, a dare radicamento agli Hun; è il nido a cui possono far ritorno al termine dei loro voli.

L'andare e venire caratterizza gli Hun, il loro è un movimento delicato e leggero, è un andare e venire che non fa rumore; ma andare e venire da dove? Compiono voli misteriosi e lontani, soprattutto di notte quando si entra in un mondo in cui si dissolvono i limiti razionali del giorno che ci vincolano all'agire concreto. Si entra allora in un'altra dimensione in cui l'inconscio, diciamo noi, viene a galla, il puledro mette le ali divenendo un candido Pegaso, gli Hun volano lontano per raggiungere gli aspetti più profondi del nostro essere. Questo andare e venire è sottile, ma anche molto delicato. Affinché questi viaggi non portino panico e smarrimento e non danneggino la vita individuale, è necessario che il Cuore sia vuoto, calmo e sereno. Quanto più il Cuore è calmo e sereno, tanto più gli Hun potranno volare liberamente e lontano, senza danni, senza timore che non facciano più ritorno. E allora, al ritorno dai loro viaggi, porteranno doni meravigliosi che si chiamano fantasia, creatività, ideazione, chiaroveggenza e illuminazione; sono regali che ci ritroviamo a volte al risveglio, senza sapere da dove sono venuti né come.

Ma se il filo che li lega al Cuore e al Sangue si spezza, perché questi sono deboli, non c'è più il movimento di ritorno, c'è panico e terrore, tutto diviene mostruoso e si può arrivare alla follia delirante.

È come scendere su una pista innevata in una giornata di sole a 100 km all'ora, può essere meraviglioso o atroce; se sappiamo come siamo partiti e come ci si può fermare, se conosciamo la pista e abbiamo fiducia nelle nostre capacità, è semplicemete stupendo, ci godiamo l'ebbrezza della velocità e della discesa liberi e felici. Ma se non sappiamo come siamo partiti, non abbiamo idea di come ci si possa fermare e non sappiamo sciare, subentrano panico e terrore.

Agli Hun fanno quindi capo ideazione, creatività, fantasia e anche previsione, che può divenire, in alcuni, chiaroveggenza. Gli Hun sono il primo atto creativo: sono, ad esempio, l'idea che porta alla realizzazione di qualcosa. Il Fegato è quindi, a livello caratteriale, la capacità di espansione, di estroversione, di aprirsi al sociale, mentre vedremo che il Polmone rappresenta la capacità di introspezione. Questa sua caratteristica porta il F ad avere un ruolo estremamente importante nell'ambito delle emozioni, come vedremo meglio ora parlando della sua funzione di armoniosa diffusione del Qi.

2. Assicura e garantisce il fluire armonioso del Qi in tutto l'organismo.

È la funzione principale del F, con riflessi a vari livelli; in quasi tutte le disarmonie del F c'è turba in un aspetto di questa funzione. Il Qi organico è prodotto a partire dalle trasformazioni operate da M e ST, che inviano il Gu Qi al Polmone, dove si unisce a quello dell'aria (Tian Qi) e, dopo il contributo del Cuore e l'apporto del Jing dei Reni, diviene Qi, che verrà poi diffuso ovunque, grazie alla spinta del Polmone.

L'azione del F sul Qi è di rendere questo movimento armonioso e uniforme. La parola cinese che indica questa funzione del F può essere tradotta con «fluire», «scorrere», «lasciar andare», «rendere libero e morbido». È un favorire la circolazione in tutto il corpo, a tutti gli Organi e in tutte le direzioni; è il movimento centrifugo di espansione dal centro alla periferia, ma soprattutto verso l'esterno e l'alto. È anche per questo motivo che le turbe di Fegato tendono facilmente a coinvolgere altri Organi e Visceri e a manifestarsi in alto e in superficie.

Questa funzione di favorire il libero fluire del Qi si può analizzare a vari livelli:

a) emozioni

b) digestione e assimilazione

c) secrezione della bile

d) azione sul sangue in genere e sul mestruo in particolare

a) Emozioni.

Le emozioni e i sentimenti mutano continuamente nel tempo, in quanto sono espressioni del continuo adattamento dell'individuo, che reagisce agli stimoli che gli vengono dall'ambiente sociale esterno. Sono quindi espressione, a livello sottile, del libero fluire del Qi e parte dell'esistenza di ogni essere vivente.

Le emozioni divengono un fattore patologico solo quando una di esse diviene eccessiva o carente, quando una domina sulle altre, quando perdura troppo a lungo o, ancora, quando il loro libero fluire risulta ostacolato, ostruito, portando a compressione e congestione all'interno.

Tutte queste forme di squilibrio emotivo turbano il funzionamento del sistema degli Zang-Fu, così come, d'altro canto, turbe nei loro aspetti più materiali possono danneggiare l'equilibrio emotivo. Come sempre, non vi è un rapporto lineare di causa-effetto, ma una relazione di mutua interdipendenza. Se mi alimento male, con cibi pesanti e indigesti esagerando anche nella quantità, facilmente potrò avere segni di affaticamento, stanchezza e sonnolenza e, a lungo andare, questi turberanno l'equilibrio emotivo, portandomi al cattivo umore, a scarsa gioiosità e voglia di vivere e, in taluni casi, anche alla depressione. D'altra parte, se sono in collera e trattengo la mia ira, facilmente bloccherò anche la mascella o il mio stomaco, che non digerirà più, o gli intestini, andando incontro a spasmi, colite e stitichezza.

I due Organi maggiormente legati all'equilibrio emotivo sono il Cuore e il Fegato; questi sono, di conseguenza, anche gli Organi più facilmente colpiti da turbe emotive.

Abbiamo già parlato del Cuore, del suo essere sede dello Shen, della sua capacità di equanimità, distacco, visione globale e comprensione profonda dell'armonia della vita. Il Cuore governa quindi la capacità di evitare l'eccessivo coinvolgimento emotivo, ma evita anche, dall'altro lato, l'indifferenza e l'assenza di sentimenti e di partecipazione emotiva. Un Cuore armonioso si comporta di fronte ai problemi della vita come un buon amico, che è sempre disposto ad ascoltarci e condividere con noi la sofferenza, ad assisterci e aiutarci con la sua presenza, ma non si fa carico della nostra sofferenza, non né è preso e stravolto poiché riesce a vederla con partecipazione e distacco.

Il Fegato, invece, è responsabile essenzialmente del libero, armonioso e uniforme fluire delle emozioni. La natura delle emozioni, come di ogni altra cosa, è di fluire, scorrere verso l'estinzione; il Fegato sovrintende proprio a che ciò avvenga dolcemente. Quando non è così, le emozioni ristagnano, divengono compresse e congestionate e possono scatenare tutta la varietà delle turbe emotive, in particolare la collera.

Il termine cinese che viene solitamente tradotto con collera è Nu, che non si riferisce però solo alla collera in senso stretto, ma a tutta una serie di sfumature emotive, essenzialmente collegate alla compressione di un'energia piuttosto forte, che non riesce a esprimersi; include quindi irritazione, agitazione, insofferenza e intolleranza e, in parte, anche frustrazione e depressione.

Non è inusuale infatti che collera (segno di eccesso) e depressione (segno di deficit) si alternino nella stessa persona. La stagnazione del Qi genera una compressione che non consente il libero fluire tipico del Fegato, la compressione produce «surriscaldamento», questo Calore accumulato tende a liberarsi verso l'alto; si parla allora di «Fuoco di F che divampa in alto». Sono i tipici sfoghi del collerico, con violenti segni di Calore in alto: viso arrossato o paonazzo, seguito da scoppi di ira con urli, tremori e talvolta persino violenza fisica. «La collera fa salire il Qi e ristagnare il Sangue nel petto» (SW, cap. 3). Ma spesso dopo la crisi di collera c'è esaurimento, poiché lo scoppio d'ira non ha consentito una libera circolazione dell'energia, ma una sua violenta dissipazione verso l'esterno. Ecco che, dopo la crisi, ci si sente esausti, deboli fisicamente o con la testa vuota, con un senso talvolta di autocondanna e disgusto, che porta alla depressione, spesso segnalata da un pianto incontenibile.

b) Digestione e assimilazione.

Il Fegato agisce sulla digestione, facendo sì che questa sia armoniosa e uniforme; assiste cioè la funzione digestiva di ST e M, o meglio ne è il presupposto. Parlando di ST e M, abbiamo visto come il Fegato favorisca il movimento naturale del Qi di questi due Organi, che è la discesa per quello dello ST e la salita per quello della M. Pertanto, le turbe già viste per il Qi di ST controcorrente (eruttazione, singhiozzo, nausea e vomito) e per quello della M (inappetenza, diarrea e gonfiore addominale) possono spesso essere causate da un problema, solitamente di ristagno, del Qi di Fegato. Ecco che si parla allora di «F che invade lo ST» e di «disarmonia fra F e M».

c) Secrezione della Bile da parte della Vescica Biliare.

L'azione di armonioso fluire del Qi di F si esplica, a livello digestivo, oltre che verso ST e M, anche verso la VB, favorendo la secrezione della Bile, che in MTC è considerato un liquido estremamente puro, frutto di più trasformazioni organiche, come avremo modo di dire trattando di questo Viscere che fa parte anche dei sei Visceri Straordinari.

d) Circolazione del Sangue.

Il Qi muove il Sangue e quindi l'armoniosa diffusione da parte del F si applica anche al Sangue, ma di questo parliamo ora più specificamente, analizzando l'altra importante funzione del F, che è appunto quella di immagazzinare il Sangue.

3. Immagazzina il Sangue.

È compito del F regolare la quantità di Sangue in circolo in un dato istante, provvedendo altresì a immagazzinare ciò che è in eccesso per le esigenze del momento. Questa funzione si esplica, su base continuativa, nella regolazione del volume di Sangue in circolo nell'organismo e, su base periodica, nella regolazione del mestruo, in termini sia di volume del flusso sia di durata e caratteristiche del ciclo (vedi capp. X e XI).

• *Volume del Sangue in circolo in un dato momento.* «Il F immagazzina il Sangue, quando una persona giace il Sangue torna al F» (SW, cap. 62) e «Quando il F ha sufficiente Sangue... i piedi possono camminare, le mani possono afferrare» (SW, cap. 10).

Quindi il Fegato immagazzina il Sangue e lo regola sulla base delle attività fisiologiche individuali; di notte, o quando siamo distesi e inattivi («quando una persona giace»), il Sangue dimora nel Fegato e permette di sognare, quando invece di giorno, e nel corso di attività intense in particolare, abbiamo bisogno di molto Sangue, ecco che il Fegato provvede a diffonderlo in base alle necessità e allora «i piedi possono camminare e le mani afferrare», cioè possono svolgere la loro attività naturale.

Se il F non è in grado di svolgere correttamente questa funzione, i muscoli, i tessuti, la pelle, il cervello, e tutto il resto del corpo, mancheranno del giusto nutrimento e si avrà allora stanchezza, fiacchezza, sonnolenza o apatia mentale.

Quando il Sangue non deve provvedere alle attività, ad esempio di notte, allora va a nutrire e rinforzare, funzione difensiva del F, tutti gli Organi e Visceri, permettendoci un buon recupero delle energie e preparandoci all'attività del nuovo giorno. Questo inizia proprio con l'apertura degli occhi, correlati al F: «Quando il F riceve il Sangue gli occhi possono vedere» (SW, cap. 10); l'apertura degli occhi è quindi un segnale di attivazione e richiamo in superficie delle energie del F e della sua diffusione del Sangue in superficie per nutrire e proteggere.

La buona irrorazione di Sangue «a pelle e muscoli», e cioè, fuor di metafora, alla superficie del corpo, indica anche una buona funzione di protezione dai fattori patogeni esterni. «Il Fegato ha l'incarico di comandante dell'esercito, emana l'analisi della situazione e la progettazione dei piani» (SW, cap. 8). Abbiamo qui il Fegato come «generale d'armata» o, in termini occidentali, l'attivazione del sistema immunitario, legato in particolare all'energia Wei Qi, che al Fegato è strettamente correlata, anche se non è l'unico Organo preposto alle difese; parlando di Polmone e di Triplice Riscaldatore, vedremo infatti che anch'essi giocano un ruolo importante in tale ambito.

• *Volume del flusso e caratteristiche del ciclo mestruale.* Una buona capacità da parte del Fegato di immagazzinare e distribuire il Sangue a seconda dei bisogni, significa anche, nella donna, un flusso mestruale normale in quantità e qualità e un ciclo regolare. Il ciclo mestruale ha molto a che vedere anche con Milza e Reni, per via della loro influenza sulla produzione di Sangue: la Milza perché forma il Gu Qi a partire dal cibo introdotto, e il Rene perché apporta il Jing. Ma anche con il Cuore e MC, che provvedono alla spinta e alla diffusione del Sangue in generale.

L'azione del F sul mestruo è di favorire la libera e armoniosa circolazione del Sangue; se questo non si verifica avremo allora turbe da «ostruzione», da stasi. Questa stasi potrà rendere difficoltoso l'arrivo del mestruo, per cui il ciclo sarà lungo e l'arrivo del flusso preceduto da dolori al basso ventre e alla testa o anche sui fianchi. Si potranno anche manifestare segni psichici, quali irritazione, agitazione, pessimo umore e suscettibilità; tutti segni che l'energia del F è stagnante e che tenderanno a scomparire con l'arrivo del mestruo.

Il legame del F con il mestruo deriva anche dal fatto che il suo Canale Energetico circonda e penetra gli organi genitali; questo spiega anche perché il F è ritenuto così importante, insieme alla M e ai Reni, per portare avanti una buona gravidanza.

Turbe del Fegato possono riguardare ovviamente anche gli organi genitali maschili, dando luogo a orchite, infiammazioni, dolori, testicoli retratti e così via.

Pensando alle funzioni che il F esplica in rapporto alla digestione e all'immagazzinamento e diffusione del Sangue, possiamo dire che il F è una sorta di «volano», una «dinamo di accumulo» che consente, ad esempio, che l'energia che ST e M immettono e producono su base discontinua (alimentazione e digestione), possa essere diffusa in modo continuo e ininterrotto, a seconda delle necessità.

4. Controlla i tendini e le articolazioni.

Agisce cioè sulla nostra capacità di movimento e di attività fisica e controlla la mobilità articolare e il tono muscolare, mentre la «forma» dei muscoli, cioè la loro massa, è retta dalla Milza. Il tono muscolare è legato a un corretto afflusso di Sangue, se questo è insufficiente avremo crampi, spasmi, tremori, convulsioni e persino epilessia.

5. Si manifesta alle unghie.

Le unghie sono sotto il controllo del Sangue del F, se questo è sufficiente saranno umide, lucide e sane. Se invece è insufficiente, saranno secche, deformate, deboli e facili a spezzarsi.

Le unghie poi, in base a segni specifici, possono riguardare vari altri Organi; ne parleremo nel capitolo X.

6. La sua apertura sono gli occhi.

È soprattutto la funzione visiva a essere correlata al F. Infatti abbiamo già detto che il F invia al risveglio l'energia agli occhi che allora possono aprirsi e vedere. Turbe del F possono quindi generare disturbi nella funzione visiva quali: miopia, vista offuscata, scotomi («pallini» negli occhi), incapacità a distinguere i colori e fotofobia (avversione alla luce).

Se la stasi del Qi di F genera «Fuoco che divampa in alto», avremo anche segni di Calore quali: macchie di sangue, bruciore e senso di secchezza agli occhi, che saranno inoltre dolorosi e gonfi.

Ricordiamo però che, se la funzione visiva è correlata al F, molti altri Organi e Canali sono coinvolti in turbe degli occhi:

- I Reni: il Jing dei Reni nutre gli occhi, per cui turbe congenite o correlate all'età anziana sono spesso dovute al declino del Jing dei Reni
- Il Cuore: la lucentezza e splendore dello sguardo sono espressione dello Shen, per cui uno sguardo spento e senza vitalità denota deficit dello Shen di Cuore.
- Vari Canali Energetici partono o arrivano agli occhi: la Vescica, la Vescica Biliare, lo Stomaco, il Triplice Riscaldatore e anche i Canali Straordinari Yang e Yin Qiao.

7. Ha ruolo di difesa e protezione.

È il generale d'armata che sovraintende alle difese e a far sì che tutte le truppe siano correttamente approvvigionate. I testi dicono che è a partire dal Fegato che si forma la Wei Qi, cioè l'energia difensiva che provvede alla protezione.

8. È collegato all'equilibrio sonno-veglia.

Questa sua funzione nasce da diverse sue caratteristiche. Innanzitutto, sovrintendendo al fluire armonioso del Qi, ne regola anche l'attivazione al mattino e il riposo alla sera. Ricordiamo quanto detto a proposito del F, che invia l'energia all'occhio e questo al mattino può aprirsi e iniziare l'attività della giornata. Inoltre sappiamo che il Fegato è dimora dello Hun, e questo è strettamente legato alle attività oniriche della notte. Un buon radicamento dello Hun nel Fegato favorirà quindi un piacevole e rapido addormentarsi e un sonno profondo e rigeneratore. Al contrario, turbe nel radicamento dello Hun potranno dare difficoltà ad addormentarsi, sonno agitato e turbato da incubi e facilità ai risvegli notturni.

VESCICA BILIARE (DAN)

胆

Oltre a essere uno degli Zang-Fu, appartiene anche alla categoria dei sei Visceri Straordinari di cui tratteremo nel capitolo successivo. A causa di questo fatto, la VB possiede molte delle caratteristiche che abbiamo visto, nella parte generale, competere agli Organi. Infatti:

- non comunica con l'esterno, come invece fanno Stomaco (dalla bocca), Intestini (tramite l'ano), e Vescica (tramite l'uretra).
- Immagazzina una sostanza molto pura e preziosa, la bile, e d'altro canto non ha funzioni di trasporto.
- Il suo ruolo, all'interno della coppia Fegato-Vescica Biliare, non è inferiore rispetto al Fegato, ma anzi, sotto certi aspetti, preponderante, tant'è che il SW (cap. 47) dice «Il F è l'ufficiale, ma è sotto il comando della VB». Svolge anche un ruolo di supervisione, in quanto Viscere Straordinario, su tutti gli altri undici Zang-Fu, «comanda gli undici visceri» (SW, cap. 9), «La VB prende l'ultima decisione, perché regge tutta l'energia che comincia a prodursi» (SW, cap. 58). Ma dei suoi aspetti come Viscere Straordinario tratteremo nel capitolo successivo, ci limiteremo, per ora, ad analizzare le sue caratteristiche come Fu.

«La Vescica Biliare ha l'incarico del giusto e dell'esatto (è il giudice), emana determinazione e decisione» (SW, cap. 8) e più avanti, al cap. 47, «Quando il soggetto è indeciso nelle sue azioni, l'energia della VB, compressa, diviene insufficiente».

1. Fa capo alla VB, la capacità di valutare una data situazione e di emettere un giudizio, nel senso di decidere il corso di azione più opportuno: è la giusta decisione.

È questa una funzione che lega la VB al Cuore, a cui, come sappiamo, compete il giusto discernimento. La combinazione della funzione del Cuore con quella della VB, consentirà di operare scelte consapevoli sul cammino della propria crescita personale. La VB rappresenta la capacità di decidere e di scegliere (e vivere vuol dire scegliere!); da ciò deriva anche l'attribuzione alla VB di coraggio e capacità d'iniziativa. La sua patologia psichica sarà l'indecisione, la timidezza e anche la facilità a scoraggiarsi, a mollare.

2. Immagazzina ed emette la Bile.

La bile, in MTC, non è soltanto il liquido secreto dalla VB per favorire la digestione, in senso più lato, è una sostanza estremamente pura, frutto di più «distillazioni», che avvengono a partire dall'assunzione di cibo e acqua e coinvolgono vari Organi e Visceri. La VB ha il compito di tesaurizzare e diffondere questi succhi, carichi di essenze, in profondità all'organismo, quando essi invece vengono dispersi all'esterno per un deficit della VB, avremo, ad esempio, l'ittero. Tesaurizzare queste essenze raffinate, significa anche essere depositari del loro potere, inteso come possibilità di conformità ai principi stessi dell'essere; ecco di nuovo il suo ruolo di giudice, di poter assicurare «il giusto e l'esatto». A livello più materiale, queste essenze pure sono i succhi biliari, che favoriscono la digestione e i metabolismi in genere, e sono quindi legati alla funzione del Fegato di armoniosa circolazione del Qi.

3. Controlla i tendini.

È, in sostanza, la stessa funzione vista per il F. Volendo distinguere, possiamo dire che il F invia il Sangue a muscoli e tendini, mentre la VB il Qi. In termini pratici, questo può essere letto come un maggior coinvolgimento della

VB negli aspetti più Yang del muscolo, e quindi nella sua motilità, mentre il F più nell'aspetto Yin, e quindi nel tono dei muscoli e nella solidità dei tendini. Il legame F-VB è comunque molto stretto e le due funzioni si confondono, come del resto anche il trattamento dei due Canali per le rispettive patologie; infatti è frequente impiegare punti di VB per problemi di F e punti di F per problemi di VB.

POLMONE (FEI)

肺

La parte destra dell'ideogramma indica, come sempre, carne, mentre la sinistra esprime l'elevarsi e diffondersi di una pianta frondosa. Vi è l'idea di un diffondersi in tutte le direzioni, proprio come il Qi che il Polmone diffonde in tutte le direzioni e di cui è «Maestro».

Per noi, «diffusione» è la parola chiave del Polmone. Questa ha dei limiti che gli sono posti, a livello fisico, dalla pelle che diviene il confine, la frontiera, per evitare la dispersione e rappresenta, allo stesso tempo, la prima protezione verso ciò che gli arriva dall'esterno. La diffusione del Polmone non è solo all'esterno, ma anche all'interno, è del Polmone infatti il movimento di ricondurre all'interno, è l'autunno, la capacità di introspezione.

Il Polmone si muove nell'elemento aria, essendo «radice del Qi, l'aspetto più sottile della struttura energetica umana; ma è anche sede del Po, che lo ricollega alla terra, alla vitalità fisica e all'energia profonda dei Reni e del Jing.

Fra le Energie cosmiche, il Polmone è particolarmente sensibile alla Secchezza.

«Il Polmone ha la carica di ministro e cancelliere, emana la regolazione delle trasmissioni» (SW, cap. 8).

«Il Polmone è la radice del Qi, la residenza del Po; il suo splendore si vede nei peli, la sua prodigalità nella pelle... è in libera comunicazione con il Qi dell'autunno» (SW, cap. 9).

Queste due frasi, tratte dal SW, sintetizzano le due essenziali funzioni del Polmone: governare il Qi ed essere sede del Po, aspetto dello Shen che ha sede nel Polmone.

Il Polmone è detto essere Ministro, Ministro del Cuore ovviamente, poiché, nell'elencazione delle funzioni dei dodici Zang-Fu, si inizia con il Cuore, l'Imperatore, a cui segue appunto il Polmone.

Abbiamo già avuto modo di parlare di un altro ministro, il Ministro del Cuore. Entrambi sono ministri, assistenti del Cuore, ma il MC svolge la funzione di emanare i voleri stessi del Cuore e ha azione specifica sul Sangue, mentre il Polmone, in quanto signore del Qi, spinge e attiva tutte le circolazioni e quella del Qi in particolare. La coppia Cuore (e Ministro del Cuore)-Polmone, e quindi anche la coppia Qi-Sangue, è collocata nella zona al di sopra del diaframma (Riscaldatore superiore come vedremo più avanti), la zona in cui giungono e si diffondono le essenze e il Qi più puri, zona di concentrazione e diffusione dello Zong Qi, di cui abbiamo parlato nel capitolo precedente.

Vediamo ora nel dettaglio le varie funzioni del Polmone.

1. Governa il Qi.

I Polmoni sono detti «Maestri del Qi». Come ST e M assimilano e trasformano l'energia alimentare che viene poi inviata al P e da questi al Cuore, per divenire Qi e Sangue, così il P assimila l'energia pura dell'aria, e anche quella del sole attraverso la pelle (ecco perché la pelle secca soffre del freddo e migliora d'estate con il sole). Questa energia è molto sottile e non è costituita solo dall'aria inspirata; ricordiamo infatti che il termine Qi, di solito tradotto con energia, letteralmente significa proprio «soffi». Quindi, nel respiro che prendiamo ed esaliamo, c'è qualcosa di più che semplice ossigeno, anidride carbonica e inquinanti vari.

Ricordiamo che il Qi, che viene assimilato e trasformato dal Polmone, si unisce a quello proveniente dalla Milza, per andare al Cuore, formando così ciò che viene detto Qi del Petto (Zong Qi), che, con l'aggiunta dell'apporto proveniente dal Qi Originario dei Reni (Yuan Qi), porta alla formazione del Qi effettivamente circolante nel sistema dei Canali energetici di un essere umano specifico (Zheng Qi). Quando diciamo che il Polmone prende il Qi dall'esterno, non dobbiamo pensare solo alla funzione del naso, ma anche a tutto il sistema dei pori, che ha sede nella pelle e che fa capo al Polmone.

Tutto questo ci mostra anche come il Polmone sia lo Zang più in contatto con l'esterno, attraverso la pelle, i pori e il naso. Ciò, a livello psichico, comporta che il Polmone è particolarmente implicato nei problemi di rapporto interno-esterno, e nei problemi «di pelle», nella capacità di rapportarsi agli altri e di raccogliersi in sé. A livello fisico, poi, il suo essere in rapporto con l'esterno comporta che sia, a differenza di altri Zang, facilmente aggredibile dai fattori patogeni esterni, in particolare da Vento, Freddo e Umidità (da cui influenze, raffreddori e bronchiti).

Quindi le funzioni del P rispetto al Qi possono essere scomposte in tre parti:

- Raccogliere e assimilare il Qi puro del Cielo attraverso le vie respiratorie e i pori della pelle («Il Qi del Cielo va ai Polmoni», SW, cap. 5).
- Contribuire, a partire da questo Qi puro, alla formazione del Qi circolante in un organismo.
- Provvedere poi alla diffusione del Qi così prodotto a tutto l'organismo.

Dei primi due aspetti abbiamo già parlato, vediamo quindi di approfondire l'ultimo.

- *La diffusione del Qi da parte dei Polmoni.* Questa sua funzione viene anche sintetizzata nell'espressione «il P abbassa e diffonde il Qi». Pensiamo al semplice atto del respirare: dolcemente inaliamo, prendiamo il Qi dall'alto e lo portiamo al centro del nostro corpo, al torace e poi da qui all'addome, nella zona di Dan Dien inferiore (o Hara) e ai Reni in particolare. Questa è la funzione di «abbassare» il Qi da parte del Polmone. Poi espiriamo, ed espirando, il Qi introdotto e trasformato viene diffuso da parte del P a tutto il corpo, e in particolare a tutta la superficie corporea e oltre. Possiamo anche vedere tutto il nostro organismo come un grande mantice, che nell'inspirazione porta dentro, al centro profondo, e nell'espirazione diffonde ed espande.

Se il Qi non scende, tenderà a ristagnare in alto nel petto, dando luogo a tosse, respiro corto e senso di oppressione toracica. Per questo il Polmone è anche detto «il tetto del Cuore e degli Zang», poiché è fisicamente collocato più in alto di tutti e quindi la sua azione non può essere che quella di abbassare. Tale azione, in effetti, non è riferita solo al Qi, ma comprende anche i liquidi. Il cap. 21 del SW dice «i P regolano i passaggi delle acque»; funzione del P è di diffondere alla pelle l'aspetto più sottile dei liquidi, quello che, in seguito alle varie trasformazioni e ai riscaldamenti subiti a opera dei vari Zang-Fu (vedi più avanti le funzioni del Triplice Riscaldatore), li fa evaporare in forma di sottile nebbiolina o bruma, «nebbiolina» che il P diffonde ovunque e in particolare alla pelle, conferendole il giusto grado di idratazione e umidificazione. Ma il P abbassa anche i liquidi «più densi» verso i Reni, evitando che essi ristagnino nella parte alta del corpo, dando luogo a edemi del viso o ad altre turbe similari. Per questo motivo possono essere correlate ai Polmoni non solo turbe dei liquidi quali la secchezza della pelle o gli edemi, ma anche disturbi della diuresi.

La diffusione del Qi da parte del Polmone non coinvolge solo i Reni; ad esempio, si potrà avere stitichezza (vedi il rapporto esterno interno fra Intestino Crasso e Polmoni), perché l'IC non riceve il Qi e non ha quindi energia sufficiente per l'avvio della peristalsi. Infine, per quanto in modo più indiretto, anche la diuresi potrà essere turbata, con problemi di ritenzione delle urine. Per quanto riguarda il Qi, è soprattutto il Qi difensivo (Wei Qi) che viene inviato alla superficie del corpo. Se questa funzione non viene svolta correttamente, la protezione sarà carente e si sarà facilmente soggetti ad aggressioni esterne, soprattutto da Vento e Freddo, che sono le Energie esterne che più facilmente colpiscono il Polmone.

Insomma, il Polmone ritma le grandi circolazioni organiche e quella del Qi in particolare, controlla la cadenza e la regolarità dell'azione di diffusione a tutto l'organismo e, come un buon ministro, mantiene e stabilisce l'ordine. Vedremo ora come questa stessa caratteristica si applichi alla sfera degli Shen.

2. Il Polmone è sede del Po.

Il Po rappresenta il «contenitore» di tutti i dati, le informazioni, i codici, che consentono all'essere appena nato di vivere. L'istinto a respirare, a cercare il capezzolo della madre, a camminare, ad apprendere e crescere, sono tutte funzioni del Po: esso quindi governa tutti gli automatismi del corpo, sia quelli della specie sia quelli acquisiti attraverso l'apprendimento.

Il Po è quindi:

- *la memoria genetica dei processi della specie (istinto)*
- *la memoria «corporea» delle esperienze acquisite nel corso della nostra vita individuale.* Ad esempio, tocco il fuoco e mi scotto, lo faccio nuovamente e nuovamente mi scotto, attraverso la ripetizione memorizzo a livello corporeo di non toccare il fuoco.
- *La memoria, per chi vi crede, delle vite passate.*

Questi vari tipi di memorie sono custoditi e accumulati nel Polmone che provvede a distribuirle in base ai bisogni. Come a livello fisico il Polmone «porta dentro» il respiro, a livello del Po ciò che si è assimilato, appreso dall'esterno, fa nostre le esperienze e fornisce, nel contempo, gli elementi di base che condizionano il nostro agire. Ecco il respiro che porta prima dentro e poi fuori, ed ecco anche il suo essere lo Zang più in contatto con l'esterno, ma anche con la profondità, poiché il Polmone prende dall'esterno per abbassare l'energia e, in particolare, per portarla ai Reni, che sono l'aspetto più profondo e viscerale del sistema degli Zang-Fu.

A livello più sottile ancora, questo portare dentro è la capacità di guardarsi dentro, la capacità introspettiva che viene associata al Po e quindi al Polmone. I testi dicono che il Fegato guarda in avanti e il Polmone guarda indietro, nel senso che il Polmone è rivolto al passato, mentre il Fegato al futuro. Il Polmone fa sue le esperienze passate, sia fisiche sia psichiche e, da questo materiale, getta le basi per l'azione presente.

Vediamo di chiarire con alcuni esempi. Quando devo apprendere qualcosa, ad esempio sciare, all'inizio sviluppo una comprensione mentale di ciò che mi viene insegnato, ho capito cosa devo fare, ma non lo so fare! Ho capito come si curva con gli sci, potrei anche spiegarlo a un'altra persona, ma il mio corpo non riesce a eseguirlo, ho bisogno di ripetere molte, moltissime volte quel movimento finché l'ho assimilato, l'ho compreso con il corpo, l'ho somatizzato; possiamo anche dire che a questo punto è stato appreso e immagazzinato dal Po del Polmone. Quando apprendo qualcosa mentalmente, facilmente lo comprendo e altrettanto facilmente lo dimentico, quando apprendo attraverso il Po, cioè a livello somatico, ciò mi richiede infinita pazienza e ripetizione, ma è poi appreso per sempre. Se ho imparato a sciare da bambino, posso anche stare trent'anni senza più praticare questo sport, ma sarà sufficiente tornare in montagna, sentire l'odore della neve e agganciare gli sci perché, senza nessun sforzo mentale, sappia ancora sciare. Lo stesso vale per imparare a guidare l'automobile o una bicicletta.

Quindi il Po, per apprendere, abbisogna della continua

ripetizione, ma quando ha appreso conserva stabilmente ciò che è stato immagazzinato. L'altro aspetto di tale meccanismo è che il Po tende a favorire la routine, il comportamento ripetitivo e automatico, rendendo difficile l'innovazione. Sempre volendo rimanere all'esempio precedente, se per anni ho impostato male il mio stile di sci sarà molto difficile cambiarlo rapidamente. Il Po non sceglie e valuta, ma esegue: anche il movimento errato sarà stato fissato con la stessa solidità di quelli corretti e non sarà sufficiente aver stabilito che è sbagliato per poterlo modificare, ci vorrà tempo.

Questa dinamica si applica non solo per una tecnica, uno sport o altre attività fisiche ma anche alle «impostazioni mentali». A livello di sentimenti e inclinazioni spirituali, questo vuol dire che il Po tende a riproporci nel momento presente gli schemi mentali e psichici che abbiamo accumulato nel passato, attraverso la loro continua ripetizione. Per cui, di fronte alla situazione del momento, ad esempio se qualcuno ci insulta verbalmente o ci tratta male, tenderemo a reagire automaticamente in base agli schemi psichici e mentali che abbiamo sviluppato e accumulato nel passato. La potenza dell'energia del Po è enorme, poiché possiede un'inerzia spaventosa, come una petroliera che necessita di uno spazio di trenta miglia per poter virare e cambiare rotta. Se nel passato abbiamo sviluppato amore, compassione e gentilezza questo è quanto automaticamente tenderemo a riproporre nel presente.

Questo automatismo opera così bene che non siamo nemmeno consapevoli del suo accadere. Così come non pensiamo di respirare, ma semplicemente il respiro accade, così non pensiamo che la nostra sia una reazione coatta dovuta a schemi preformati, ma ci sembra che rappresenti l'unica azione possibile, la conseguenza logica di ciò che sta accadendo.

Il nostro comportamento in un dato momento è quindi, da un lato, legato a tutto il nostro passato, ma, dall'altro, crea un nuovo tassello per il mio comportamento futuro. Se io riesco, per una scelta del Cuore, ad esempio, a valutare come non conveniente per me e gli altri un dato comportamento, posso impegnarmi per modificarlo. Quanto più mi educherò a coltivare questa predisposizione, tanto più la precedente si indebolirà, ci vorrà tempo e costanza, ma la modifica sarà ineluttabile.

Gli schemi attualmente presenti in un individuo sono in funzione sia delle esperienze precedenti, sia dell'ambiente in cui ci siamo sviluppati. Ma i nostri schemi non si formano solo dopo la nascita o il concepimento, veniamo al mondo già con schemi in parte predefiniti, che vanno a formare quella che chiamiamo costituzione e che è fortemente legata alle strutture energetiche dei Canali e dei Visceri Straordinari, oltre che naturalmente al Jing. L'insieme di queste componenti energetiche è ciò che, nella tradizione indiana, è stato chiamato karma, cioè un percorso individuale, che si svolge attraverso più esistenze, per cui al momento della nascita siamo già «carichi» delle conseguenze delle nostre azioni passate, che condizionano la nostra struttura fisica e mentale e ci indirizzano lungo un certo cammino.

Ma tutto questo non è qualcosa di modificabile o influenzabile, ciò che è accaduto è accaduto; quello su cui si può agire è solo il momento presente, è nel qui e ora che possiamo cambiare la nostra vita, poiché il nostro comportamento presente modifica il nostro Po e quindi il nostro futuro.

Non è casuale che tutte le tecniche di meditazione, consapevolezza e coscienza si basino su un lavoro sul respiro. Il respiro è legato al Polmone che è sede del Po, il respiro è un meccanismo automatico involontario, ma a differenza di altri (battito cardiaco, peristalsi...) può essere agevolmente modificato da chiunque con un minimo di volontà.

La concentrazione su un respiro calmo e regolare favorisce uno stato mentale e fisico particolare, in cui è un po' come se il Po accumulatosi venisse disattivato. Non cancellato, ma soltanto disattivato. In pratica, siamo in grado di immettere nuovi dati e schemi senza che quelli precedenti vi interferiscano. Questo ci consente di muoverci in nuove direzioni, abbandonando il solco pesantemente tracciato sinora. Le modifiche del Po avvengono in tempi molto lunghi, la decodificazione è lenta e faticosa, ma i risultati, una volta ottenuti, tendono a essere duraturi. Il Po è quindi, da un lato, una grande forza a nostra disposizione, da usare adesso, per modificare ciò che il Cuore ci suggerisce di cambiare, e dall'altro è un potere, quasi sovrastante per il suo accumulo passato, che vincola pesantemente il nostro agire.

A volte questo secondo aspetto ci sembra predominare sul primo, sentiamo che il nostro comportamento non è quello che vorremmo, ma non ci sembra possibile modificarlo; è come se avessimo lanciato un enorme macigno nel vuoto e a metà della sua caduta volessimo fermarlo. Lavorare sul Po richiede pazienza, umiltà e perseveranza. Può sembrare come voler scavare una montagna con un coltellino, ma noi sappiamo che la goccia d'acqua scava la roccia, è solo questione di tempo e di costanza. È come quando si semina, dopo la semina ci si prende cura del terreno ma da fuori sembra che non succeda nulla, si lavora e non esce nulla, poi, quando il tempo è giunto, ecco che da quel seme delicato e nascosto nasce una quercia.

Il LS dice che il movimento del Po è «entrare e uscire». Quando abbiamo parlato degli Hun abbiamo visto che essi si collegavano allo Shen ed erano caratterizzati dall'andare e venire: entrare e uscire è qualcosa di più concreto dell'andare e venire. Prima di tutto raffigura l'uscire alla vita e il fare ritorno alla morte; si esce al mondo come il germoglio esce dalla terra a cui si fa ritorno alla fine del ciclo vitale. Come sembra così meno terribile la morte, che diviene quasi un fare ritorno a casa, dopo la fatica di quel viaggio che è la vita.

Ma uscire ed entrare indica anche tutti i meccanismi ripetitivi, che si applicano fra una nascita e una morte: uscita ed entrata del respiro, del cibo, il battito cardiaco e così via. Ma anche uscire ed entrare nelle varie fasi della vita e nelle situazioni emozionali e affettive.

Il movimento del Po, in quanto radicato nel Jing, è oscuro, terrestre e potente; è forza inconscia nel suo significato più profondo, è la forza terribile e misteriosa, a volte brutale, della vita stessa. Il Jing afferra la vita e la tiene ben stretta.

Il Po può quindi essere visto anche come il desiderio di vivere, che porta alle successive reincarnazioni, è forza di vivere inconscia, istintiva, è pulsione di vita che cerca qualcosa in cui concretizzarsi, ecco il legame fra Po e Jing, sede del desiderio di vivere che il Po esprime, ma anche legame fra Po e karma individuale, a cui accennavamo prima. Nella tradizione taoista si dice che al momento della morte la vita ci ripassi davanti tutta come un film a velocità incredibile e che ciò che vi troviamo di non realizzato, di non compiuto, ciò che rappresenta per noi ancora un desiderio da appagare, ci porterà verso la successiva reincarnazione.

Hun e Po sono in stretto rapporto fra di loro, espressione sottile della dinamica Yin-Yang all'interno di un singolo essere. L'uno deve essere bilanciato dall'altro, la loro unione armoniosa consente una vita lunga e serena: la pulsione verso l'elevazione e il Cielo dello Hun trova saldo radicamento e nutrimento nella forza oscura e terrestre del Po, questo poi trova nello Hun una direzione verticale alla forza inconscia e istintuale che esso incarna, questa forza può allora essere diretta verso la crescita individuale. Al momento della morte Hun e Po si separano per tornare alle loro origini: lo Hun al Cielo e il Po alla Terra.

Il Polmone rappresenta anche la capacità introspettiva, il potersi guardare dentro per conoscersi meglio; nelle fasi della vita corrisponde all'autunno. Dopo l'estate dei 40-50 anni, in cui tutto ciò che si è seminato è giunto a maturazione e raccolta (il successo professionale, la realizzazione in famiglia, la crescita dei figli...), si entra in una fase in cui «il mondo ci chiede di meno», è il momento per volgerci a guardare dentro e fare un bilancio della nostra vita. La vitalità sessuale declina, i figli sono autonomi o comunque grandi, la donna entra in menopausa, chi si è affermato nel lavoro e professionalmente inizia a cedere il passo ad altri, dovrebbe iniziare a vedere la vita con la saggezza che nasce dall'esperienza acquisita. È una fase che può essere molto dolce, anche se spesso un po' triste, come una giornata di inizio ottobre baciata da un tiepido sole. Dopo, inizia l'inverno della nostra vita, il movimento di ripiegarsi su di sé continua, il declino fisico e psichico diviene inevitabile, anche se può essere molto lento e graduale o, invece, brutale. È l'inverno, il freddo domina, e non c'è riscaldamento che possa farlo sparire. È un momento di estrema raccolta, ci si deve preparare a morire, come la natura che si chiude e raccoglie, ci si prepara a tornare a casa dopo il lungo e faticoso viaggio della vita; si torna a casa per ripartire alla nuova primavera.

In quest'ultima fase non c'è più molto tempo ed energia, non c'è tempo per sviluppare nuove cose, bisogna portare a compimento, chiudere il cerchio e chiuderlo bene. In fondo, tutta la vita è una preparazione a questo momento, al morire, a questo estremo lasciar andare; è la fase più importante e delicata di tutta la vita, è lo sprofondare del seme sotto la neve per prepararsi a germogliare in primavera. Per questo in tutte le tradizioni c'è tanta attenzione al rito funebre, ad accompagnare la persona in questo passaggio difficile, delicato e importante per il futuro (si pensi all'estrema unzione cattolica, il «viatico», al Bardo *todol* tibetano, ai riti funebri cinesi e a quelli degli indiani d'America e delle tribù africane).

Vediamo ora altri aspetti più specifici della fisiologia del Polmone.

3. Controlla i canali e vasi sanguigni.

È una conseguenza della sua funzione di controllo e diffusione del Qi. Il Polmone spinge il Qi in tutto l'organismo e spinge anche il Sangue nei vasi sanguigni, in modo che possa circolare e diffondersi ovunque per nutrire, umidificare e riscaldare il corpo.

4. Governa pelle e peli.

Il Polmone è correlato con la superficie del corpo e con la traspirazione («i pori sono la porta della pelle», SW, cap. 3; il Polmone governa la loro apertura e chiusura), ecco il legame con pelle e peli. Quindi, i problemi della pelle sono spesso riconducibili al Polmone, soprattutto se caratterizzati da secchezza e pallore. Se invece si hanno segni di rossore e bruciore sulla pelle, questi possono anche indicare un disturbo interno, solitamente «Calore nel Sangue», che si libera e sfoga in superficie. Governando pelle e pori (CouLi), anche la sudorazione ha a che fare con i Polmoni, infatti è il loro Qi che ne regola la capacità di aprirsi e chiudersi secondo le necessità organiche del momento.

5. Raffredda e purifica il corpo.

Il Polmone purifica e rinfresca il Qi e i Liquidi Organici (Jin-Ye), che arrivano al petto. Se la temperatura del corpo è eccessiva, il Polmone, attraverso il meccanismo della sudorazione provvederà ad abbassarla.

6. Si apre al naso e governa la voce.

Rivediamo qui il suo legame con la funzione respiratoria e in particolare l'assunzione di Qi puro dall'aria. Inoltre, il P è legato all'emissione dell'aria e quindi della voce, pertanto il tono, la forza e chiarezza della voce ci possono dare indicazioni sullo stato dei Polmoni.

Ricordiamo che anche il Cuore influenza la voce, ma come veicolo dei sentimenti ed emozioni, mentre il legame del Polmone è più fisico, legato, ad esempio, a raucedine, afonie e abbassamenti di voce da energie esterne quali il Freddo o il Vento.

INTESTINO CRASSO (DA CHANG) 大腸

«L'Intestino Crasso ha l'incarico dei transiti, emana i residui delle trasformazioni» (SW, cap. 8).

La funzione essenziale dell'IC è l'eliminazione dei residui delle molteplici trasformazioni che si sono compiute nell'organismo a partire dal cibo e liquidi ingeriti. Una corretta evacuazione delle feci è il segno, non solo di un buon funzionamento dell'IC, ma di tutto il sistema di trasformazione dei solidi, di cui l'IC è appunto la fase terminale. Per questo, mentre per l'IT abbiamo visto l'espressione «emana le sostanze trasformate», qui abbiamo «elimina i residui delle trasformazioni», ciò che davvero non è più utilizzabile.

Proprio per quanto detto sopra, è difficile che si presentino patologie di IC che abbiano a che fare solo con questo Viscere; stipsi e diarrea sono, in MTC, sindromi complesse che possono dipendere, oltre che dall'IC, dalla Milza, dallo ST, da una scorretta assimilazione dei liquidi e altro ancora.

Sottolineiamo, inoltre, come l'IC, per poter provvedere correttamente all'evacuazione, abbia bisogno del Qi che gli arriva dal Polmone e, d'altro canto, la stagnazione di cibo e la stipsi cronica possano, alla lunga, portare a stasi di Qi del Polmone con, ad esempio, difficoltà a respirare. Questo in base al rapporto che li lega l'uno all'altro all'interno del Movimento Metallo.

Spesso abbiamo verificato questo legame anche nelle turbe psichiche, rilevando come a sindromi depressive (stasi di Qi del P) si abbinassero stitichezze croniche e come risolvendo l'una si risolvesse anche l'altra. Ogni trasformazione, avviata dallo Stomaco e dalla Milza, si completa poi nell'Intestino Tenue. Il prodotto che ne deriva è poi propagato a tutto l'organismo attraverso l'Intestino Crasso, che ha la funzione di trasmettere, essendo la via essenziale di conduzione e diffusione del Qi. Ad esempio, molti disturbi neurologici legati alla «trasmissione dei messaggi» da parte del sistema nervoso, sono trattabili mediante l'Intestino Crasso. Può essere curioso rilevare come recentemente, in medicina occidentale, si sia rilevata, nell'Intestino Crasso, la presenza di molti neuro-trasmettitori.

IL TRIPLICE RISCALDATORE (SAN JIAO)

三焦

È il Viscere più controverso e discusso, questo non solo in ambito contemporaneo, ma anche nei testi classici (SW, capp. 8-66, LS, cap. 18, NJ, capp. 25-31-38-66), in cui vengono esposte differenti teorie al suo riguardo. In realtà, i differenti testi, più che contrapporsi gli uni agli altri, evidenziano diversi aspetti e funzioni complementari di questo Fu.

Ciò che crea confusione a proposito del TR è il fatto che, a differenza di tutti gli altri Zang-Fu, non ha un corrispettivo sul piano fisico; il SW al cap. 66 sottolinea questo dicendo che «ha un nome, ma non una forma». Un altro aspetto che contribuisce a generare confusione è il fatto che le funzioni del TR vanno a coinvolgere e riguardare tutti gli altri Zang-Fu, al punto che si fatica a riuscire a vederlo come distinto da essi.

Per tutti questi motivi, prima di analizzare nel dettaglio le singole funzioni del TR, vorremmo tentare di coglierne il significato globale, di cui poi le varie funzioni divengono aspetti particolari.

Innanzitutto diciamo che il TR è «ancorato» ai Reni e al processo di sviluppo del feto, del prendere forma dell'essere umano. Il TR è il diffusore a tutto l'organismo delle energie del Rene, ne è il suo ambasciatore, che provvede a trasmettere la vitalità tipica dei Reni a tutto il sistema. Visto in questi termini possiamo capire perché esso sia accoppiato al Ministro del Cuore; come il MC è il Primo ministro del Cuore così il TR è l'ambasciatore del Rene. Le due funzioni sono simili e si ripete così, a livello di TR-MC, la dinamica dell'asse Cuore-Rene. Il MC sarà il diffusore delle energie del Cuore, «incaricato di portare la gioia e i rallegramenti a tutto l'organismo», mentre il TR sarà «la via maestra di diffusione dello Yuan Qi (che è il Jing dei Reni in forma di Qi)» (NJ, cap. 66), nonché «via delle acque» (SW, cap. 8). Ecco perché il *Nan Jing*, alla difficoltà n. 25, dice: «Il MC e il TR rappresentano l'interno e l'esterno, entrambi hanno un nome, ma non una forma».

In queste due ultime definizioni, «via delle acque» e «strada maestra dello Yuan Qi», rivediamo i due aspetti dei Reni come Acqua e Fuoco, o Yin e Yang, se preferiamo. Se il TR è l'ambasciatore dei Reni, le sue funzioni non potranno essere che duplici, come duplice è la funzione dei Reni.

In entrambi questi ruoli emerge però la caratteristica, che è del TR, di diffusore, di grande motore che attiva e fa circolare; da un lato egli attiva le trasformazioni organiche (di cibo, liquidi...) e dall'altro fa circolare le sostanze prodotte da tali trasformazioni (Qi, Sangue, Jin-Ye...); per questo è anche detto il grande metabolizzatore.

Il termine di solito usato nei testi classici per le attività di metabolizzazione è «distillazioni», che è un concetto più vasto che non metabolizzazioni. Nella distillazione non c'è solo l'idea di estrarre da determinate sostanze, nella fattispecie acqua, cibo e aria, ciò che serve all'organismo, ma c'è anche l'idea di purificazione, di capacità di ottenere sostanze pure e preziose alla vita. È un concetto alchemico, che presuppone pazienza e dedizione e in cui il risultato è un tutt'uno con il processo stesso e chi lo compie. Per tale motivo ci piace paragonare il TR a un alambicco alchemico, motore propulsore di tutte le distillazioni, se preferiamo, che avvengono nel corpo umano. Abbiamo tentato di rappresentare visivamente questo processo nella Fig. 4.

Di qui il nome di Riscaldatore, una fornace o meglio un alambicco in cui, grazie all'azione del Fuoco, l'Acqua viene riscaldata: vaporizzata in sottile rugiada in alto e in gocce più pesanti in basso. Ecco ritornare anche l'unione di Acqua e Fuoco, di cui abbiamo parlato a proposito dei Reni.

Il frutto di tutte queste complesse distillazioni è l'estrazione, dalle sostanze di partenza, di ciò che di specifico serve a un dato individuo per il suo armonioso funzionamento.

Si capisce così anche come parlare del TR significhi parlare di tutti gli altri undici Zang-Fu, poiché tutti sono implicati e coinvolti nel processo di trasformazione, conservazione e diffusione, come abbiamo avuto modo di vedere nel corso della loro trattazione individuale.

Ma il TR non è solo ciò che consente tutte le trasformazioni, è anche il motore che attiva la distribuzione, diffusione di ciò che è stato prodotto, e in particolare di Qi e di liquidi.

Con queste premesse di ordine generale è più facile comprendere le interconnessioni fra le sue tre funzioni essenziali di cui tratteremo.

1. Il TR come «Via delle acque» o «Ufficiale addetto alle irrigazioni».

Questa funzione è descritta nel SW al cap. 8. Sotto questo aspetto il TR svolge la funzione di coordinazione e di controllo delle trasformazioni dei liquidi e della loro diffusione; regola cioè la circolazione delle acque che, come

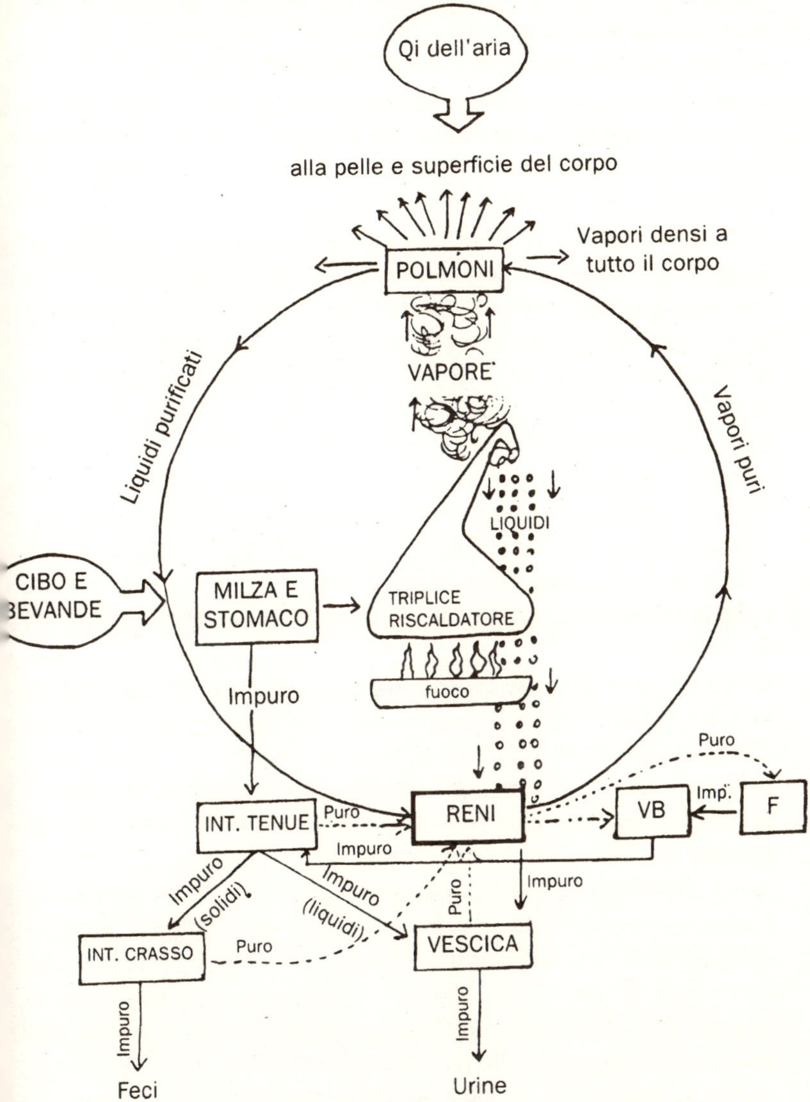

Fig. 4 – Schema delle trasformazioni e circolazione delle sostanze ad opera del Triplice Riscaldatore

sappiamo, sono sotto il dominio dei Reni. Per questo Claude Larre lo considera, in questa sua funzione, come il «secondo Viscere dei Reni» assieme alla Vescica. Se però quest'ultima provvede a conservare ciò che è prezioso e alla «distribuzione territoriale» e quindi anche quantitativa dei liquidi, il TR può essere considerato la «pompa» che li fa circolare, così come la caldaia di un impianto di riscaldamento consente all'acqua riscaldata di diffondersi e di irraggiare calore. Vediamo, in quest'ottica, il metabolismo dei liquidi raffigurato nella Fig. 5: ha inizio a livello di ST e M, che compiono una prima distillazione e quindi inviano la parte più sottile e pura ai Polmoni e quella più densa e torbida all'IT, che attraverso una seconda distillazione invia il puro verso l'alto (e in particolare alla VB) e il torbido verso il basso a IC e V dove si compiono ulteriori distillazioni, con invio verso l'alto delle sostanze pure e l'eliminazione finale verso il basso, attraverso feci e urine, di ciò che non è più in alcun modo utilizzabile da parte dell'organismo. Varie sostanze pure giungono ai Reni, che provvedono a inviarle verso l'alto sotto forma di vapori (i vapori sono caldi per opera del Rene Yang e quindi ascendono) a raggiungere i Polmoni che le diffondono ovunque: quelli più leggeri andranno, in particolare, in superficie a pelle e pori, mentre i più densi (liquidi) torneranno ai Reni, da dove il ciclo riparte. Al di là della complessità di questo schema, viene immediato il confronto con quello della circolazione dell'acqua nel mondo, a partire dalle fonti sotterranee alla sorgente, al fiume, al mare e poi l'evaporazione che dà luogo alle nuvole e la ricaduta sotto forma di pioggia, che bagna il terreno e vi penetra in profondità. L'insieme del meccanismo consente l'equilibrio dell'ecosistema Terra, non meno di quello umano e, in quest'ultimo, è il TR il grande motore, che lo attiva e mantiene in funzione.

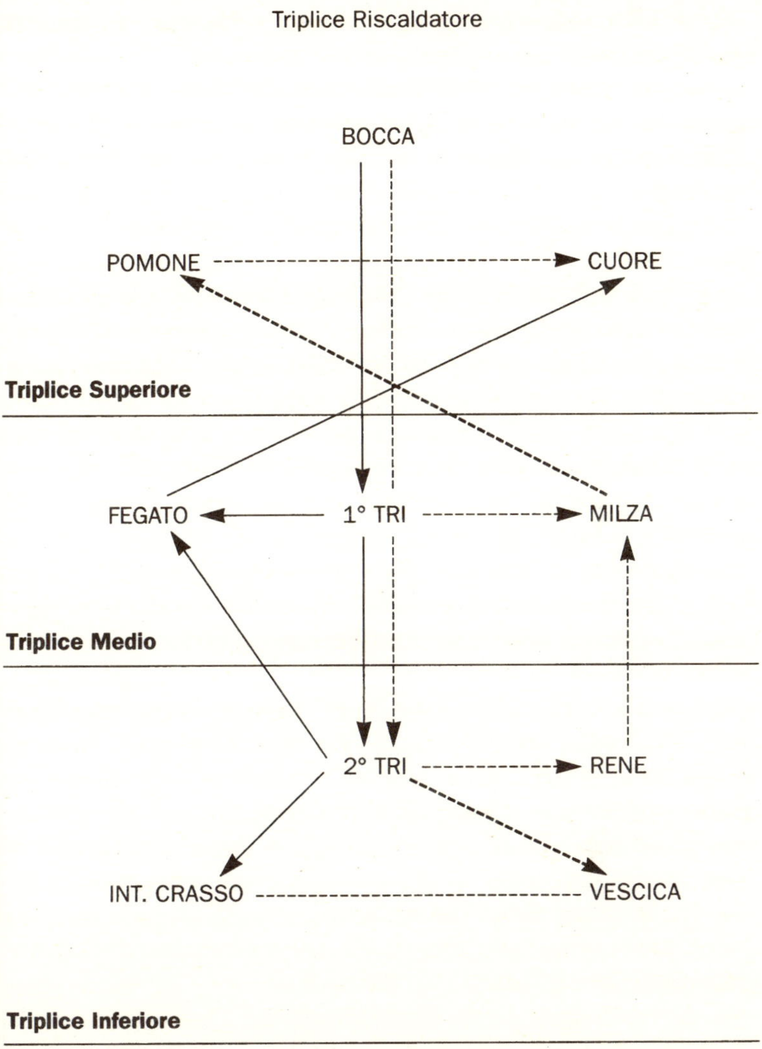

Linea tratteggiata: «cammino» dei liquidi
Linea continua: «cammino» dei solidi

Fig. 5 – Il mantenimento della vita.

2. Il TR come fonte dello Yuan Qi e Maestro di tutto il Qi del corpo.

Questa funzione viene esplicitata nel *Nan Jing* alla 38° difficoltà: «Il TR è fonte aggiuntiva dello Yuan Qi, governa tutti i Qi», e alla difficoltà 66: «Il TR è la Via maestra dello Yuan Qi».

Vengono condensate qui due funzioni strettamente collegate fra loro:

• *È fonte dello Yuan Qi.* Lo Yuan Qi (tradotto con Qi originario o ancestrale) può essere definito come il Jing dei Reni in forma di Qi. Il Jing dei Reni, come abbiamo detto trattando di questi Organi, è la vitalità stessa dell'individuo. Quando esso non giace nei Reni come riserva ma viene attivato e diviene circolante nell'organismo per diffondere forza, vitalità, calore e nutrimento ecco che parliamo di Yuan Qi.

Si dice che lo Yuan Qi ha sede «nello spazio fra i due Reni», che viene inteso sia come Ming Men (vedi Reni) sia come l'area 2-3 dita sotto l'ombelico e all'interno dell'addome (Dan Dien inferiore o Hara); in realtà possiamo considerare queste due zone come un'unica area interna e profonda del corpo che giunge anteriormente fino al punto sotto-ombelicale e posteriormente a Ming Men. Per questo motivo lo Yuan Qi è detto anche «il Qi che si muove fra i due Reni».

Lo Yuan Qi quindi:

1. Ha sede nei Reni (Ming Men).

2. È la forza motrice di tutte le attività funzionali dell'organismo, e degli Zang-Fu in particolare.

3. Agevola tutte le trasformazioni del Qi a tutti i livelli (vedi lo schema di formazione di Qi e Sangue e i vari tipi di Qi circolanti nell'individuo).

4. È trasportato e diffuso dal TR a tutto l'organismo, tramite gli otto Canali Straordinari, oltre a un ramo specifico che irrora Cuore, Ministro del Cuore e Polmone, cioè il Riscaldatore Superiore.

5. La sua energia emerge a un punto specifico di ognuno dei dodici Canali principali detto appunto punto Yuan. Questi sono punti elettivi per il trattamento dell'energia Yuan del corrispondente Zang-Fu e grossi punti di tonificazione degli Organi. Ecco quindi il significato del TR come via di diffusione dello Yuan Qi.

• *Governa tutto il Qi dell'organismo.* È la diretta conseguenza della funzione precedente. Se il TR è Via Maestra dello Yuan Qi che provvede ad attivare tutte le trasformazioni e i movimenti del Qi, si può agevolmente comprendere come il TR divenga anche via di diffusione e governo del Qi in senso lato. Le stesse funzioni che abbiamo visto svolgere dal TR sui liquidi vengono esplicate anche sul Qi, presiedendo alla sua diffusione e al rendere possibili le sue trasformazioni a vari livelli e in particolare alla formazione e diffusione del Qi difensivo (Wei Qi) a livello del RS e di quello nutritivo (Ying Qi) a livello di RM.

3. Il TR nelle sue tre divisioni.

Questo aspetto del TR viene affrontato nel cap. 18 del LS e nel cap. 31 del NJ. Trattando delle precedenti funzioni del TR, abbiamo visto che, proprio in virtù delle sue caratteristiche peculiari, la sua sfera di azione include tutti gli altri undici Zang-Fu, sovrintendendo all'attivazione delle loro energie e favorendone gli specifici metabolismi. Ecco allora il *Nan Jing* affermare che «il TR racchiude le vie di scorrimento delle acque e dei cereali. Rappresenta la fine e l'inizio di tutto il Qi», per poi suddividere questa sfera d'azione in tre aree fisiche del corpo, cui corrispondono differenti Zang-Fu. Di qui la distinzione del TR in Riscaldatore Superiore, Medio e Inferiore.

Gli Organi sopra il diaframma (C e P) costituiscono così il Riscaldatore Superiore (RS), quelli fra il diaframma e l'ombelico circa (ST, M, VB e alcuni aspetti di F) il Riscaldatore Medio (RM) e quelli del basso addome (IC, IT, V, R, F) il Riscaldatore Inferiore (RI).

Il RS è descritto dal LS come «una brina», poiché una delle sue funzioni essenziali è la diffusione di tutti i fluidi corporei purificati alla superficie del corpo e a tutto l'organismo, secondo quanto detto a proposito del TR come «via delle acque».

Ma il *Nan Jing* dice anche che il RS «è responsabile del prendere, ma non dello scaricare», è qui esposta chiaramente la funzione di Polmone e Cuore, come elaboratori e maestri di Sangue e Qi.

Il RM è descritto come «una vasca di macerazione», responsabile di «assimilare e trasformare acqua e cereali»: sono le funzioni essenziali viste trattando di M e ST con il supporto di F e VB (bile). Si sottolinea così la funzione del RM di attivazione del processo digestivo di solidi e liquidi e la produzione di quella che viene definita Energia Nutritiva (Ying Qi), che il TR diffonderà a tutti gli Organi e Visceri.

Il RI è come «un canale per il drenaggio» (LS, cap. 18), «è responsabile della separazione del puro dal torbido, governa le eliminazioni ma non le assunzioni, è luogo di trasmissione» (NJ, cap. 31).

La separazione del puro dal torbido riprende la dinamica, già analizzata, delle successive distillazioni o purificazioni e dell'eliminazione finale di ciò che non è utilizzabile dall'organismo e di cui abbiamo già trattato a proposito dei Fluidi corporei e della fisiologia dell'IT. Abbiamo ancora una volta un chiaro collegamento con la funzione di regolazione dei liquidi del TR.

Al di là di sottili, ma spesso inutili disquisizioni, svolte nei commentari ai testi classici per stabilire se il TR è da considerare Acqua o Fuoco e se l'affermazione del SW e LS che non abbia forma sia o meno in contraddizione con quella del NJ che identifica aree anatomiche specifiche di pertinenza dei tre Riscaldatori, pensiamo che sia possibile identificare l'essenza del significato energetico del TR e le implicazioni che esso ha a livello diagnostico e di trattamento.

Il TR è, in sostanza, il grande attivatore di tutti i processi di movimento e trasformazione di cui diviene il trasmettitore e motore, sotto la spinta del Jing dei Reni da cui origina. Questo fa sì che il suo campo di azione si estenda ai liquidi (via delle acque), ai solidi (vasca di macerazione e attivatore di tutte le purificazioni organiche), al Qi come al Sangue e vada a coinvolgere i metabolismi di tutti gli altri Zang-Fu.

Potremmo anche dire che il TR è il più Yang di tutti i Visceri, al punto da mancare di un corrispettivo sul piano fisico, ma non sul piano energetico, tant'è che, mentre non esiste un Viscere fisico TR, esiste un Canale Energetico specifico (lo Shao Yang del braccio), che diviene quindi luogo d'elezione per l'attivazione della funzione di metabolizzatore del TR. D'altro canto, esistono diverse zone e punti che corrispondono al TR come attivatore delle funzioni dei diversi Organi e Visceri, poiché, anche se non ha una sua forma, interagisce con le forme di tutti gli altri Zang-Fu.

I VISCERI STRAORDINARI (QI HENG ZHI FU)

I Visceri Straordinari sono raramente trattati nei libri di MTC e di agopuntura. Anche nei testi classici (SW e LS) se ne parla succintamente e solo due capitoli (cap. 11 del SW e cap. 10 del LS) ne trattano in modo specifico, anche se brevemente. Il cap 11 del SW è dedicato agli Zang-Fu ed elenca i sei Visceri Straordinari nel seguente ordine, che troviamo poi rispettato anche in altre citazioni: Cervello, Midollo, Ossa, Mai (canali e vasi sanguigni), Vescica Biliare, Utero. È da questo testo che si ricavano le nozioni e funzioni generali dei sei Visceri Straordinari. Il cap 10 del LS, dedicato ai Canali Principali, tratta poi anche di quattro dei sei Visceri Straordinari: Cervello, Midollo,

Ossa e Mai. Altri riferimenti ai Visceri Straordinari si trovano poi sparsi in altri capitoli fra cui: SW, cap. 17, LS, capp. 6-26-46-56. Per trovarne una trattazione più diffusa è necessario riferirsi invece ai testi di alchimia taoista.

Probabilmente, il motivo di questo è che i Visceri Straordinari hanno essenzialmente a che fare, più che con la cura di disturbi specifici, con il processo di crescita e di evoluzione individuale, descritto nel taoismo come trasformazione del Jing, prima in Qi e poi in Shen. Questo processo di alchimia interna, di trasformazione e di purificazione è legato ai Jin-Ye, i Fluidi corporei, una delle cinque Sostanze Fondamentali considerate nel capitolo II. I Fluidi corporei fanno parte, da un punto di vista energetico, dell'Acqua, la cui funzione non è solo di umidificare, come spesso viene indicato, ma anche di pulire e purificare. Tutti noi conosciamo la funzione di pulizia dell'acqua: la pioggia che libera dall'inquinamento atmosferico, l'acqua per le pulizie della casa e per quella del nostro corpo, e anche l'acqua come bevanda per favorire il ricambio attraverso la diuresi (terme e bagni termali).

Ecco allora i Visceri Straordinari come strumenti di purificazione di Jing in Qi e poi in Shen, attraverso la circolazione dei Fluidi, in particolare di quelli che circolano nel Midollo «Sui» (liquido cefalo-rachidiano nella terminologia occidentale), che servono, fra l'altro, a purificare specificatamente il Sangue, soprattutto attraverso l'azione della Vescica Biliare (intesa qui come Viscere Straordinario). Sono soprattutto gli Ye, i fluidi più densi, a essere secreti dai Visceri Straordinari (dalla VB in particolare) e diffusi nell'organismo. Gli Ye sono densi, per questo motivo scorrono lentamente; affinché siano abbondanti e ben diffusi, sarà necessario che l'organismo abbia Qi in abbondanza. Gli Ye comprendono, fra l'altro, quelle che in medicina occidentale sono dette secrezioni endocrine, queste potranno essere insufficienti o anche assenti in casi di deficit di Qi e la VB assumerà allora un ruolo fondamentale in

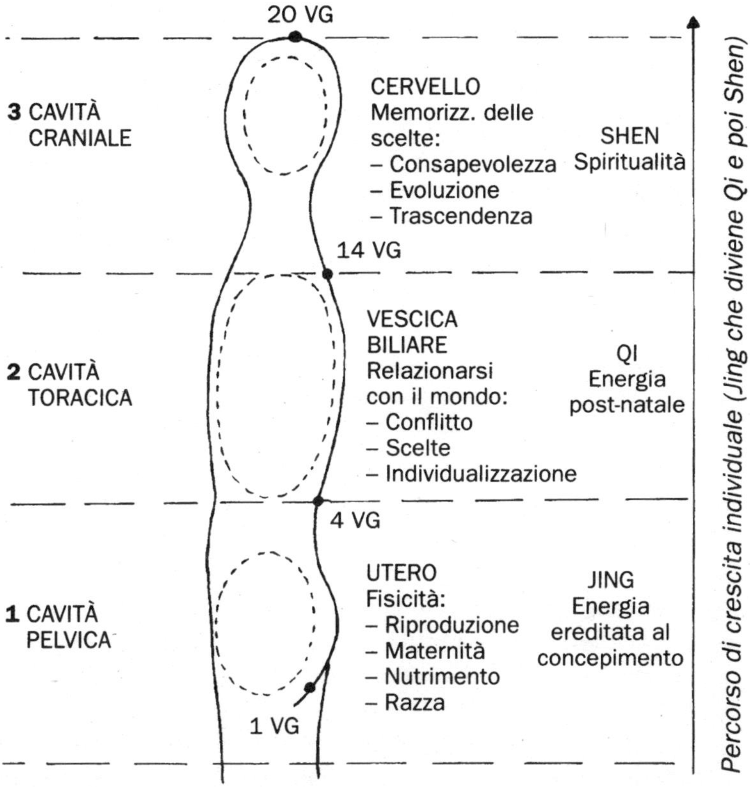

Fig. 6 – Le tre cavità.

questo tipo di disturbi.

L'energia cosmica, compenetrando l'uomo, crea tre grandi campi energetici: i tre Dan Dien. A livello fisico, la comunicazione fra questi tre grandi centri energetici avviene mediante la colonna vertebrale e il Midollo che essa contiene. Si creano così tre grandi «cavità»: Pelvi-Torace-Cranio. Queste tre cavità (Fig. 6) sono luogo di attività di tre Visceri Straordinari in particolare: Utero-Vescica Biliare e Cervello. Abbiamo così le seguenti corrispondenze:

1. Pelvi = Dan Dien Inferiore – Utero – La sopravvivenza, Jing
2. Torace = Dan Dien Medio – VB – L'interscambio con l'esterno, Qi
3. Cranio = Dan Dien Superiore – Cervello – Il «bruciare le esperienze della vita», la crescita individuale, Shen.

In ognuna di queste tre aree ha luogo un'alchimia energetica (Fig. 7):

1. Dan Dien Inferiore: l'utero è serbatoio dei fluidi della notte, dello Yin, del Jing fluido che circola nel Midollo per purificare il Sangue. Qui si custodisce e accumula la nostra energia vitale, il Jing. Quando la nostra materialità tende a predominare, è facile che vi sia accumulo di energia a questo livello, con la possibilità di sviluppo di problemi correlati al Riscaldatore Inferiore (ad esempio cistiti, problemi urogenitali).

2. Dan Dien Medio: il Jing viene attivato e mosso attraverso il nostro relazionarci con il mondo, il relazionarci al mondo ci fa crescere ed evolvere, anche attraverso il dover decidere e scegliere. Ecco Jing che diviene Qi, ecco l'azione della VB: la capacità di assimilare e trasformare, a livello fisico (cibo, aria...), ma anche a livello psichico e spirituale (assimilare ed elaborare emozioni, sentimenti e per-

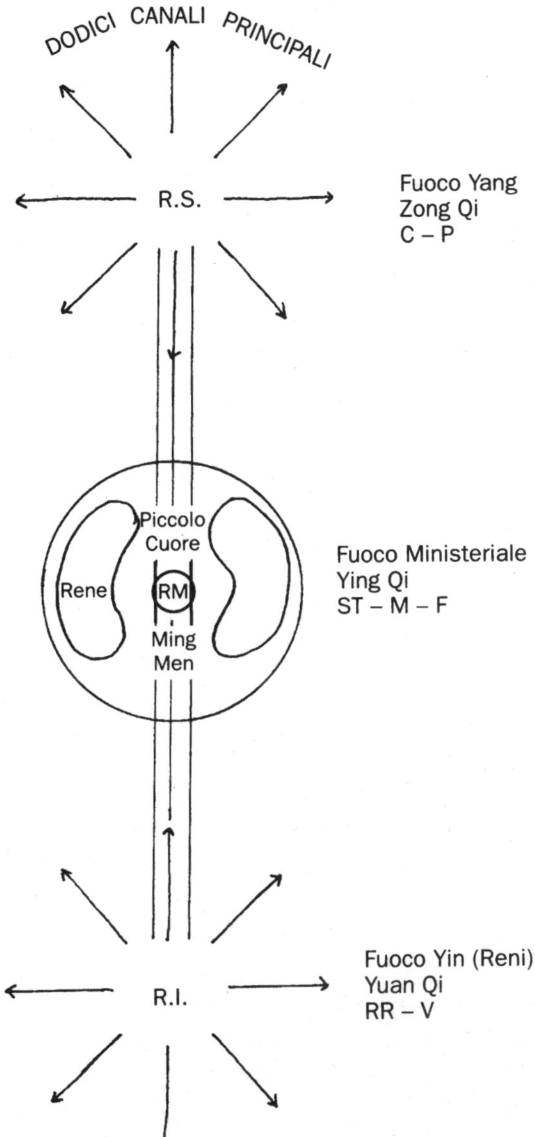

Fig. 7 – I tre centri.

cezioni che vengono «portate in alto», per far crescere la propria consapevolezza). Ecco la VB come plesso legato alle decisioni che attuiamo dopo la nascita e che agisce sui fluidi corporei e, soprattutto, sugli Ye e, fra questi, i Midolli (Sui).

3. Dan Dien superiore. Le scelte e le decisioni della VB, che traggono la loro potenza dal Jing dell'Utero e quindi dai Reni, vengono attuate grazie al relazionarsi, allo scambio con il mondo esterno. Queste esperienze vengono poi memorizzate dal Cervello, divenendo così parte della nostra esperienza personale. Il Cervello è quindi legato al compimento della nostra esperienza spirituale, alla fase, in termini taoisti, della trasformazione di Qi in Shen. Abbiamo così due Organi legati allo Shen: il Cuore che ne rappresenta, in un certo senso, l'aspetto Yang, caldo, solare ed emotivo e il Cervello, che ne rappresenta l'aspetto Yin, freddo e lunare, che elabora le informazioni e le dirige lucidamente per il progresso individuale. Ecco quello che potremmo chiamare rapporto «Sole-Luna» (o Cuore-Cervello). È interessante a tal proposito notare come esista un punto del Canale Principale di VB, il punto VB 24, il cui nome significa appunto «Sole-Luna».

Prima di analizzare i sei Visceri Straordinari individualmente vediamo di riassumere le loro caratteristiche comuni e quelle specifiche. Molto di loro si può comprendere già dal nome: «Qi Heng Zhi Fu». Qi vuol dire qui, non già Soffi, ma Straordinario, fuori del comune, speciale; è lo stesso ideogramma che incontreremo trattando degli otto Canali Straordinari (Qi Ba Jing Mai). Sono detti straordinari, poiché la loro azione non segue e non è riconducibile alle regole che governano gli altri Zang-Fu. Ad esempio, essi non obbediscono alla legge dei cinque Movimenti, non sono soggetti alle sei Influenze Esterne, non si suddividono secondo lo Yin-Yang, né sono abbinati ad alcun canale specifico, come avviene per gli altri Zang-Fu. Anche per questo sono detti «Heng», cioè perenni; non tanto nel senso che non si estinguano con la vita individuale, quanto piuttosto per il fatto che sono legati alla perennità dell'essere umano, strumenti di crescita personale dell'individuo, che lo portano al di là delle leggi della vita e quindi del ciclo di nascita e morte, ecco la loro perennità. Sfioriamo così il concetto di immortalità, caro alla tradizione taoista ed erroneamente identificato con le pratiche per conseguire l'immortalità fisica del singolo individuo, piuttosto che come trascendenza della condizione umana.

Fu è un termine che conosciamo già per averne trattato nel capitolo sugli Zang-Fu. I sei Visceri Straordinari sono Fu (Visceri), ma molto particolari, avendo anche caratteristiche proprie degli Zang. Infatti essi hanno:

• un legame con gli Zang in quanto, come loro, conservano sostanze preziose, che quindi non vanno eliminate e che provvedono alla continua ricostruzione del corpo umano;

• un legame con i Fu, in quanto le sostanze che essi custodiscono non sono prodotte da loro e vengono fatte circolare, anche se solo all'interno del corpo. È quanto viene chiaramente espresso nel cap. 11 del SW che, a proposito dei Visceri Straordinari dice: «Cervello, Midollo, Osso, Mai, VB e Utero, questi sei sono prodotti dai soffi della Terra, tesaurizzano lo Yin e rimandano all'immagine della Terra, ecco perché tesaurizzano senza mai far scorrere verso l'esterno. Il loro nome è Qi Fu, Visceri Straordinari». Le sostanze preziose che essi custodiscono sono, essenzialmente, diversi aspetti del Jing e quindi essi hanno a che fare soprattutto con le Energie Ancestrali, come i Canali Straordinari.

Analizziamo ora i sei Visceri Straordinari uno per uno, seguendo l'ordine di descrizione fornito dal SW e confermato poi dal LS.

Il Cervello

腦

«Il Cervello è il mare del midollo» (LS, cap. 33). Ne abbiamo già accennato parlando dei Reni e anche in questo capitolo, trattando dei tre Dan Dien. Il cap. 33 del LS delimita l'area del cervello fra il punto «Bai Hui» (VG 20), posto alla sommità del capo, e il punto Feng Fu (VG 16), alla base della nuca. Sempre questo capitolo, delinea anche le sue turbe da eccesso e da deficit, che ci possono aiutare a comprendere il legame che il Cervello ha da un lato con il Cuore e dall'altro con il Rene. Infatti si dice: «Quando il mare dei midolli è in eccesso, si ha grande forza e potere, l'Io eccede i suoi limiti [altri riferiscono questo perdere il senso del limite all'area specifica della sessualità] e per deficit... dà luogo a ottundimento del cervello, rumori all'orecchio, debolezza alle gambe, vertigini, scotomi, occhi che non vedono più bene, c'è inoltre desiderio di stare stesi e calmi». Vediamo chiaramente, nei segni da eccesso, le turbe dell'armonioso dispiegarsi dello Shen e dell'agire secondo i voleri del Cuore, mentre nel caso del deficit appaiono evidenti i segni di una carenza della vitalità dei Reni.

Il Cervello, grazie alla via di conduzione rappresentata dal Midollo e sotto la spinta di trasformazione della Vescica Biliare, riceve il Jing dei Reni, elaborato fino a diventare Shen, processo di consapevolezza individuale. Questa azione, come abbiamo già detto, è svolta in sintonia con il Cuore, sede dello Shen, con il fondamentale apporto di Jin Ye, i Fluidi corporei, che consentono la diffusione e purificazione. Ecco allora, che il Cervello resta strettamente legato a:

- Utero, in quanto sede del Jing e quindi anche dei Reni
- Midollo, come via di diffusione del Jing
- Cuore, come sede di Shen.

Il Cervello poi, nella tradizione della MTC basata sui testi di meditazione, viene diviso in tre piani che riflettono, a livello del cervello fisico, i tre Dan Dien (Fig. 8).

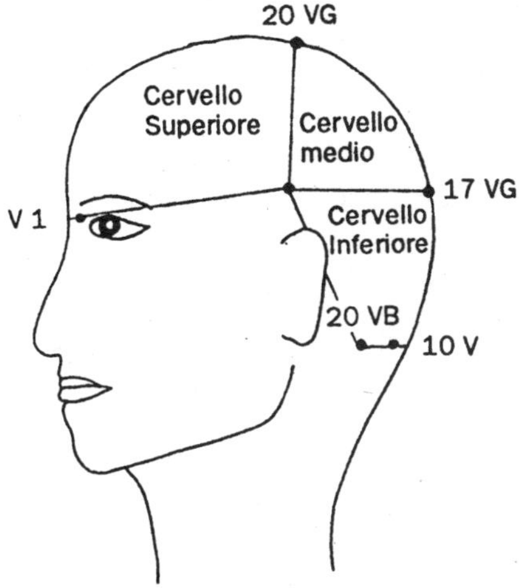

Fig. 8 – Le tre parti del cervello.

1° Livello: «La sopravvivenza».

È legato alle funzioni basilari dell'uomo, a tutti i meccanismi dell'istinto e dei riflessi automatici, ecco perchè viene detto il livello della sopravvivenza. È l'esperienza fisica della vita: respirare, mangiare, evacuare, dormire e procreare. È ciò che ci dà un solido radicamento al suolo, alla terra, che, simbolicamente, è il radicamento alla vita. Questo è espresso, nel corpo umano, dai piedi, che poggiano sulla terra e sostengono fisicamente il peso dell'uomo. Il corrispettivo fisico di questo livello è rappresentato dal midollo allungato. A questo livello la parte sinistra del cervello governa la parte sinistra del corpo e viceversa.

2° Livello: «Lo scambio e l'interazione con il mondo».

È legato alla vita di relazione, ai rapporti con il mondo

esterno, e quindi a emozioni, sentimenti, stati d'animo. Ma si collega anche al relazionarci con noi stessi, con la nostra interiorità, con la capacità di osservare e analizzare i nostri sentimenti, attraverso gli stimoli e le esperienze che ci giungono dall'ambiente esterno. Poiché questo è il livello dell'interscambio, qui la parte sinistra del cervello governa la parte destra del corpo e la destra la sinistra. Questo rovesciamento, questo incrocio, esprime nel pensiero cinese proprio il passaggio alla condizione di esistenza individuale e quindi di interrelazione. Venire al mondo come esseri individuali è una sorta di «rovesciamento» della condizione originaria, del Cielo Anteriore. Questo stesso principio trova espressione in altri concetti; ad esempio, nel Cielo Anteriore la destra è Yang e la sinistra Yin, mentre in quello Posteriore, e cioè nell'individuo nato, la sinistra è Yang e la destra è Yin. La studiosa Mollard Brusini cita, come esempi, sul piano fisico, di questo capovolgimento, il rovesciamento della circolazione sanguigna che si ha al primo vagito del neonato e il rovesciamento del feto per poter uscire dall'utero materno. Rapportarsi con l'esterno vuol dire scambio, ma anche giudizio, scelta e conflitto. Ci muoviamo nel mondo e questo implica valutare e scegliere, e lo scegliere riduce le infinite possibilità del neonato; ci orientiamo nella vita, che è per forza di cose limitata, e questo porta al conflitto. Scegliere un lavoro, un cibo, un posto per vivere, vuol dire rinunciare a tutti gli altri lavori, cibi e posti possibili. È anche la capacità di «manipolare» il mondo, nel senso di modificarlo attraverso il nostro agire. Ma, nel contempo, il muoverci nel limite è anche lo strumento che abbiamo per crescere, attraverso la risoluzione del conflitto, attraverso la nostra capacità di consumare le esperienze della nostra vita grazie alla consapevolezza che ci giunge dal Cuore e dal Cervello.

3° Livello: «Apprendere dall'esperienza del vivere».
Compete a questo livello la capacità di apprendere dalle

esperienze della vita, intesa come capacità di valutare il proprio sentire, pensare ed esperire, attraverso un processo di consapevolezza del proprio agire. È memoria della propria coscienza, è comprensione del senso e direzione delle scelte compiute al livello precedente, per il perseguimento del proprio cammino e destino individuale. È il «registrare» le nostre esperienze per poter imparare da loro ai fini della nostra evoluzione. Ecco nascere a questo livello: la moralità, intesa però come «conformità al proprio percorso individuale» e non come adeguamento a una norma imposta; la creatività, come capacità di uscire da schemi ripetitivi che ci impediscono di evolvere, costringendoci negli stretti binari dell'abitudine. Ecco in una parola la propria crescita spirituale. Tutte queste funzioni trovano però radicamento e nutrimento nei due livelli visti prima, piuttosto che contrapporvisi, come potremmo essere indotti a pensare. In questa ottica, la «carne» non è contrapposta allo «spirito», ma è il suo principale strumento di crescita. A questo livello il conflitto dell'esistere è superato, c'è un ritorno alla condizione di pace e quiete che precede l'esistere, quindi, nuovamente, la parte sinistra del cervello sarà collegata alla sinistra del corpo e viceversa.

I Midolli (Sui)

髓

Il termine Sui, Midolli, raggruppa a livello fisico ciò che, nella terminologia occidentale, va sotto il nome di midollo bianco spinale, midollo giallo delle ossa e midollo rosso delle ossa spugnose.

Ma, come sempre in MTC, il termine Sui include poi funzioni molto ampie, che trascendono la mera identificazione con un aspetto fisico.

I Sui sono Jing che si è «incarnato» nell'esperienza della vita, rappresentando il tramite e la comunicazione fra Jing e Shen. Jeffrey Yuan, taoista e medico cinese, li definisce «la trasformazione alchemica dell'esperienza umana, attraverso la sua struttura», ove la struttura è rappresentata dalle ossa, con cui i Sui sono in rapporto stretto. Essenzialmente Sui rappresentano la grande via e mezzo di comunicazione, diffusione e collegamento fra il basso (Utero, Jing, pelvi, Terra...) e l'alto (Cervello, Shen, cranio, Cielo...), ma anche fra interno ed esterno, attraverso la diffusione del Sangue, che viene prodotto a livello del midollo osseo. Tutto questo avviene sotto la spinta della VB, che ci consente di esperire le esperienze della vita di relazione. In altri termini, possiamo anche dire che i Sui collegano i tre grandi Dan Dien di cui abbiamo parlato prima. Ricordiamo anche che i Sui fanno parte degli Ye, i Fluidi densi, profondi e nutrienti. Esiste poi un rapporto Yin-Yang, o duro-molle, fra Midollo e Osso: l'Osso, duro ed esterno (Yang), protegge il midollo, molle e interno (Yin), che però lo genera e nutre.

L'Osso (Gu)

L'Osso è in rapporto duro-molle con i Midolli e ha funzioni di sostegno e protezione, non solo del Midollo, ma dell'intero essere umano, di cui rappresenta, in senso lato, la struttura. Mi piace vederlo come la «cristallizzazione dello slancio vitale del Jing» e paragonarlo al diamante, anch'esso uscito dalla Terra. Così come il Jing è emanazione delle energie della Terra, come il diamante, l'Osso è espressione perfetta della materia purificata. Quest'idea dell'Osso come luogo in cui può risiedere Jing purificato di un essere si ritrova, ad esempio, nella tradizione buddhista, in cui, dopo la morte e la cremazione di un santo, alcuni monaci vengono autorizzati a cercare fra le ceneri e si dice vi trovino talvolta delle pietre preziose. Anche nella tradizione cristiana è diffusa la venerazione delle ossa dei santi e in quella taoista si afferma che, al momento della morte, i Po, che offrono resistenza all'idea di abbandonare il corpo, si rifugiano nell'osso nel tentativo di continuare a esistere individualmente e che quindi l'osso possa conservare a lungo «l'impronta del Po individuale».

I Po sono legati al nostro «incarnarci», al nostro prendere forma (non a caso ne esistono sette e il numero sette indica l'incontro fa il Cielo, 3, e la Terra, 4), motivo per cui la solidità delle ossa di un bimbo ci indica che si è ben incarnato. Più in generale, possiamo dire che la solidità e l'elasticità delle ossa sono segno di un buon Jing e di un buon radicamento dei Po.

La solidità delle ossa, come sempre in MTC, non si riferisce solo al livello fisico. In cinese, integrità morale si dice «Gu Qi», cioè Qi delle ossa (non è il *gu* che indica valle e che abbiamo visto per la formazione del Qi alimentare). Questo conferma l'idea che le ossa sono il luogo dove risiede e si custodisce l'essenza profonda di un individuo: di qui l'idea della solidità morale delle ossa e il loro essere ultima sede dell'anima dopo la morte.

Canali sanguigni (Mai)

脉

Fra tutti è il termine più difficile da tradurre, tant'è che diversi sinologi hanno impiegato parole e circonlocuzioni diverse nel tentativo di cogliere tutte le sfaccettature di questo termine che è ricchissimo. I Mai designano le vie di circolazione di Qi e Xue (Soffi e Sangue), ma oltre che la via di scorrimento sono anche la forza che rende possibile questo scorrimento. Questo è quanto compare anche nell'ideogramma in cui si può distinguere una parte che indica le correnti d'acqua e una seconda che rappresenta lo scorrere continuo di tali correnti. Claude Larre, famoso sinologo, ama tradurre Mai con «rete dell'animazione», espressione pregnante, ma un po' complessa; noi preferiamo conservare il termine cinese di Mai o quello di Canale energetico, una volta chiarito che per Mai si intendono tutti i Canali energetici e non solo i dodici principali. Mai sono però molto legati al concetto di Xue (Sangue); ad esempio, il termine Mai designa anche «i polsi», luogo in cui, come vedremo nel capitolo XI, è possibile, attraverso la percezione del battito cardiaco (e cioè della forza e potenza del fluire del sangue) percepire la condizione del Qi e Xue organici. Ecco perché Mai viene tradotto anche come «vasi sanguigni».

I Mai, come Viscere Curioso, presiedono alla trasformazione del Sangue, come condotto che porta Shen al Cervello. Per comprendere questa loro funzione, ricordiamo quanto detto parlando del Cuore, e cioè che le sue istanze sono diffuse mediante il Sangue, che risulta il veicolo di Shen. Sono quindi legati al Qi, ma anche allo Shen e al Cuore.

La Vescica Biliare (Dan)

Della Vescica Biliare abbiamo già parlato nel capitolo degli Zang-Fu. Essa appartiene infatti sia alla categoria dei dodici Zang-Fu sia a quella dei Visceri Straordinari. Le due funzioni sono naturalmente legate fra loro, pur possedendo caratteristiche individuali specifiche. Avevamo già detto che la VB è un Viscere particolare in quanto, a differenza degli altri, non diffonde, ma conserva una sostanza, la bile, che non è di transito, ma viene da lei preziosamente custodita. La Bile, da un punto di vista energetico, non è solo il fluido che, secreto dal fegato, favorisce i processi digestivi, ma la quintessenza delle sette purificazioni che «cibo e acqua», e cioè le sostanze nutritive che prendiamo dalla madre Terra, subiscono nel corpo affinché ne vengano estratti gli aspetti energetici essenziali per la nostra vita. Il termine cinese per Bile è Dan Ye, cioè Ye (fluidi) della Vescica Biliare (Dan). A un altro livello, è della Bile, e quindi della VB, la capacità di assimilare dal mondo esterno anche i fattori psichici, emozionali e relazionali e di purificarli per estrarne la loro essenza vitale che ci consenta la crescita individuale. La Bile diviene pertanto simbolo di vita, non come il Jing che rappresenta la base per la creazione e lo sviluppo della vita, ma come capacità di assimilazione, trasformazione, distillazione e purificazione del mondo in cui, dal momento della nascita fino alla morte, ci troviamo immersi. È simbolo, quindi, della nostra continua capacità di rinnovarci. Nella Bile abbiamo ancora una volta unione di Acqua e Fuoco: Acqua poiché si tratta di un fluido, e tutti i Visceri Straordinari hanno a che fare con il processo di purificazione dei liquidi, e Fuoco poiché è il Fuoco a consentire questo processo di distillazione, che genera un'essenza estremamente pura che circolerà nell'organismo, collegando fra loro i tre Dan Dien e consentendo la crescita spirituale individuale. Acqua, Fuoco e processo di distillazione con il Calore dei fluidi ci fanno venire subito in mente un altro Viscere, per altri versi anch'esso molto particolare, il Triplice Riscaldatore. Non a caso VB e TR sono uniti uno all'altro nel livello energetico Shao Yang, che è associato all'energia Fuoco. Ma VB è Fuoco (Shao Yang) e Vento (Legno), trasmette quindi l'idea di un'energia estremamente potente e mobile e vigorosamente eretta verso l'alto, ecco il simbolo del membro maschile, ecco la sua natura fortemente Yang. Ecco perché si abbina, fra i Visceri Straordinari, la VB all'organo sessuale maschile e l'Utero a quello femminile. Questo parallelo va però letto essenzialmente sul piano simbolico, rappresentando la VB la caratteristica, tipicamente maschile, di sapersi potentemente elevare verso il Cielo. Di qui la verticalità, l'uomo retto (eretto); di qui il concetto di «rettitudine mediana» associato alla VB, intesa come capacità di elevarsi spiritualmente, facendo riferimento a una propria interiore solida centralità. Di qui la VB come padre, in grado di delineare il percorso lungo cui il figlio possa muoversi; il vero padre non è quello che fissa regole minuziose e schemi entro cui ingabbiare il figlio, ma quello che è in grado, essenzialmente attraverso l'esempio, di dargli una direzione di cammino, una meta elevata verso cui il figlio possa dirigersi all'interno del suo prezioso e unico percorso individuale. È questo un senso profondo e interno di pulizia e rettitudine, che non ha nulla a che fare con il fuggire o cautelarsi dall'errore, ma anzi considera l'errore come parte del percorso, errore che non potrà turbarci, poiché conserviamo chiara la percezione della direzione del nostro percorso, «la rettidudine mediana» appunto.

Nello svolgimento di questa funzione, appare chiaro come la VB non possa non essere legata al Cuore, sede della consapevolezza individuale e della capacità di giusto discernimento, legame evidenziato anche dall'abbinamento della VB al sapore amaro e al Fuoco.

La centralità della VB è differente da quella della Milza, che sottende la capacità dell'uomo di mantenersi solidamente radicato in se stesso, di mantenere il suo baricentro fisico ed energetico. La centralità della VB deriva dal fatto che essa si pone nel Dan Dien medio, fra quello inferiore, legato all'Utero, e quello superiore, legato al Cervello. La centralità della VB come Viscere Straordinario esprime quindi la sua capacità di attivare e muovere le energie vitali profonde, relazionandoci con l'esterno e, attraverso questo, consentendoci di evolvere, in un processo di consapevolezza, che può manifestarsi solo mediante la relazione con il mondo esterno. Quando questa capacità viene meno, avremo «sbandamenti»; ecco il legame della VB con vertigini e capogiri.

L'importanza della VB viene evidenziata in più punti dei testi classici, quando trattano degli Zang-Fu. Ad esempio, il *So Wen* (cap. 9), afferma che «la VB comanda gli altri undici Zang-Fu» e al cap. 58 «Tutte le energie hanno la loro importanza, però è la VB che prende l'ultima decisione, poiché regge tutta l'energia che inizia a prodursi», ancora al cap. 47 «Il Fegato è l'ufficiale, ma è sotto il comando della Vescica Biliare».

Possiamo in sintesi dire che la VB esprime, a livello spirituale, la nostra capacità di relazionarci con il mondo, assimilando ciò che questo ci offre e trasformandolo alchemicamente, «distillando» le esperienze della nostra vita per ottenerne gli strumenti che ci consentano di far circolare in noi il Fuoco della nostra crescita individuale. Non è difficile a questo punto rendersi conto di come mai la VB sia così frequentemente coinvolta nei disturbi della nostra vita quotidiana!

Utero (Nu zi bao) 女子胞

In MTC l'Utero indica il profondo centro vitale dell'essere umano, dove hanno luogo la creazione e la continua ricreazione dell'individuo. È legato cioè alla trasmissione della vita e al suo mantenimento a tutti i livelli. Così inteso, l'Utero non esiste solo nella donna, ma anche nell'uomo; è un centro vitale potentissimo, legato a tutte le strutture energetiche che hanno a che fare con la creazione. Infatti l'Utero è:

1. Origine degli otto Canali Straordinari
2. Legato ai Reni e al Jing come fonti della creazione e della vita
3. Legato a Ming Men, fonte di Yin e Yang organici.

Se nel processo di alchimia interna la Vescica Biliare è il Fuoco che alimenta le distillazioni e la diffusione del loro prodotto per la crescita individuale, l'Utero rappresenta il crogiuolo in cui questo processo avviene; non a caso, il termine Dan Dien vuol dire «Campo del Cinabro», cioè luogo in cui si compie la trasmutazione alchemica delle sostanze di base (mercurio e zolfo) per ottenere appunto il cinabro (solfuro di mercurio).

Se abbiamo paragonato la VB al padre e al fluido maschile vitale, possiamo legare l'Utero alla madre e all'ovulo. La loro unione porterà alla «fecondazione» della crescita spirituale dell'individuo, attraverso il processo di comprensione e di assimilazione del Cervello, legato al Dan Dien superiore, che darà nascita a un nuovo essere spirituale. Questa è l'alchimia spirituale della nostra vita individuale, intesa come cammino verso l'autorealizzazione.

L'Utero è detto anche «Palazzo del bambino», per sottolineare il suo legame con mestruo, gravidanza e menopausa, perché è il luogo dove viene accolto «il bambino interiore» che dovrà poi muoversi e crescere nel mondo. L'Utero rappresenta quindi anche la specifica energia che accoglie la vita individuale, rappresenta «l'ingoiare l'amara pillola della vita» (letteralmente, in cinese, la pillola fangosa) e digerirla: accogliere e realizzare il proprio destino. Questo destino l'Utero lo accoglie dando nascita al bambino spirituale che crescerà nelle esperienze della vita, bruciandole con il fuoco della sua consapevolezza.

Poiché l'Utero è associato anche al primo e basilare livello dell'esistenza (mangiare, respirare, evacuare ...) ed è legato all'esperienza delle percezioni sensoriali, risulta anche collegato agli organi di senso, che sono gli strumenti esterni che consentono questa dinamica: naso (respiro), bocca (nutrimento), orecchio (suoni), occhi (vista), pelle (tatto e collegamento con gli oggetti fisici).

IV

I Canali Energetici

Il complesso sistema dei Canali Energetici rappresenta uno degli aspetti più originali della Medicina Tradizionale Cinese. La teoria dei Canali definisce la base del modello fisiologico dell'uomo, che prevede che in ogni individuo esista una fitta rete di canali, «strade» preferenziali, in cui scorre il Qi, l'energia vitale. Nonostante i Canali siano sistemi invisibili, senza un substrato organico, sono dotati di una realtà fisica che possiamo definire «immateriale» o energetica.

I Canali Energetici descrivono simbolicamente la manifestazione vitale di ogni individuo; attraverso di essi il Qi (Energia, Soffio) raggiunge ogni parte del corpo, ogni singola cellula. Essi, inoltre, hanno la funzione di collegare l'uomo, microcosmo, con l'ambiente esterno, macrocosmo.

Riteniamo sia fondamentale, per poter cogliere il reale significato dei Canali, analizzare in modo dettagliato gli ideogrammi che li descrivono. Jing Luo Mai è il termine cinese che indica i Canali Energetici (o Meridiani). Analizziamo gli ideogrammi.

Mai (o Mo) può essere rappresentato da due diversi ideogrammi

脉

In entrambi, la parte sinistra indica «carne», mentre quella di destra evoca l'idea di una corrente d'acqua. Nel complesso l'ideogramma può essere tradotto in vari modi: vaso sanguigno, battito del polso, venature di una foglia, filone che si trova sulla terra, catena montuosa, linea genealogica, serie di argomenti, tutto ciò che è concatenato, una forza che si incatena e che quindi è vincolata. In sintesi Mai indica una forza vettorizzata che conduce la vita; è una traiettoria di energia, ma anche una pulsazione vitale.

Jing 經

L'ideogramma è composto da tre pittogrammi: il disegno a sinistra è il filo di seta o il bozzolo che si svuota; il disegno in alto a destra è qualcosa che scorre e va lungo un filo. Questa parte è comune all'ideogramma di Mai. Il segno in basso a destra è la squadra, simbolo del lavoro, connotazione di regola, di normalità.

L'ideogramma Jing indica qualcosa che è nella norma e che fluisce secondo la direzione nord-sud lungo dei fili: Jing è l'ordito di un tessuto. Altri concetti espressi da questo ideogramma sono: meridiano geografico (in senso nord-sud), regola costante, legge, qualcosa di regolare, costante, ordinario, normale, norma, libro canonico (fondamentale, sacro, libro che definisce la regola), passare attraverso, governare, gestire, regole mestruali.

Il suo valore di norma che decorre secondo l'asse principale e quindi anche lungo l'asse nord-sud, ha indotto i primi traduttori, e in particolare Soulier de Morant, a tradurre Jing con Meridiani, con riferimento ai meridiani geografici. Non riteniamo questo termine felice per il fatto che i meridiani geografici costituiscono linee immaginarie, prive di realtà, mentre i Canali Energetici, pur essendo invisibili all'occhio fisico, sono molto concreti e reali, percepibili a tutti attraverso le loro manifestazioni energetiche.

Luo

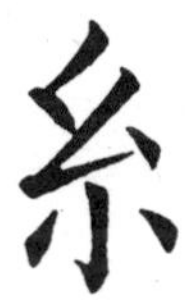

L'ideogramma contiene i significati di: lana non ancora filata, filamenti che avvolgono la polpa di alcuni frutti, ramificazioni dei vasi sanguigni e dei nervi, fili, filare la seta, allacciare, girare intorno, legare, attaccare insieme, legame, busta, rete.

Nel complesso, il termine Luo indica delle ramificazioni che avvengono con un andamento circolare, formando una trama che dall'esterno avvolge e lega insieme. Se quindi Jing indica l'ordito, ecco che Luo è la trama di quel «tessuto» che è l'essere umano come entità energetica. Se Jing indicava l'asse verticale, ecco che Luo ne rappresenta le strutture circolari ramificate che lo avvolgono. Possiamo provare a rappresentare graficamente questi due concetti.

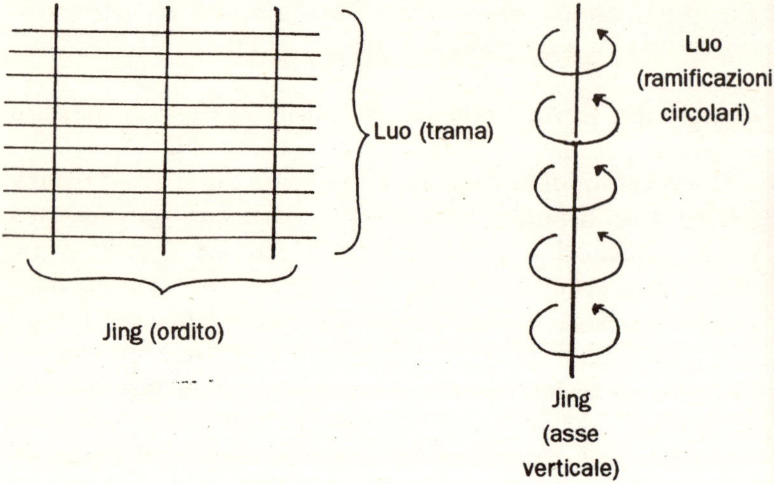

Nel suo complesso, quindi, il termine Jing Luo Mai indica l'insieme delle «correnti energetiche vettorizzate» (nel senso che sono dotate di una propria direzione specifica) che in un «corpo di carne» (in un individuo che ha assunto una forma o si è «incarnato») creano una fitta rete di collegamenti e interscambi interni ed esterni in tutte le direzioni.

Anticamente, i Jing Luo Mai venivano paragonati al sistema di irrigazione della Terra che comprende fiumi, torrenti, canali, laghi e mari: un sistema che consente la comunicazione e il nutrimento su tutta la Terra. I Canali Energetici infatti consentono le comunicazioni e il nutrimento nell'essere umano, veicolando Qi e Sangue, le sostanze fondamentali che consentono la vita post-natale. Nella nostra era dominata dai computer, potremmo anche paragonarli a una sorta di «rete informatica dell'essere umano»!

I Canali Energetici sono suddivisi principalmente in due gruppi:

1) Jing Mai. 2) Luo Mai. Complessivamente esistono 72 Canali: 44 Jing Mai e 28 Luo Mai:

- Mai
  - Jing
    - 12 Jing Mai (Canali Principali)
    - 12 Jing Bie Zheng (Canali Distinti o Divergenti)
    - 12 Jing Jin (Muscoli dei Canali o Canali tendino-muscolari)
    - 8 Qi Jing Ba Mai (Canali Straordinari o Curiosi)
  - Luo
    - 12 Heng Luo (Luo Trasversali)
    - 16 Bie Luo (Luo Longitudinali)

Dei Canali Luo fanno parte anche una serie di canali secondari o capillari (chiamati Sun Luo: i Fu Luo e Xue Luo) che sono in numero pressoché infinito.

Esistono anche i Pi Pu, che non sono veri e propri Canali ma superfici cutanee (Pi = pelle; Pu = territorio) corrispondenti alle sei Energie e costituiscono zone di protezione contro la penetrazione delle energie esterne nel corpo (Vento, Calore, Freddo, Secchezza, Umidità).

Ogni classificazione, per quanto articolata come questa esposta, è una schematizzazione di una realtà complessa, perciò l'intero corpo va visto come un'unità percorsa da innumerevoli linee di energia. Alcuni autori contemporanei hanno introdotto, con riferimento ai Canali, il concetto di «campo energetico» in analogia al campo magnetico.

Un'altra classificazione più semplice, in base alle funzioni che svolgono, suddivide i Canali in altri due grandi gruppi:

1) Canali principali

2) Canali secondari.

Si considerano i dodici Canali Principali come l'impalcatura energetica che sintetizza, coordina e regolarizza, tutte le funzioni vitali dell'organismo.

I Canali Secondari, suddivisi in varie categorie, specificano in modo più particolareggiato le funzioni dipendenti dai Canali Principali; ogni gruppo di secondari veicola alcune attività fondamentali riassunte globalmente dai Canali Principali. Inoltre tutti i Canali Secondari hanno un'azione generale di difesa dell'organismo dalla penetrazione delle Xie (energie patogene prevaricanti esterne). Questa classificazione però, a nostro avviso, è fuorviante, in quanto il termine secondario fa pensare a qualcosa di meno importante o essenziale di ciò che è principale, mentre, in realtà, molti dei Canali classificati come secondari (ad esempio gli otto Straordinari o i dodici Distinti) sono importanti quanto e più di quelli Principali.

CANALI PRINCIPALI (JING MAI)

La definizione cinese di Jing Mai esprime il concetto dei Canali Principali; dove Jing rappresenta i limiti costituiti dalle due rive di un fiume, o da due fianchi di una montagna tra i quali scorre un ruscello (Mai) verso una direzione precisa. La metafora dell'acqua è molto puntuale nell'esprimere il dinamismo dei flussi energetici del corpo. Ricordiamo che la ricchezza della Cina si basava, fin dai tempi più remoti, sull'abilità di irrigazione dei campi per la coltivazione.

Il Canale Principale è il luogo di risonanza di tutti i fenomeni che avvengono nel nostro organismo; governa un organo, un viscere, un sistema anatomico, un livello energetico.

Denominazione dei Canali Principali

I Canali Principali sono complessivamente dodici, suddivisi, in base al tragitto superficiale nelle varie zone del corpo, in sei Canali di tipo Yin che circolano nelle zone Yin e in sei Canali di tipo Yang che circolano nelle zone Yang.

- *Tragitti Yin:* zona ventrale e interna del corpo, parte interna delle braccia e gambe.
- *Tragitti Yang:* zona dorsale ed esterna del corpo, parte esterna delle braccia e gambe.

Un'ulteriore suddivisione riguarda l'alto e il basso: così i Canali che arrivano o partono dal piede sono denominati *zu* (piede), quelli invece che arrivano o partono dalla mano sono denominati *shou* (mano). Avremo quindi Canali Yin e Yang di mano e di piede.

Shou Yin	=	3 Yin di mano
Shou Yang	=	3 Yang di mano
Zu Yin	=	3 Yin di piede
Zu Yang	=	3 Yang di piede

Nei Canali, il flusso energetico è legato al rapporto fra Cielo e Terra. Il Cielo è Yang, la Terra è Yin e tra di loro avvengono degli scambi. Se non esistesse questo rapporto, il Cielo se ne andrebbe da una parte e la Terra dall'altra, in base alla legge fondamentale che governa lo Yin-Yang, per cui se un polo non è trattenuto dal suo opposto, fugge verso il suo omologo. Così tra il Cielo e la Terra esiste un rapporto continuo, ed è grazie a questo che è possibile la manifestazione, di cui l'uomo fa parte. In questa situazione l'uomo è posto come intermediario, messaggero, tra il Cielo e la Terra. Allo stesso tempo, l'uomo è anche il prodotto, il figlio del Cielo (Yang, Padre Primordiale) e della Terra (Yin, Madre Primordiale), intesi come agenti vitali. In virtù di queste considerazioni e in base alle analogie tra micro e macrocosmo, notiamo che in ogni individuo la testa è una zona del corpo che tende verso il Cielo (ed è tonda come il Cielo), mentre i piedi poggiano sulla Terra (e, uniti, sono quadrati come la Terra); la testa è nello Yang e i piedi sono nello Yin. Quindi, come il Cielo comunica con la Terra che gli risponde, così lo Yang scende in basso e lo Yin sale verso l'alto. Ciò permette di determinare il verso della circolazione dei Canali Principali.

In MTC l'uomo è sempre orientato verso sud con le braccia sollevate, in questo modo i Canali Yang delle braccia «scendono» dalle dita alla testa e gli Yang delle gambe scendono dalla testa ai piedi. Gli Yin delle braccia salgono dal torace alle dita delle mani e gli yin delle gambe salgono dai piedi al torace, per cui abbiamo che:

I c. Yin vanno dal tronco alle estremità o viceversa, i c. Yang vanno dalle estremità alla testa o viceversa, ed in particolare:

I 3 c. Yin dell'alto decorrono dal tronco alle mani

I 3 c. Yang dell'alto decorrono dalle mani alla testa

I 3 c. Yang del basso decorrono dalla testa ai piedi

I 3 Yin del basso decorrono dai piedi al tronco.

Questo schema di circolazione energetica, che sembra essere estremamente complicato a parole, è molto semplice quando sia reso visivamente, come nella Fig. 9.

Dalla Fig. 9 emergono alcune considerazioni:

1. Notiamo come i Canali Yin si incontrano al torace (che è zona molto Yin); mentre i Canali Yang alla testa. La testa è una zona più Yang rispetto al torace in quanto è più vicina al Cielo: a livello della testa non ci sono traiettorie Yin, salvo alcune eccezioni che vedremo più avanti.

2. Tutti i Canali, e questo varrà per tutti i Canali, anche quelli secondari, hanno un decorso simmetrico a destra e sinistra.

3. Ognuno di questi dodici Canali ha origine in profondità in uno degli Organi o Visceri per poi portarsi in superficie e scorrere lungo tutto il corpo. Per tale motivo al nome del Canale viene aggiunto quello dell'Organo o Viscere da cui ha origine. Ad esempio lo Zu Tae Yang ha inizio nel Viscere Vescica e potremo quindi riferirci a esso chiamandolo sia Zu Tae Yang, sia Canale di Vescica. In questo modo veniamo ad avere dodici Organi o Visceri e

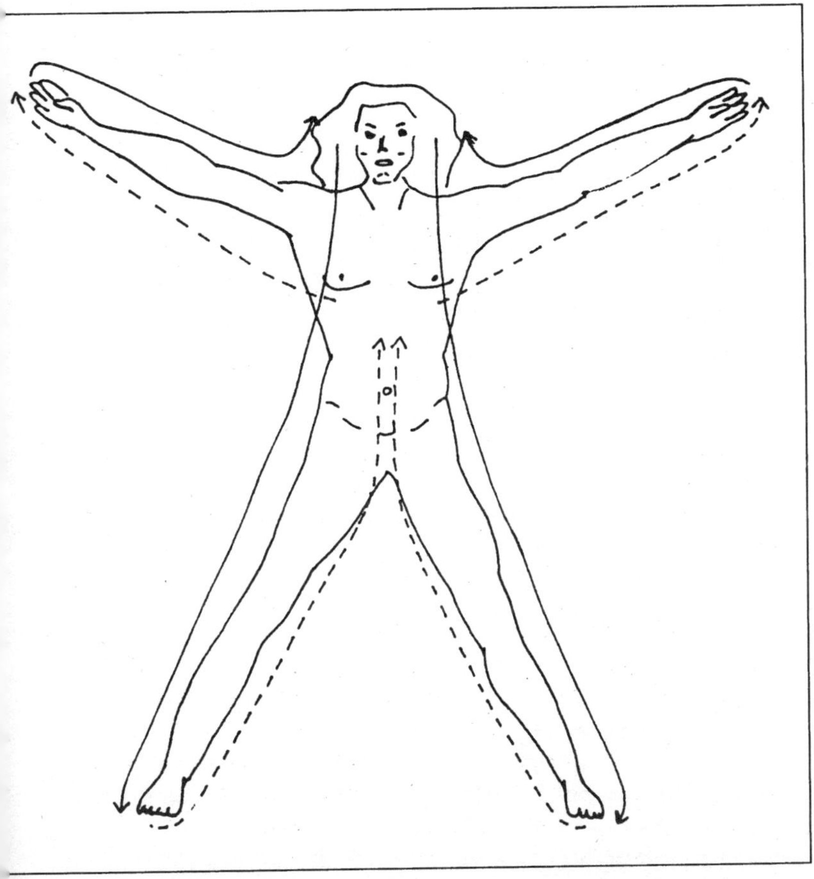

Fig. 9

dodici Canali Energetici che sono a essi accoppiati in modo biunivoco. I Canali Energetici rappresentano quindi il collegamento fra profondità e superficie; essendo in superficie si può agire su di loro dall'esterno, ma, essendo collegati con la profondità, il loro trattamento va a stimolare l'Energia individuale anche a livello di Organi e Visceri. In questo modo, attraverso delle stimolazioni superficiali siamo in grado di operare un riequilibrio globale della persona.

4. I Canali che hanno origine dai Visceri (Yang) sono considerati Yang, mentre quelli che partono dagli Organi (Yin) sono classificati come Yin; avremo quindi sei Canali Yang e sei Canali Yin. I Canali Yang decorrono nelle zone Yang del corpo (testa e viso, schiena, zona esterna delle braccia e delle gambe), mentre quelli Yin decorrono nelle parti Yin (addome e torace, zona interna di braccia e gambe).

5. La testa e il viso sono luogo di unione di un c. Yang con un altro c. Yang e sono pertanto considerate zone molto Yang, mentre il tronco, luogo di unione di un c. Yin con un altro c. Yin, è zona molto Yin.

6. Le estremità (mani e piedi) sono luogo di unione di un c. Yang con uno Yin e sono pertanto zone di bilanciamento fra le Energie Yin e quelle Yang.

7. I Canali sono accoppiati in base al Movimento di appartenenza dei rispettivi Organi e Visceri, infatti abbiamo: c. del Polmone seguito dal c. dell'Intestino Crasso (Movimento Metallo) e poi c. dello Stomaco seguito dal c. della Milza (Movimento Terra), c. del Cuore e c. dell'Intestino Tenue (Fuoco), c. della Vescica e c. dei Reni (Acqua), c. del Ministro del Cuore e c. del Triplice Riscaldatore (Fuoco), c. della Vescica Biliare e c. del Fegato (Legno). Si veda la tabella del cap. V che riunisce le correlazioni fra Organi e Visceri, cinque Movimenti, Canali Energetici ed Energie Cosmiche.

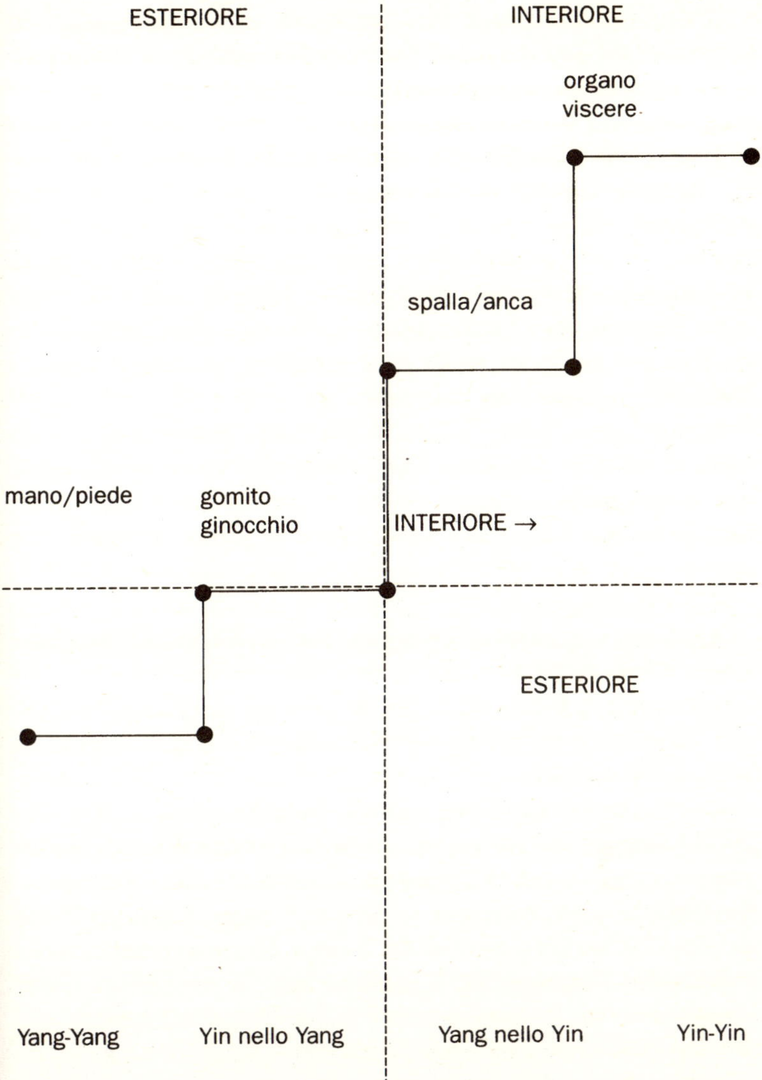

Fig. 10 – Rappresentazione grafica del decorso di un meridiano.

Il tragitto dei Canali Principali, che abbiamo appena descritto in linea di massima, può essere suddiviso in due parti:

1) Tragitto profondo (Yin)

2) Tragitto superficiale (Yang).

Il tragitto superficiale, come indica il nome, interessa appunto la superficie del corpo, collegando fra loro braccia, gambe, testa e tronco, ed è quello normalmente riportato in tutte le mappe dei Canali Energetici disponibili in commercio. Il tragitto profondo, che pure talvolta viene riportato con linee tratteggiate sulle mappe, collega invece fra loro le varie parti della profondità del tronco (Organi e Visceri), e queste con la superficie.

Il segmento superficiale, Yang, può essere a sua volta distinto in una porzione Yang-Yang, che va dalle estremità del corpo all'articolazione del gomito o del ginocchio, e una porzione Yin nello Yang, che dal gomito o dal ginocchio si porta fino all'entrata del tronco (articolazione della spalla e dell'anca).

Anche il segmento profondo, Yin, è distinto in una porzione Yang nello Yin, che irriga i tessuti e i Visceri (o gli Organi) attraversati dal Canale, e una porzione Yin-Yin, che rappresenta l'unione del Canale con il suo organo (o viscere) accoppiato.

Questa suddivisione in tragitto superficiale e profondo è di fondamentale importanza. Mentre infatti il segmento superficiale va ad influenzare l'epidermide, il derma, i muscoli, le articolazioni e le ossa che incontra lungo il suo decorso, il tragitto profondo è deputato essenzialmente a distribuire l'energia ed il sangue agli organi ed ai visceri che attraversa, influenzandone il loro funzionamento.

La denominazione energetica dei Canali, oltre ai termini Yin e Yang, Shou e Zu fa uso anche dei termini Tai, Shao, Jue e Ming.

Sono termini adoperati sia per lo Yin che per lo Yang; Jue solo per lo Yin (Jue Yin), Ming solo per lo Yang (Yang Ming):

Per cui avremo:

Tai → Tai Yin
Tai → Tai Yang

Shao → Shao Yin
Shao → Shao Yang

Jue → Jue Yin
Ming → Yang Ming

Le espressioni Tai Yang, Tai Yin, Shao Yang e Shao Yin non sono utilizzate solo in MTC, ma compaiono anche in altri domini della cultura cinese; invece Jue Yin e Yang Ming sono termini più specifici della medicina.

Vediamo il senso degli ideogrammi che definiscono Tai, Shao, Jue e Ming.

Tai 太

Si parte dall'ideogramma di uomo (che ha due gambe):

Ren 人

Aggiungendovi un tratto nella parte alta si ha un segno che indica «grande» (uomo con le braccia aperte). Tai ha in sé la nozione di qualcosa che è grande, supremo, adulto e pertanto:

- Tai Yang indica lo Yang supremo, massimo
- Tai Yin indica lo Yin supremo, grande.

Shao

少

Significa piccolo, minimo, giovane, e pertanto:

- Shao Yang = giovane, piccolo Yang.
- Shao Yin = giovane, piccolo Yin.

Jue

厥

È un termine difficile da tradurre. Può significare: svenire, soffocare, qualcosa (il soffio) che arriva al suo termine, qualcosa che giunge alla fine; può riferirsi alla terza persona (lui o lei), ciò che è lontano, all'estremità. Jue è stato spesso tradotto come «Yin estremo», ma è preferibile conservare l'espressione Jue Yin per lasciare a Jue tutto il suo complesso significato. A nostro avviso il termine che meglio rende il suo significato, nell'ambito della MTC, è quello di «compimento dello Yin». Indica lo Yin che giunge al suo termine, ma questo termine è anche il compimento e la realizzazione. Indica la fine (di un ciclo vecchio) e nel contempo l'inizio (del ciclo nuovo)

Ming

明

Ha un ideogramma molto interessante, che è composto

da due parti: la parte sinistra rappresenta il Sole, la parte destra la Luna. Nel complesso denota l'idea di luce, non è però la piena luce solare, tant'è che nell'ideogramma è presente anche il concetto di luna.

Il termine Yang Ming è stato tradotto con «Yang luminoso», e possiamo immaginarlo come simbolo della luce sia Yang sia Yin, o meglio ancora della luce dello Yang che diviene Yin. Questa luminosità è stata paragonata dai Cinesi alla luce che si produce quando un pezzo di legno finisce di bruciare: Yang Ming è la fine dello Yang; così come Jue Yin rappresenta la fine dello Yin. La fine dello Yin è la fine e compimento della vita, è la fine per l'avvio di un nuovo ciclo, la fine dello Yang invece è luce, ma una luce profonda che penetra nello Yin per illuminarlo. Ecco che lo Yang Ming è lo Yang che entra nello Yin.

I termini Tai e Shao non sono adoperati solo in medicina; si possono ad esempio utilizzare per classificare le quattro stagioni. Così l'estate è la stagione più Yang, il grande Yang (Tai Yang), l'inverno sarà il grande Yin (Tai Yin), la primavera sarà il giovane Yang (Shao Yang) e l'autunno il giovane Yin (Shao Yin).

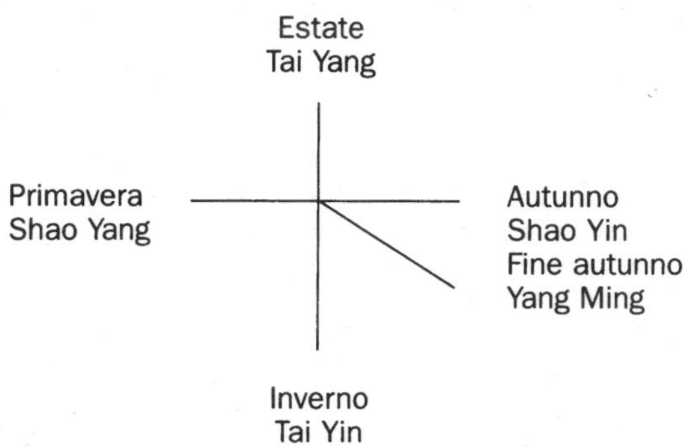

Lo schema precedente consente di definire quattro stati dello Yin e dello Yang in base alle stagioni. In questa situazione, la fine dell'autunno corrisponde allo Yang Ming, fine dello Yang, in quanto la fine dell'autunno rappresenta il periodo in cui lo Yang dà le sue ultime fiammate prima di cedere il passo all'inverno. Non si può affermare che l'autunno sia più Yang dell'estate, ma è in autunno che si manifestano i colori più Yang (rosso, giallo), come fossero l'ultima fiammata prima dell'inverno.

Allo stesso modo, quando un uomo muore, per malattia o per vecchiaia, poco prima di morire, nel giorno o nelle ore che precedono la morte, si ha un miglioramento significativo, cui segue il decesso: anche questo fa pensare alla «fiammata dello Yang» di cui si è detto, ovvero alla fine dello Yang, lo Yang Ming.

Tutto questo si riflette sul percorso del canale Yang Ming, in quanto interessa la zona ventrale del corpo, quindi una parte Yin e ciò è in contraddizione con la regola, che è stata precedentemente enunciata, per cui i canali Yang decorrono nelle zone Yang e i canali Yin nelle zone Yin. In effetti, il decorso del canale Yang Ming rappresenta un'eccezione che alcuni interpretano considerando che l'uomo orientato (sempre nella tradizione cinese l'uomo guarda verso il sud) riceve la prima luce nella parte ventrale del corpo. Si può anche pensare che Yang Ming sia la risonanza dello Yang posta nella zona del corpo rivolta verso la luce.

Altri sottolineano che lo Yang è esteriore e avvolge però tutto il corpo. Così come le costole partono da dietro, ma avvolgono il torace fino allo sterno, così lo Yang al massimo (Tai Yang) è dietro, il piccolo Yang (Shao Yang) è ai fianchi e lo Yang luminoso (Yang Ming, la fine dello Yang) è davanti e in superficie, mentre all'interno troveremo poi lo Yin.

Per quanto riguarda lo Jue Yin, che non compare in questo schema, potremmo considerarlo come la chiusura dell'intero ciclo per l'avvio del nuovo.

Riassumendo, abbiamo visto che ci sono Canali a carattere Yin e Canali a carattere Yang; per distinguerli si utilizzano le espressioni:

TAI YANG	TAI YIN
SHAO YANG	SHAO YIN
YANG MING	JUE YIN

Queste espressioni, tre per lo Yin e tre per lo Yang, designano quelli che sono chiamati i Grandi Canali. I Grandi Canali descrivono nell'organismo sei assi (o livelli), che decorrono lungo tutto il corpo e i quattro arti in particolare, ognuno comprendendo un Canale del piede (Zu) e uno della mano (Shou). Così avremo, per esempio, che l'asse Tai Yin comprende lo Zu Tai yin (Tai Yin del piede) e lo Shou Tai Yin (Tai Yin della mano).

Per ognuno di questi Grandi Canali è descritta una funzione energetica specifica:

- Tai Yang e Tai Yin → hanno la funzione di «apertura»
- Shao Yang e Shao Yin → hanno la funzione di «cerniera»
- Yang Ming e Jue Yin → hanno la funzione di «chiusura».

Tai Yang ha la funzione di apertura in quanto espande l'energia del corpo in alto e versa tutta la sua energia sulla superficie del corpo: Tai Yang è legato alla superficie del corpo perché è il più Yang (lo Yang è esterno, quindi il più esterno è il grande Yang, Tai Yang).

La funzione di apertura di Tai Yin è più difficile da comprendere. Lo Yin è profondità e quindi il Tae Yin, lo Yin più grande, essendo appunto grande, che è un connotato Yang, sarà lo Yin che va verso lo Yang. Di qui la sua funzione di apertura (verso lo Yang).

Le funzioni di cerniera e di chiusura sono legate alla modalità di circolazione del Qi, che cambia direzione, circolando sia verso l'interno sia verso l'esterno. Shao rappresenta quindi la risonanza energetica che permette lo scambio tra i vari livelli. La funzione di chiusura, espressa dalle risonanze Yang Ming e Jue Yin, invece descrive un movimento del Qi, che dalla superficie si raccoglie e si chiude in profondità. Per lo Yang Ming chiudersi in profondità vorrà dire entrare nello Yin, mentre per lo Jue Yin, essendo lo Yin già la profondità, vorrà dire compimento, completamento di questo movimento verso il profondo (lo Yin), per il riavvio del ciclo verso lo Yang.

Possiamo allora classificare i dodici Canali appena visti secondo questo schema:

- Nella zona esterna (Yang) del braccio circolano i tre Canali Yang della mano (Shou): Shou Tai Yang, Shou Shao Yang, Shou Yang Ming
- Nella zona interna (Yin) del braccio circolano i tre Canali Yin della mano (Shou): Shou Tai Yin, Shou Shao Yin, Shou Jue Yin
- Sulla faccia esterna e posteriore (Yang) della coscia circolano i tre Canali Yang del piede (Zu): Zu Tai Yang, Zu Shao Yang, Zu Yang Ming (quest'ultimo fa eccezione in quanto circola nella faccia anteriore della coscia)
- Sulla faccia interna e anteriore (Yin) della coscia circolano i tre Canali Yin del piede (Zu): Zu Tai Yin, Zu Shao Yin, Zu Jue Yin.

Vengono in questo modo denominati in senso energetico i dodici Canali Principali, ed è importante conoscerne i termini in cinese, non solo perché in questo modo è più facile risalire ai vari tragitti, ma anche perché ogni risonanza energetica ha delle particolarità. Solitamente, in Occidente, è invalsa l'abitudine di nominare i Canali solo con il termine che li collega ai rispettivi Zang-Fu (ad esempio, Canale di Polmone), ma così facendo si perde la possibilità di cogliere i significati che derivano loro dall'abbinamento con il corrispettivo livello energetico (nel caso visto prima, Tae Yin della mano o Shou Tae Yin).

Circolazione del Qi nei Jing Mai

I diversi Canali sono collegati tra loro attraverso una comunicazione alto-basso e anche interiore-esteriore e viceversa; così che possiamo intendere l'intero sistema dei Jing Mai (Canali Principali) come un unico meccanismo costituito da più segmenti.

Alcuni autori parlano di un unico Canale, di un solo tragitto continuo che, con andamento circolare, si suddivide in varie porzioni.

Mentre in Occidente abbiamo una tradizione che si basa su uno sviluppo lineare del tempo, per i Cinesi esiste uno sviluppo circolare degli eventi, per cui dopo una fine c'è un nuovo inizio. Si pone l'accento su una nozione di continuità che è propria di una cognizione ciclica del tempo.

Questo è riflesso nella modalità di circolazione del Qi nei Canali Principali, che ha un andamento ciclico con inizio e termine nella regione toracica.

Il Qi dal Triplice Riscaldatore Medio si distribuisce al torace, e da qui, attraverso gli Yin delle braccia, giunge agli arti superiori, da dove risale lungo gli Yang delle braccia per arrivare alla testa, scende poi lungo il corpo fino alle estremità inferiori seguendo gli Yang delle gambe, e infine, attraverso gli Yin delle gambe, risale la parte interna delle gambe e delle cosce fino al torace, dove il circolo termina per poi ricominciare.

I cicli iniziano e finiscono al petto, perché è dalla zona del petto che si distribuisce il Qi. A livello del petto avvengono infatti gli scambi respiratori: nel petto risiede il Cuore, che fa circolare il sangue e imprime il ritmo (ritmo cardiaco); nel petto risiede il Polmone che, in MTC, fa circolare il Qi (il Soffio) e gli impartisce il ritmo. Il petto è, quindi, la zona del corpo dove è impresso il ritmo e viene messa in movimento la circolazione dell'energia vitale.

La circolazione che avviene a livello dei Canali Principali è legata al concetto di «circolazione della vita» ovvero della vitalità.

I testi classici affermano che l'energia nei Canali Principali ha un suo massimo e un minimo energetico nell'arco delle 24 ore della giornata (12 ore secondo i Cinesi), una sorta di marea energetica che percorre i dodici Canali Principali secondo una sequenza temporale precisa.

Possiamo così vedere che si parte da uno Yin delle braccia (Shou Tae Yin, Polmone) per passare a uno Yang delle braccia (Shou Yang Ming, Intestino Crasso), proseguire con uno Yang delle gambe (Zu Yang Ming, Stomaco) e terminare con uno Yin delle gambe (Zu Tae Yin, Milza). È così completato un ciclo che porta l'energia in tutte le zone del corpo. A questo punto l'energia è di nuovo al centro del petto, da dove parte un secondo e poi un terzo ciclo di altri quattro canali ciascuno, che si conclude appunto con lo Jue Yin, lo Yin che conclude e compie. Possiamo riassumere il tutto secondo questo schema.

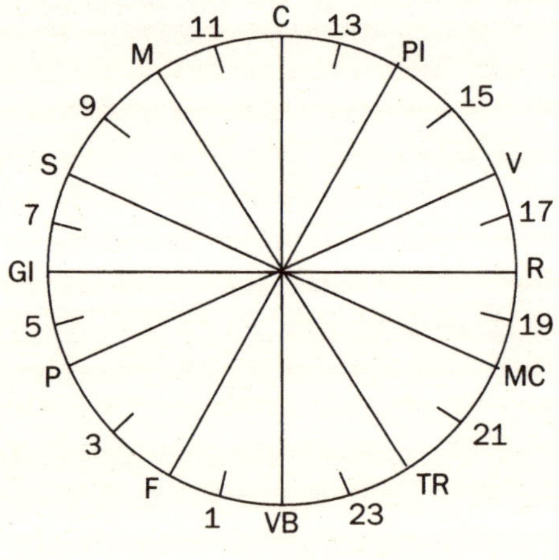

Dal Triplice Riscaldatore Medio:
dalle tre alle cinque Shou Tai Yin (Polmone)
dalle cinque alle sette Shou Yang Ming (Grosso Intestino)

dalle sette alle nove Zu Yang Ming (Stomaco)
dalle nove alle undici Zu Tai Yin (Milza)
dalle undici alle tredici Shou Shao Yin (Cuore)
dalle tredici alle quindici Shou Tai Yang (Piccolo Intestino)
dalle quindici alle diciassette Zu Tai Yang (Vescica)
dalle diciassette alle diciannove Zu Shao Yin (Rene)
dalle diciannove alle ventuno Shou Jue Yin (Ministro del Cuore)
dalle ventuno alle ventitré Shou Shao Yang (Triplice Riscaldatore)
dalle ventitré alla una Zu Shao Yang (Vescica Biliare)
dalla una alle tre Zu Jue Yin (Fegato).

Quando abbiamo parlato dei percorsi generali dei Canali, abbiamo affermato che non vi sono percorsi dei Canali Yin che interessano la testa. In realtà vi sono due eccezioni a questa regola: il Canale Zu Jue Yin (Canale di Fegato) e il canale Shou Shao Yin (Canale di Cuore), che hanno entrambi un ramo profondo che sale fino alla testa.

Lo Zu Jue Yin (Canale di Fegato) ha un ramo che sale lungo il collo, passa per gli occhi e termina alla sommità della testa. Ciò si può comprendere ricordando che il termine Jue ha il significato di svenimento, estremità: la risonanza Zu Jue Yin (Canale di Fegato) rappresenta lo Yin che giunge al suo estremo, non può andare più lontano di così.

Anche la risonanza Shou Shao Yin (Canale di Cuore) ha un ramo che giunge fino al viso e tocca l'occhio. L'interpretazione di questo percorso considera che il Cuore rappresenta nell'uomo il sole ed è legato a una nozione di luce. Il canale che gli è pertinente (Shou Shao Yin) specifica questa nozione di luce, anche per il legame con l'occhio, che in MTC, è ritenuto possedere una sua luce (anche nella nostra cultura si parla di «luce degli occhi»), che è quella a cui si fa riferimento quando si parla della «luminosità dello Shen».

La circolazione dei Canali segue, quindi, un ciclo ben preciso nell'arco della giornata, andando a interessare, in modo particolare, un Canale ogni due ore (le ore sono ventiquattro nella giornata e i Canali sono dodici).

Il ciclo inizia con il Canale Shou Tai Yin (Polmone) alle tre del mattino che quindi avrà un massimo di attività in questo orario, fra le cinque e le sette l'energia sarà maggiormente concentrata a livelli del Canale Shou Yang Ming (Grosso Intestino), e così fino allo Zu Jue Yin (Fegato) dall'una alle tre di notte.

Secondo il maestro Jeffrey Yuan, questa sequenza temporale rappresenta la metafora della vita. Essa inizia con la respirazione (Polmone), a cui segue la digestione (Milza), poi sorge la possibilità di sognare (Cuore e vita inconscia notturna) e la possibilità di riprodursi (Reni). Il Ministro del Cuore ci protegge e ci permette di vedere le cose che ci urtano. Il Fegato infine fa in modo che possiamo mettere a fuoco ciò che desideriamo (il Fegato controlla il flusso armonico dell'energia e ha la funzione di eliminare ciò che ci potrebbe danneggiare).

Il senso simbolico del flusso energetico delle ventiquattro ore considera i Canali Principali come delle «mappe stradali dell'esistenza». Il ciclo delle ventiquattro ore specifica le tre condizioni fondamentali della vita:

1) Sopravvivenza (respirare, mangiare, dormire)
2) Interazione (conquista, ricerca)
3) Differenziazione (osservare, giudicare).

La teoria delle maree energetiche sollecita anche altre riflessioni interessanti. Le tre del mattino, ad esempio, è l'ora della preghiera in varie religioni, ma è anche l'ora in cui ha inizio il ciclo energetico nel corpo umano. L'ora del canale Shou Shao Yin (Cuore) è dalle undici alle tredici, ovvero mezzodì, il momento in cui il sole culmina; ritroviamo qui la corrispondenza tra il Cuore e il Sole.

Ma la conoscenza delle maree energetiche è importante anche perché, in alcuni casi, le malattie insorgono o si aggravano in un orario particolare e allora la conoscenza delle ore di massimo energetico può indirizzarci verso un canale in particolare.

Un'altra relazione importante che lega fra loro a coppie i dodici Canali Principali è quella di tipo «opposizione», detta «mezzogiorno-mezzanotte». In questo contesto, ad esempio, si considera che il massimo energetico per il Canale Zu Tai Yang (Vescica) è tra le ore 15 e le 17, in opposizione all'origine del ciclo che è tra le tre e le cinque e interessa il canale Shou Tai Yin (Polmone); ma la Vescica è legata all'elemento Acqua che è considerato come l'origine della vita in generale: abbiamo quindi da un lato l'origine-Acqua (origine del Cielo Anteriore), e dall'altra, in opposizione, l'origine del ciclo energetico-Metallo (origine del Cielo Posteriore). Ancora, il Canale Zu Shao Yang (Vescica Biliare) è in relazione mezzogiorno-mezzanotte con il Canale Shou Shao Yin (Cuore). In MTC, il Cuore è considerato al centro dell'uomo, ma anche la Vescica Biliare ha una connotazione di centralità, perché, governando le scelte e quindi l'agire, stabilisce il ritmo del corpo.

Le relazioni mezzogiorno-mezzanotte sono utilizzate in alcune tecniche particolari conosciute fin dai tempi più remoti.

Energia e Sangue e Canali Principali. Nei Canali Principali scorre soprattutto energia Ying (o Rong), energia nutritiva, qualitativamente contrapposta all'energia Wei, che ha funzione difensiva e circola principalmente, come vedremo fra poco, nei Canali Tendino Muscolari. Nel cap. 24 del SW («Il Sangue e il Soffio, le forme fisiche e il pensiero») si tratta dei rapporti dei Soffi (Energia) e del Sangue nei sei (dodici) Canali, e si afferma che:

Il Tae Yang	contiene più Sangue che Energia
Lo Shao Yang	contiene più Energia che Sangue
Lo Yang Ming	contiene molto Sangue e molta Energia
Il Tae Yin	contiene più Energia che Sangue
Lo Jue Yin	contiene più Sangue che Energia
Lo Shao Yin	contiene più Energia che Sangue.

Questo capitolo vuole indicare che nessuna realtà è assoluta. Per cui, anche se è vero che nei canali circola molta Energia, sarà comunque presente una quota di Sangue, che varierà poi da canale a canale; come pure, a livello dei vasi sanguigni, circola principalmente Sangue (Xue), ma anche una certa quota di Qi. Se analizziamo in senso dialettico i dodici Jing Mai, in base alla quantità di Energia e Sangue di ognuno, possiamo considerare che due canali hanno più Sangue che Energia: Tai Yang e Jue Yin; nello Yang Ming circola tanta Energia quanto Sangue, a livello dello Shao Yang, Shao Yin e Tai Yin circola più Energia che Sangue. Tenendo a mente che il Sangue rappresenta la «forma», il corpo fisico, mentre l'Energia costituisce l'animazione, il dinamismo di questa forma, possiamo considerare il rapporto fra Energia e Sangue come una descrizione delle diverse proporzioni di questi due aspetti nel funzionamento di ogni singolo canale.

Relazioni fra Canali, Organi, Visceri e strutture anatomiche

Le funzioni svolte dai diversi canali sono possibili perché si realizza una comunicazione alto-basso e interiore-esteriore, oltre che attraverso legami sia tra i vari Canali in superficie e in profondità, sia tra i Canali e gli Organi e i Visceri. Le relazioni principali sono:

- Legami profondi con gli Organi e il Visceri (legame Yin-Yang).
- Legami superficiali termino-terminali tra la fine di un Canale e il Canale successivo (legame Yin-Yang a polarità differente).
- Legami profondi dei canali tra loro, attraverso la relazione Biao-Li a polarità uguale.

Sappiamo già come ogni Organo o Viscere sia legato a

un Canale energetico specifico, legame che è evidenziato anche dal decorso profondo del Canale. Per quanto concerne però i Canali Yang, il *Ling Shu* evidenzia anche un altro tipo di relazione che collega il Canale Yang a una specifica struttura anatomico-energetica. Le corrispondenze sono le seguenti:

Zu Tai Yang	Vescica	governa	I muscoli
Zu Shao Yang	Vescica Biliare	governa	Le ossa
Zu Yang Ming	Stomaco	governa	Il sangue
Shou Tai Yang	Int. Tenue	governa	I liquidi Ye
Shou Shao Yang	Triplice Risc.	governa	Il soffio e il sudore
Shou Yang Ming	Int. Crasso	governa	I liquidi Jin

Per quanto riguarda il canale Shou Shao Yang (TR), alcuni testi affermano che governa il Qi, altri, invece, la sudorazione. Il fatto che governi il Qi non ci sorprende, poiché sappiamo che il Triplice Riscaldatore, funzione collegata alla risonanza Shou Shao Yang, ha una parte importante nell'elaborazione del Qi.

Se consideriamo, invece, il canale Zu Tai Yang e lo Zu Shao Yang abbiamo persino un'apparente contraddizione, in quanto, nel sistema di corrispondenze dei cinque Movimenti, la Vescica è legata all'Acqua e l'Acqua è legata alle ossa, mentre la Vescica Biliare è in relazione con il Legno e al Legno corrispondono i muscoli. In questo contesto notiamo, invece, che il canale Zu Tai yang è legato alla Vescica e governa i muscoli, mentre il canale Zu Shao Yang è in relazione con la Vescica Biliare e governa le ossa.

Anche in questo caso è importante chiarire di cosa si parla e il punto di vista dal quale si osserva un fenomeno. Se ci riferiamo alle corrispondenze dei cinque Movimenti, sappiamo che il Movimento Legno corrisponde alla primavera, quindi alla vita che si manifesta; nel corpo umano ciò che simbolizza in modo puntuale questo movimento sono i muscoli, in quanto permettono di «tendere verso qualcosa» e di mettere in movimento il corpo, così come la primavera rappresenta la messa in movimento dell'anno. Se è alterato il Movimento Legno nell'uomo si manifesteranno disturbi muscolari (crampi).

L'Acqua, nei cinque Movimenti, fa riferimento alla coerenza, alla profondità. La profondità simboleggia il luogo nel quale ci si rigenera, che spesso è paragonato alla morte. Ciò che rimane oltre l'oscurità, l'inverno, la morte, sono le ossa.

Le ossa, per i Cinesi, sono il simbolo dell'immortalità; ma anche il simbolo della strutturazione potente dell'uomo. Quindi se consideriamo l'osso rispetto ai cinque Movimenti soffermiamo la nostra attenzione sulle caratteristiche dell'osso-Acqua e ci riferiamo alla strutturazione profonda dell'individuo.

Quando invece consideriamo la relazione tra canale Zu Tai Yang, Vescica e muscoli poniamo l'accento sulla solidità posturale del corpo. Il canale Zu Tai Yang irriga, lungo il suo decorso, la catena posteriore dei muscoli del dorso e degli arti inferiori, così da permettere la stazione eretta dando solidità a queste catene muscolari. Quindi, Zu Tai Yang corrisponde ai muscoli, quando consideriamo il muscolo come la struttura solida che sorregge il corpo; mentre, riferito ai Cinque Movimenti, il muscolo, che è inteso come forza dinamica propulsiva, si relaziona con il Movimento Legno.

Muscoli → Sostegno → Tai Yang (tensione di sostegno)
Muscoli → Motricità → Shao Yang (Legno, messa in m.)

Analogamente, la risonanza Shao Yang è considerata come un asse, un perno, una cerniera. Così, ad esempio, l'albero della vela può tenersi dritto perché presenta un'articolazione alla base; la risonanza Shao Yang rappresenta questa cerniera. Quando l'asse Shao Yang è alterato si afferma che le articolazioni sono come spezzate, non funzionano, e che l'uomo non può più stare in piedi. È in questo senso che il livello Shao Yang è legato alle ossa e allo scheletro. Anche l'asse Tai Yang, quando è considerato in relazione ai cinque Movimenti, e quindi all'Acqua, è collegato alle ossa; ma in questo contesto è posto l'accento sulla nozione di forza, perennità propria della struttura scheletrica.

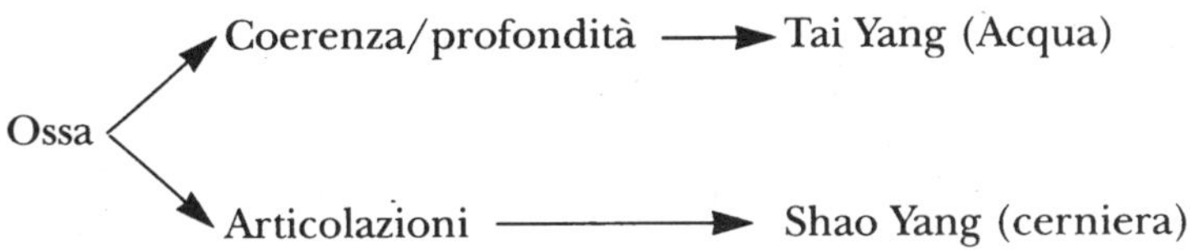

I legami tra i Canali e gli Zang-Fu (Organi e Visceri) sono profondi e principalmente di due tipi: Shu e Luo. Shu vuol dire dipendenza, mentre Luo significa legame.

Ogni Canale ha una relazione Shu con l'Organo-Viscere da cui dipende, e una relazione Luo con il Canale con cui è accoppiato. Per esempio, il Canale Shou Tai Yin dipende (relazione Shu) dall'organo Polmone, ma ha anche un legame Luo con il Canale Shou Yang Ming (IC) con il quale intraprende una relazione detta «Biao-Li» che analizzeremo tra poco.

È importante capire che il tragitto dei Canali non è limitato a quel tratto su cui individuiamo i punti, ma esiste anche un decorso profondo che stabilisce le relazioni tra tutti gli organi all'interno del corpo. È proprio perché i Canali arrivano all'interno raggiungendo i diversi Organi che si può ottenere un'azione profonda stimolando i diversi Canali o i punti posti lungo il tragitto.

Legami superficiali tra i vari Canali

I canali hanno dei legami tra loro che garantiscono il fluire dell'energia, con andamento ciclico, così che possiamo considerare l'intero sistema come un'unica unità funzionale. Le relazioni principali avvengono attraverso i legami di tipo termino-terminale, e i legami di tipo «Biao-Li». Questo scambio avviene a livello delle estremità (mani, piedi, testa), luogo in cui l'energia del canale riduce la sua connotazione originaria (Yin o Yang) e si prepara al cambio di polarità.

I legami termino-terminali fanno in modo che l'energia, il soffio, terminato il percorso di un Canale, vada a gettarsi in un altro Canale per continuare la circolazione. Ad esempio, il Canale Shou Tai Yin (Polmone) ha un legame con il canale Shou Yang Ming (Intestino Crasso) a livello della mano per consentire che la circolazione energetica prosegua.

Si afferma che, quando gli scambi energetici avvengono tra un canale Yin e un canale Yang, si stabilisce una relazione «Biao-Li» tra i due canali.

Analizziamo i significati dei termini Biao-Li.

表 裏

I due ideogrammi hanno una parte in comune, il radicale YI, che indica vestiti in generale; l'idea dominante dell'insieme Biao-Li è quella del vestito, della protezione data dall'abbigliamento. È importante notare che nell'abbigliamento cinese gli abiti, anche quelli dei nobili, sembrano dall'esterno estremamente modesti; ma la ricchezza delle fodere, spesso sovrapposte l'una all'altra e molto curate, mostra la bellezza e l'importanza di una buona organizzazione interna.

L'insieme Biao-Li esprime un'unica unità funzionale inseparabile (in un abito la fodera non può essere staccata dalla parte esterna). Con i termini Biao-Li si pone l'accento sulla stretta e intima relazione tra superficie e profondità; così nel corpo umano ciò che si manifesta all'esterno riflette quello che c'è all'interno.

Quando analizziamo un individuo osserviamo l'esterno (colore del viso, sguardo eccetera) per conoscere l'interno (lo stato dei vari apparati e organi).

Biao è l'esterno (ad esempio un vestito), l'apparenza, l'aspetto, quello che si vede, si mostra all'esterno, pubblicare (una rivista si pubblica per essere mostrata).

In sintesi Biao è «l'apparenza che si manifesta sulla superficie esterna».

Li si contrappone a Biao; l'ideogramma indica fodera (di un vestito), l'interno.

Quando i legami, seguendo il ciclo energetico, avvengono tra un Canale Yin e uno Yang, si stabilisce una relazione Biao-Li tra i due; quello Yang è esterno e Biao; quello Yin è interno e Li.

I sei Grandi Canali, gli assi energetici, formano unità funzionali attraverso legami Biao-Li tra un Canale del piede (Zu) e un Canale della mano (Shou), così:

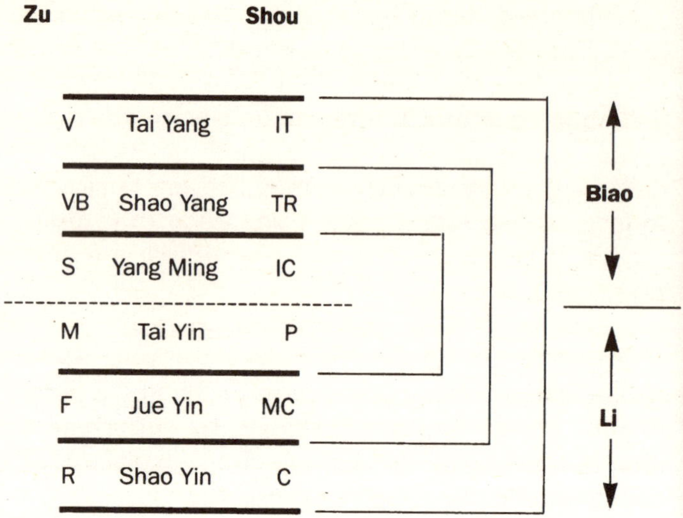

Shao Yin	Legato Biao-Li a Tai Yang	C IT (Shou) R V (Zu)
Jue Yin	Legato Biao-Li a Shao Yang	MC TR (Shou) F VB (Zu)
Tai Yin	Legato Biao a Yang Ming	IC P (Shou) S M (Zu)

Le relazioni Biao-Li riguardano i Canali Principali, i Canali distinti e i Canali Luo trasversali.

Prima di andare a vedere il decorso dei singoli dodici canali è opportuno spendere qualche parola sul concetto di Punto in MTC, poiché questi sono luoghi energetici molto importanti e sono collocati, per la gran parte, lungo il decorso dei Canali Principali.

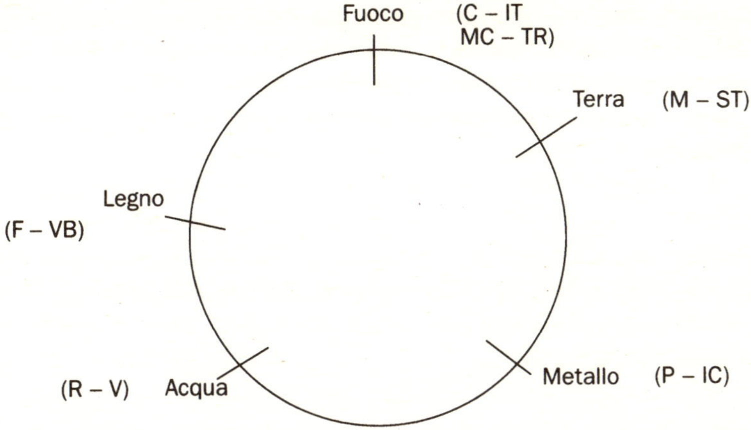

I Canali in relazione Biao-Li lavorano in collaborazione e appartengono a uno stesso Movimento.

I punti (Xue)

L'ideogramma di Xue, punto (da non confondere con l'omofono Xue che indica Sangue), ha il significato di: grotta, caverna, luogo di azione favorevole, assentire, offrire (una cosa preziosa e benaugurante), orientare verso un luogo. Possiamo quindi considerare il punto come un luogo privilegiato dove si manifestano ed emergono dalla profondità (caverna o grotta) le dinamiche energetiche specifiche dell'individuo e, nel contempo, attraverso il quale si può accedere alla sua interiorità. Sono, in altre parole, luoghi elettivi in cui interno ed esterno entrano in comunicazione, per consentire quel continuo scambio fra micro e macrocosmo, che è la vita stessa. Per questo si dice anche che ogni punto o poro del corpo è un punto, in quanto tutto l'organismo partecipa a questo scambio. Vi sono però punti dotati di maggiore o minore potenza.

Questi punti di maggiore potenza sono stati anche definiti come «vortici di energia». Se abbiamo usato l'immagine del fiume per i Canali, potremmo forse usare quella dei vortici e dei mulinelli per i punti localizati lungo i loro decorso.

La maggior parte dei punti infatti sono collocati lungo il tragitto superficiale dei Canali Principali. Ne esistono però anche altri localizzati lungo il decorso dei due Canali Straordinari, Du Mai e Ren Mai, e altri ancora fuori dal decorso dei vari Canali, per cui è stato dato loro il nome di Punti Extra (canale).

I Cinesi hanno dato a ciascuno di questi punti un nome, che esprime spesso la sua azione energetica specifica. Impararli è molto bello e utile nella pratica professionale, ma piuttosto faticoso; per tale motivo in Occidente si è data una numerazione progressiva a tali punti per ciascun Canale Energetico. Ogni punto è quindi definito da una lettera, che indica a quale Canale appartiene e da un numero che indica la sua posizione lungo il decorso del Canale stesso. Ad esempio, C7 indica il settimo punto del Canale del Cuore, V40 il 40° punto del Canale di Vescica, P1 il primo punto del Canale del Polmone ecc.

Al termine di questo capitolo, vengono riportate delle mappe che evidenziano il decorso di ogni singolo Canale sul corpo umano e su di esse sono anche riportati i punti e la loro numerazione. La sigla del Canale da noi adottata in questo testo è quella italiana (C per Cuore, P per Polmone e così via). Ogni Paese ha sviluppato sigle proprie in base alla propria lingua; per evitare confusioni e malintesi si è convenuta però anche una sigla internazionale che riportiamo all'inizio della descrizione del decorso del Canale per riferimento e comparazione con altri testi.

La conoscenza del nome di un punto è però molto importante, in quanto spesso descrive, in modo molto chiaro e specifico, il significato e l'uso del punto stesso. Diverso è, ad esempio, parlare di C7 oppure di Shen Men (porta dello Shen), riferendosi al settimo punto collocato lungo il decorso del canale di Cuore o Shou Shao Yin! Alcuni punti importanti hanno più nomi secondari, oltre a quello che li identifica; ad esempio, Guan Yuan (4 VC) arriva ad avere 14 nomi diversi!

Oltre al nome, anche la collocazione serve per indicarci le diverse funzioni del punto, per cui i punti delle dita avranno funzioni diverse da quelli del torace e questi da quelli della testa. Infine, i punti vengono raggruppati in altre categorie, a parte quelle della appartenenza a un certo Canale e della loro localizzazione anatomica, a seconda delle funzioni che svolgono in comune. Uno studio generale di ogni punto, della sua localizzazione e delle sue funzioni specifiche e comuni ad altri punti, richiederebbe un volume a parte. Ci limitiamo quindi a queste brevi note riportando le principali classificazioni dei punti a puro titolo informativo.

Si distinguono punti di comando, intendendo con questo termine i punti che svolgono un'azione di comando su specifiche funzioni di un singolo Canale, e altri punti specifici.

1. Punti di comando

- Punti Luo: per la loro azione si può far riferimento al significato e azione dei Canali Luo.
- Punti Yuan: sono legati all'energia Yuan, originaria, di ogni Canale, che attivano e distribuiscono.
- Punti Xi o Tsri: punti di sblocco superficiale dell'energia dello specifico Canale e livello energetico.
- Punti Shu Antichi, in numero di 5 per ogni Canale (punti: Jing distale, Yong, Shu, Jing prossimale, He): sono particolarmente legati alla sincronicità fra energie dell'individuo e ciclo stagionale di fluttuazione dell'energia, possono trattare quasi ogni disturbo e si dice che siano stati tra i primi a essere conosciuti e utilizzati. Non sempre la loro azione è però specifica e profonda, come quella di altri punti.

2. Punti specifici. Sono categorie di punti con una loro autonomia e specificità, la loro azione prescinde dal Canale su cui si trovano collocati. Abbiamo:

- Punti Mo dell'addome, che hanno un legame specifico con ognuno dei dodici Zang-Fu.
- Punti Shu del dorso, che pure hanno legame con i singoli Zang-Fu.
- Punti Finestre del Cielo, collocati tutti sul collo e legati al passaggio delle energie dal tronco alla testa (il Cielo dell'uomo).
- Punti chiave degli otto Canali Straordinari: se ne parlerà nel paragrafo dedicato a questi Canali.
- Punti quattro mari e quattro porte.
- Punti di riunione.
- Punti He ad azione speciale, sono tre, collocati sul canale di Stomaco e legati ai Visceri TR, IT e IC .
- Punti Jing speciali.
- Punti Pen.
- Punti di Tonificazione e Dispersione.

Punti e Canali possono anche essere visti, a nostro avviso, in un rapporto dialettico Yin-Yang. Il punto, fisso in un luogo, è strumento di collegamento con la profondità (aspetto Yin), mentre il Canale si muove e si diffonde lungo un percorso con infinite diramazioni che interessano tutto il corpo (aspetto Yang).

Nel tempo, alcuni autori hanno avuto la tendenza a vedere una di queste due realtà come subordinata all'altra. Alcuni hanno visto e utilizzato i Canali semplicemente come via di collegamento fra punti, su cui di fatto veniva posta tutta l'enfasi, sia a livello diagnostico sia di trattamento. Altri, all'estremo opposto, hanno voluto considerare i punti semplicemente come luoghi particolari del Canale su cui erano posti e di cui conservavano ed esprimevano tutte le caratteristiche energetiche.

A nostro avviso, ma non solo nostro, Punti e Canali sono

due realtà strettamente legate fra loro e complementari, ma anche autonome e distinte. Naturalmente non è un caso che un dato punto o un gruppo di punti sia collocato su di un dato Canale e, certamente, in virtù di questo fatto, ne assumerà determinate caratteristiche, così come, d'altro canto, il fatto che su di un determinato Canale si trovino certi punti con una loro specifica azione, ci dirà diverse cose sulla qualità energetica di quel Canale. Ma questo non significa che le due realtà si identifichino e sovrappongano.

Non a caso Punti e Canali hanno nomi loro propri e appartengono poi a «famiglie» aventi alcune caratteristiche «genetiche» comuni. Il fatto che in Occidente, per semplicità e comodità, non si sia conservato il nome del punto, ma questo sia stato numerato all'interno del decorso del Canale su cui è localizzato, ha, a nostro avviso, contribuito in modo significativo alla tendenza a far perdere al Punto le sue caratteristiche di unicità e di specificità.

Decorso dei dodici Canali Principali

Riportiamo il decorso di massima dei dodici Canali Principali, sia quello esterno sia quello interno, riportando anche, tra parentesi, la sigla internazione del Canale.

Canale del Polmone (LU) Shou Tai Yin. Inizia il suo decorso a livello del Riscaldatore Medio, si ramifica all'organo Intestino Crasso, risale allo Stomaco, attraversa il diaframma, penetra nel Polmone, passa alla gola per superficializzarsi poi al punto P1, 2 dita sotto la clavicola. Risale immediatamente sotto la clavicola stessa (P2), discende poi lungo il lato mediale del braccio, esternamente rispetto al muscolo bicipite, raggiunge la piega del gomito (fossa cubitale) e prosegue sull'avambraccio dal lato verso

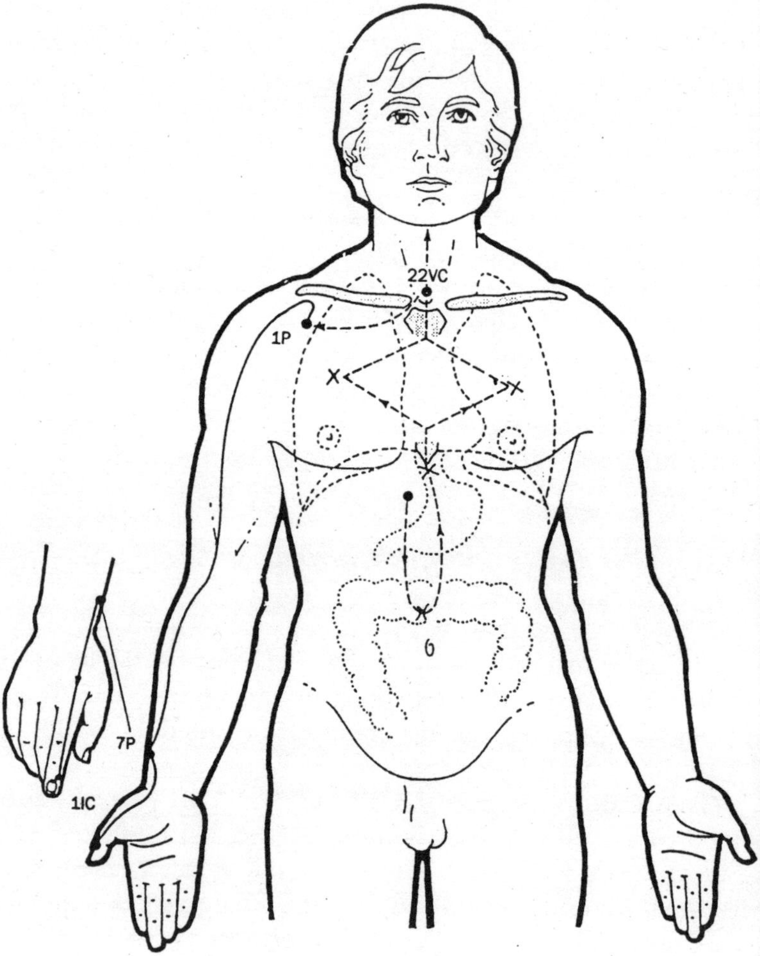

Fig. 11 – Canale del Polmone.

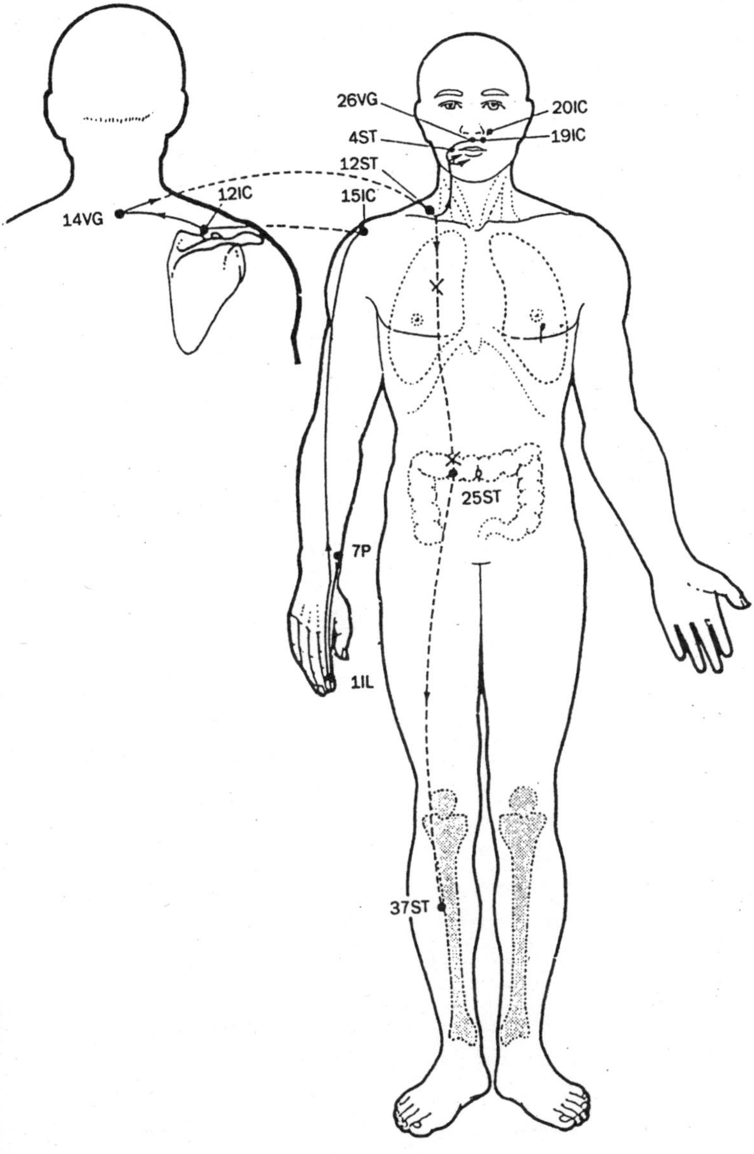

Fig. 12 – Canale dell'Intestino Crasso.

il dito pollice. Raggiunta l'articolazione del polso (P9) prosegue sull'eminenza tenar e sul pollice, per terminare sul lato mediale dell'unghia di tale dito. Dalla mano un ramo si collega al c. dell'Intestino Crasso.

Intestino Crasso (LI) Shou Yang Ming. Inizia alla punta del dito indice (a lato dell'unghia) (IC1), corre lungo il lato radiale del dito indice, prosegue nello spazio fra 1 e 2 osso metacarpale (IC4), prosegue lungo la zona dorso-laterale dell'avambraccio, raggiunge il gomito (IC11) e risale sul braccio e sulla spalla (IC15) per portarsi poi posteriormente a questa all'incrocio fra spina della scapola ed estremità acromiale della clavicola (IC16). Quindi si porta alla 7° vertebra cervicale (punto 14 VG), passando per il punto VG 12. Risale contornando la base del collo e portandosi in avanti nel cavo sovraclaveare al punto ST12. Da questo punto un ramo penetra all'interno e attraversa il torace, i polmoni, il diaframma e arriva all'Intestino Crasso, in particolare nella zona del punto ST25. Da qui, un ramo viene inviato in basso al punto ST37 (punto He speciale dell'Organo Intestino Crasso). Il tragitto esterno, dal punto ST12, risale lungo il collo e la guancia, decorre a lato della bocca, si porta tra labbro superiore e naso, e da qui il canale di sinistra passa a destra e viceversa per terminare poi a lato dell'ala del naso, nel solco naso-genieno (IC20).

Canale dello Stomaco (ST) Zu Yang Ming. Dall'ala del naso (IC20) un ramo sale immediatamente all'occhio (punto V1), da dove scende sul suo margine inferiore (ST1), da qui scende lungo la guancia, passa a lato della bocca e segue poi la curva della mandibola. A questo punto un ramo risale lungo la zona laterale del viso per terminare sulla testa, leggermente oltre l'attaccatura dei capelli (ST8). L'altro ramo, dalla mandibola scende lungo il collo, davanti allo sternocleidomastoideo e raggiunge la clavicola (ST11). Da qui si porta sotto il processo spinoso

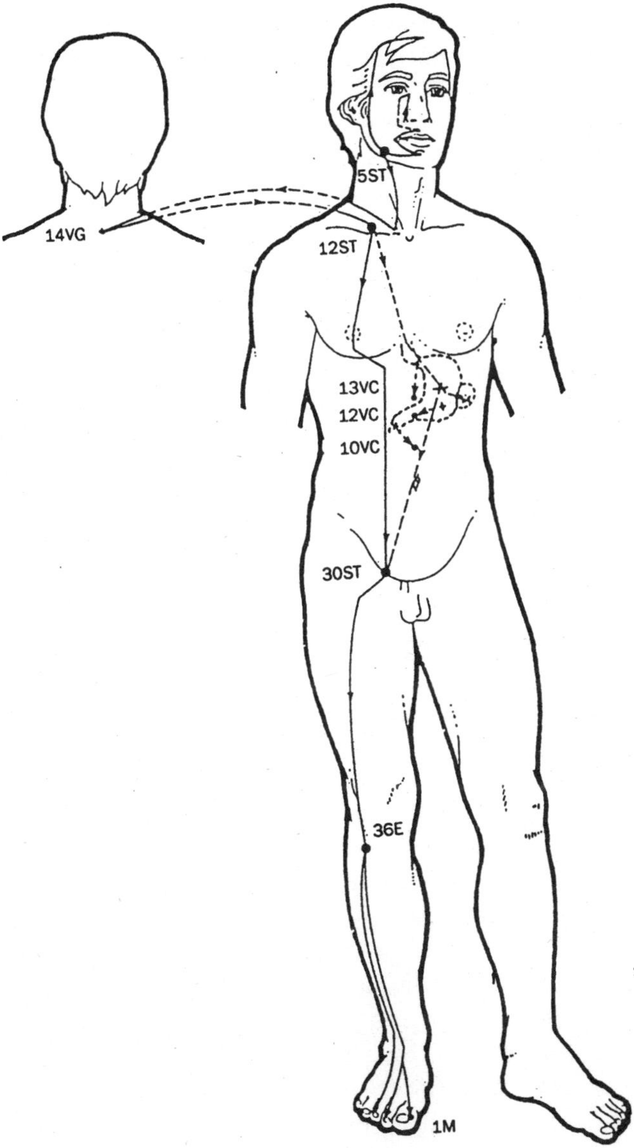

Fig. 13 – Canale dello Stomaco.

della 7° cervicale (punto VG14), dove si riuniscono tutti i Canali Yang. Torna quindi davanti a livello della fossa sovraclaveolare (ST12), da dove partono due tragitti: uno profondo e l'altro superficiale. Il tragitto profondo penetra nel torace, attraversa il diaframma e raggiunge lo Stomaco e la Milza, va al punto ST30 a lato del margine superiore del pube. Dallo Stomaco un ramo raggiunge la linea mediale dell'addome al punto VC12 e un altro ramo va a VC10. Il tragitto superficiale dalla clavicola si porta più esternamente, sulla verticale dei capezzoli e scende lungo il torace. Prosegue sull'addome, portandosi a 3 dita a lato della linea mediana del corpo. Scende lungo la zona anteriore della coscia, raggiunge il ginocchio e prosegue sulla gamba a lato della tibia e poi sul piede, fino a raggiungere il secondo dito (lateralmente alla base dell'unghia). Dal dorso del piede (ST42, a livello dell'arteria pedidia) un ramo si collega al punto 1 del Canale della Milza. Dal punto ST36, 4 dita sotto il ginocchio, un ramo scende fino al terzo dito del piede.

Canale della Milza (SP) Zu Tai Yin. Inizia alla punta dell'alluce (M1), scorre lungo il lato mediale del piede fra dorso e pianta, risale davanti al malleolo interno, prosegue sulla gamba lungo il bordo interno della tibia dove al punto 6M si incontra con gli altri due Canali Yin della gamba (Fegato e Rene). Raggiunge il ginocchio e prosegue a risalire lungo la coscia, raggiunge l'inguine portandosi sulla linea mediana, dove si unisce al punto VC3, da qui sale al VC4, si allarga nuovamente sull'addome con i punti 14 e 15 in linea con la verticale del capezzolo. Da qui una branca va a VC10, penetra in profondità (decorso interno), entra nell'addome dove si collega all'Organo corrispondente (Milza) e a quello collegato (Stomaco), attraversa il diaframma e raggiunge l'esofago e il cuore, dove si unisce al Canale Principale di quest'Organo. Dal VC10 il decorso esterno risale sul torace in zona molto

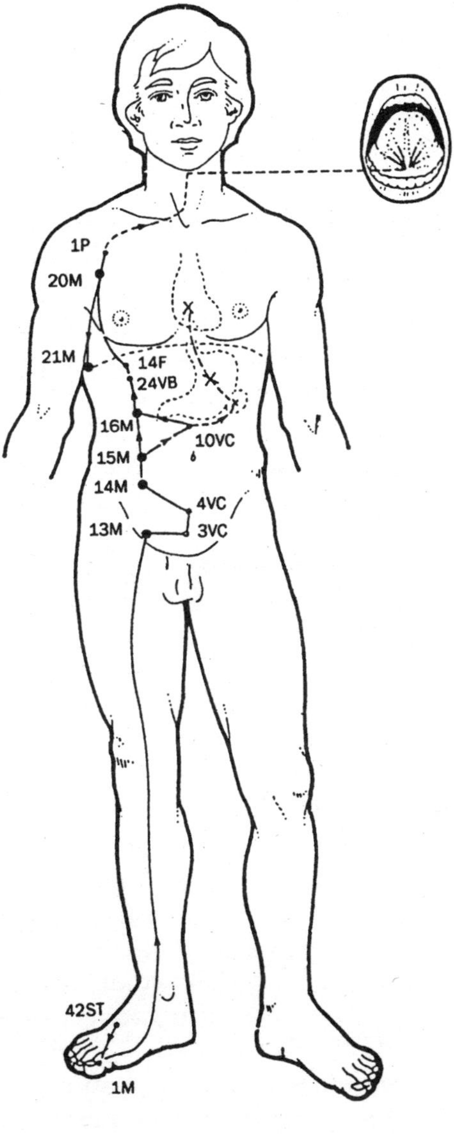

Fig. 14 – Canale della Milza-Pancreas.

laterale fin sotto la clavicola a livello del 2° spazio intercostale (M20). Da qui un ramo sale al punto P1 e un altro ridiscende sul fianco (M21, nel 6° spazio intercostale, a metà strada fra l'ascella e il margine dell'11ª costola).

Canale del Cuore (HT) Shou Shao Yin. Dopo aver ricevuto l'energia del Canale di Milza a livello del Cuore, fa partire tre rami: il primo attraversa il diaframma e raggiunge il Viscere Intestino Tenue, il secondo sale alla gola, raggiunge gli occhi (legame del Cuore con pupilla e cervello). Il terzo, dopo aver attraversato il Polmone (legame Cuore e Polmone nel Riscaldatore Superiore), si superficializza al centro del cavo ascellare (C1), scende lungo la parte interna del braccio, medialmente rispetto al muscolo bicipite. Raggiunge la fossa cubitale (piega del gomito C3) e prosegue sull'avambraccio dal lato del dito mignolo, raggiunge la piega del polso (C7) e scende lungo il palmo e il dito mignolo fino alla sua punta (C9). Qui si collega con il Canale dell'Intestino Tenue che inizia dall'altro lato del dito mignolo.

Canale dell'Intestino Tenue (SI) Shou Tai Yang. Parte dal lato ulnare del dito mignolo (IT1) e scende lungo il dorso della mano lungo la linea che divide il dorso dal palmo, raggiunge il polso, prosegue lungo l'avambraccio e raggiunge il gomito nella zona fra l'olecrano e l'epicondilo mediale dell'omero (IT8), risale lungo la parte postero-laterale del braccio. Percorre la zona posteriore dell'ascella fino all'articolazione della spalla. Decorre su tutta la scapola per poi portarsi vicino alla colonna, passando per i punti V41 e V11, fino a raggiungere, come tutti i Canali Yang, il punto VG14, a livello della 7ª cervicale. Quindi si riporta anteriormente e raggiunge il punto ST12, da dove si distingue un decorso interno e uno esterno. Il percorso interno penetra nel torace per unirsi al cuore, attraversa il diaframma, va nello stomaco e si ramifica nell'intestino

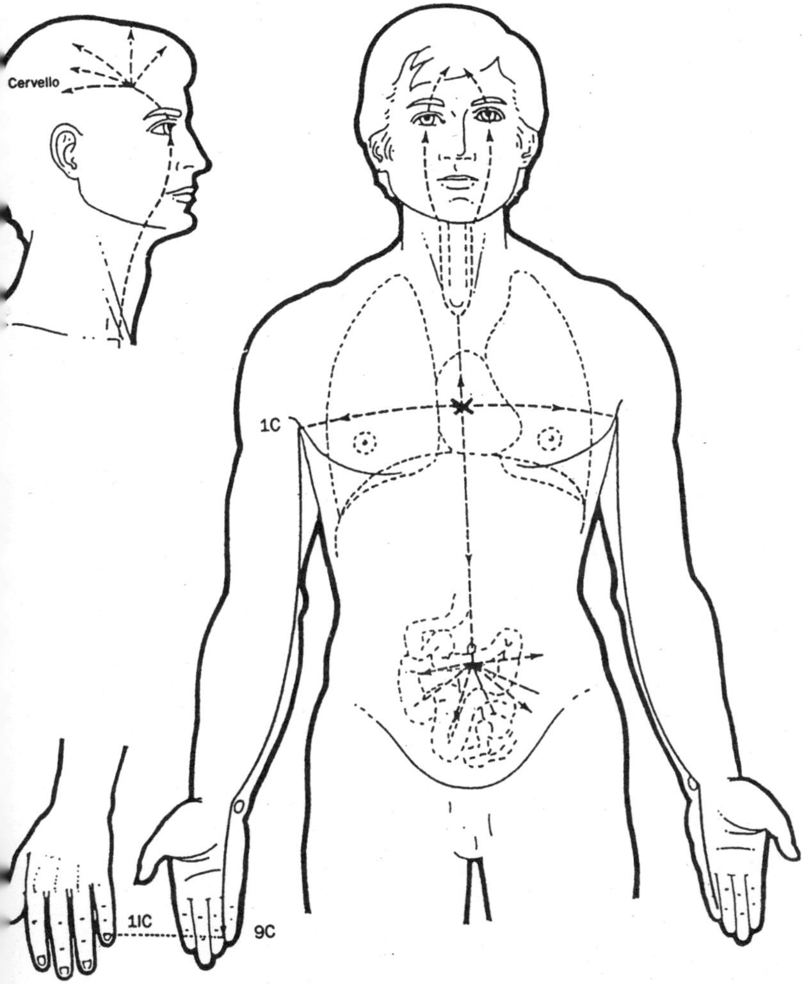

Fig. 15 – Canale del Cuore.

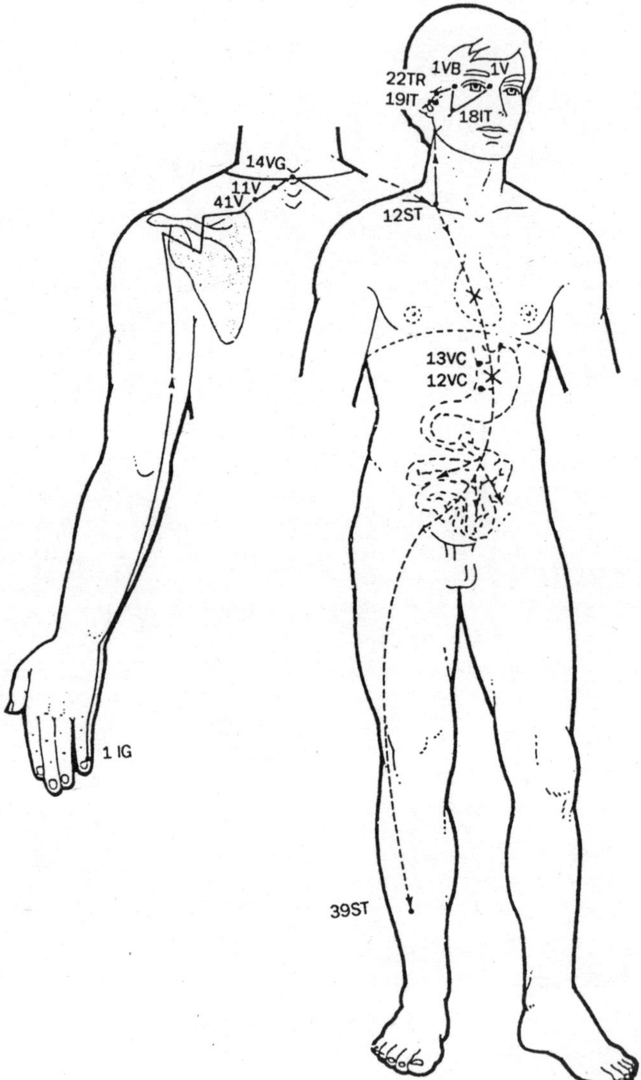

Fig. 16 – Canale dell'Intestino Tenue.

tenue. Un altro ramo, sempre con tragitto interno, raggiunge sulla coscia il punto ST39 (punto He speciale dell'Intestino Tenue). Il percorso superficiale da ST12 risale lungo il collo prima e la guancia poi (IT18), da dove un ramo sale a V1 e un altro a VB1 (cantus interno ed esterno dell'occhio), per terminare davanti all'orecchio (IT19).

Canale della Vescica (B) Zu Tai Yang. Inizia al margine interno dell'occhio (V1), per risalire sulla fronte da dove manda rami a VG24 e VB15, prosegue sulla testa a due dita dalla linea mediana. A livello di V7 si porta sulla linea mediana congiungendosi con il punto VG20, da dove un ramo si sposta lateralmente per raggiungere il Canale di Vescica Biliare e un altro penetra in profondità nel cervello per riemergere al punto VG17. Il Canale principale percorre poi tutta la nuca fino alla sua base (V10), qui si divide in due rami che scendono paralleli fra loro e alla colonna vertebrale; il più interno a due dita dalla colonna e il più esterno a 4 dita. Il ramo interno manda anche una diramazione a toccare i punti VG14 e VG13 sulla linea mediana. Il Canale scende lungo tutta la colonna vertebrale, a livello della 2° vertebra lombare (V23) un ramo profondo raggiunge la Vescica e i Reni, prosegue sul sacro e sui glutei. Prosegue nella zona posteriore centrale della coscia con i due rami che si riuniscono nel cavo popliteo del ginocchio (piega posteriore). Da qui scende lungo la zona posteriore del polpaccio, passa posteriormente al malleolo esterno e prosegue sul piede lungo il margine fra dorso e pianta, per terminare all'estremità ungueale esterna del quinto dito dei piedi (V67). Un ramo secondario si porta sotto la pianta del piede per collegarlo al canale dei Reni.

Canale dei Reni (KI) Zu Shao Yin. Inizia sotto la pianta del piede, in zona centrale, nel punto di giunzione fra arco plantare e zona anteriore di appoggio del piede (R1),

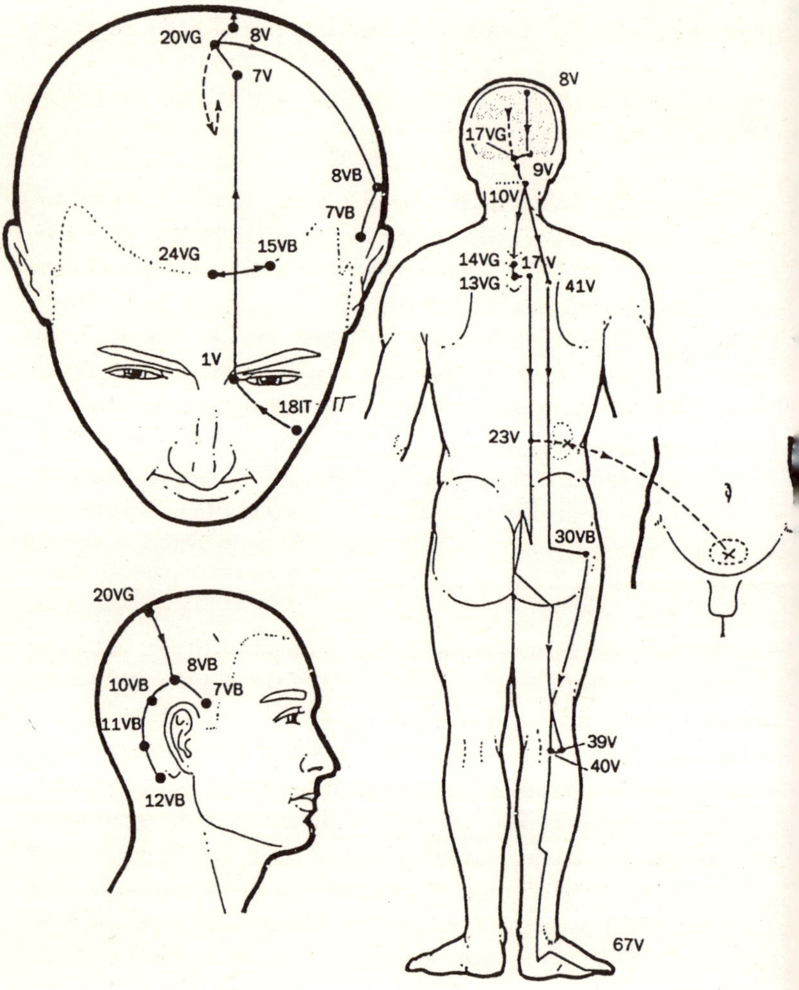

Fig. 17 – Canale della Vescica.

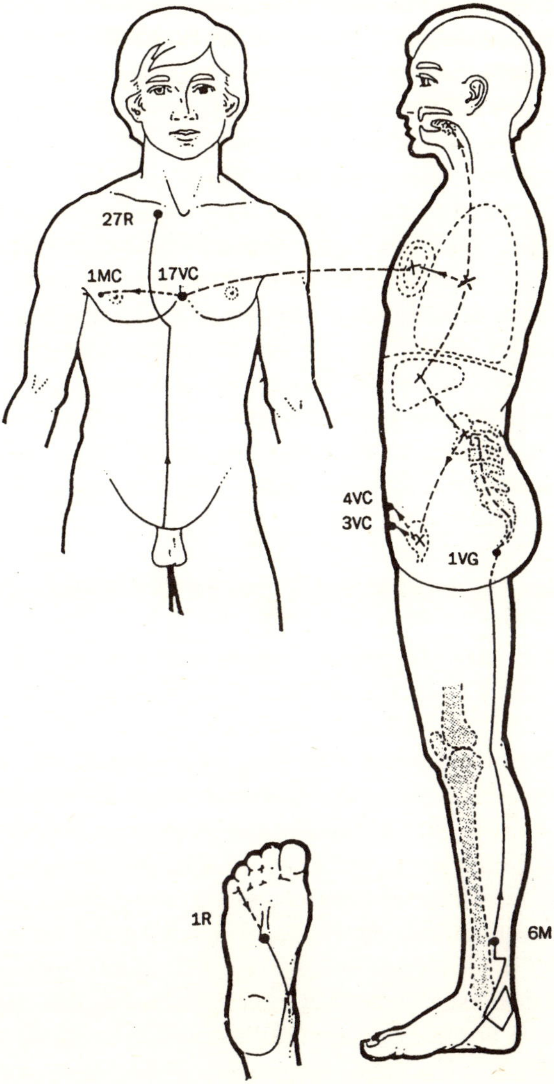

Fig. 18 – Canale dei Reni.

risale lungo il piede interessando tutta la zona fra il malleolo interno e il calcagno, dopo essersi unito al Canale di Milza al punto M6, risale lungo la parte interna della gamba e della coscia. Raggiunto il perineo, si divide in due decorsi, uno profondo e uno superficiale. Il ramo profondo va a VG1, fra ano e coccige, poi penetra all'interno delle vertebre, che risale fino alla 2° lombare da dove si collega ai Reni e alla Vescica con ramificazioni ai punti VC4 e VC3. Dai Reni una branca interna va al Fegato, attraversa il diaframma e penetra nei Polmoni dove si ramifica. Un'altra branca interna sale alla trachea e termina alla radice della lingua e un'altra va al punto VC17 e al Cuore, dove si unisce al Canale del Ministro del Cuore. Il Canale superficiale dal perineo emerge sull'addome, stando a un dito circa a lato della linea mediana, si allarga sul torace portandosi a 3 dita dalla linea mediana, per terminare sotto la clavicola (R27).

Canale del Ministro del Cuore (PC) Shou Jue Yin. Riceve l'energia dal Canale del Rene a livello del Cuore. Nasce al centro del petto, loggia energetica dell'Organo Ministro del Cuore e del Viscere Triplice Riscaldatore e si divide in due branche. La prima attraversa il diaframma, discende nell'addome e si lega ai tre livelli del Triplice Riscaldatore. La seconda si dirige verso la superficie ed emerge a livello del 4° spazio intercostale, a lato del capezzolo (MC1), si porta sul braccio che percorre sul ventre del muscolo bicipite, raggiunge il gomito (MC3) e prosegue sull'avambraccio fino alla piega del polso in zona centrale (MC7). Prosegue sul palmo della mano, per terminare a lato dell'estremità ungueale del dito medio, lato verso il pollice, o anche, per altri, all'estremità centrale del dito medio (MC9). Un ramo secondario, che parte dal palmo della mano, lo collega al canale del Triplice Riscaldatore.

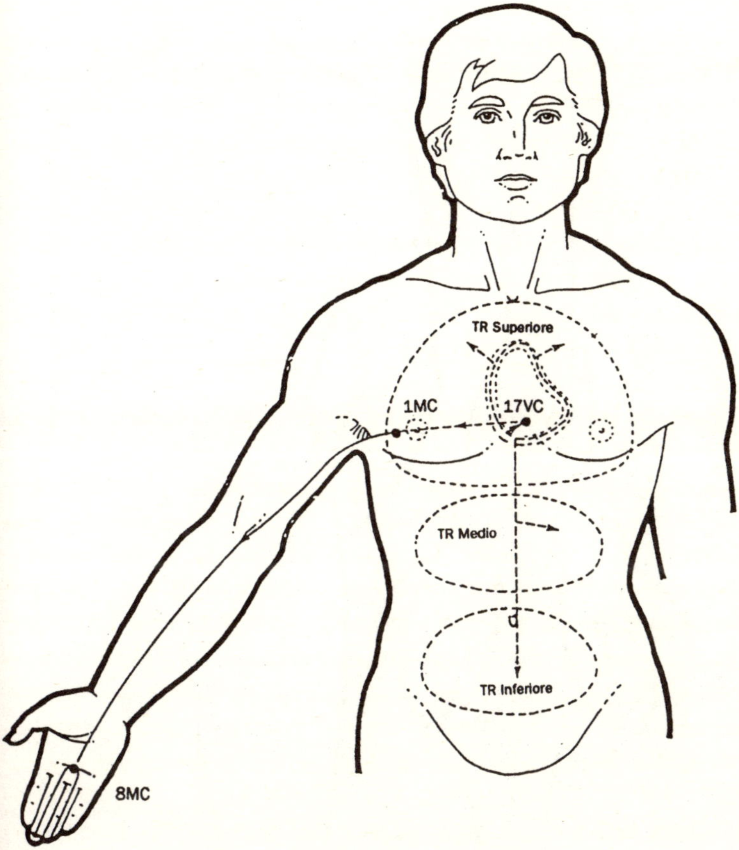

Fig. 19 – Canale del Ministro del Cuore.

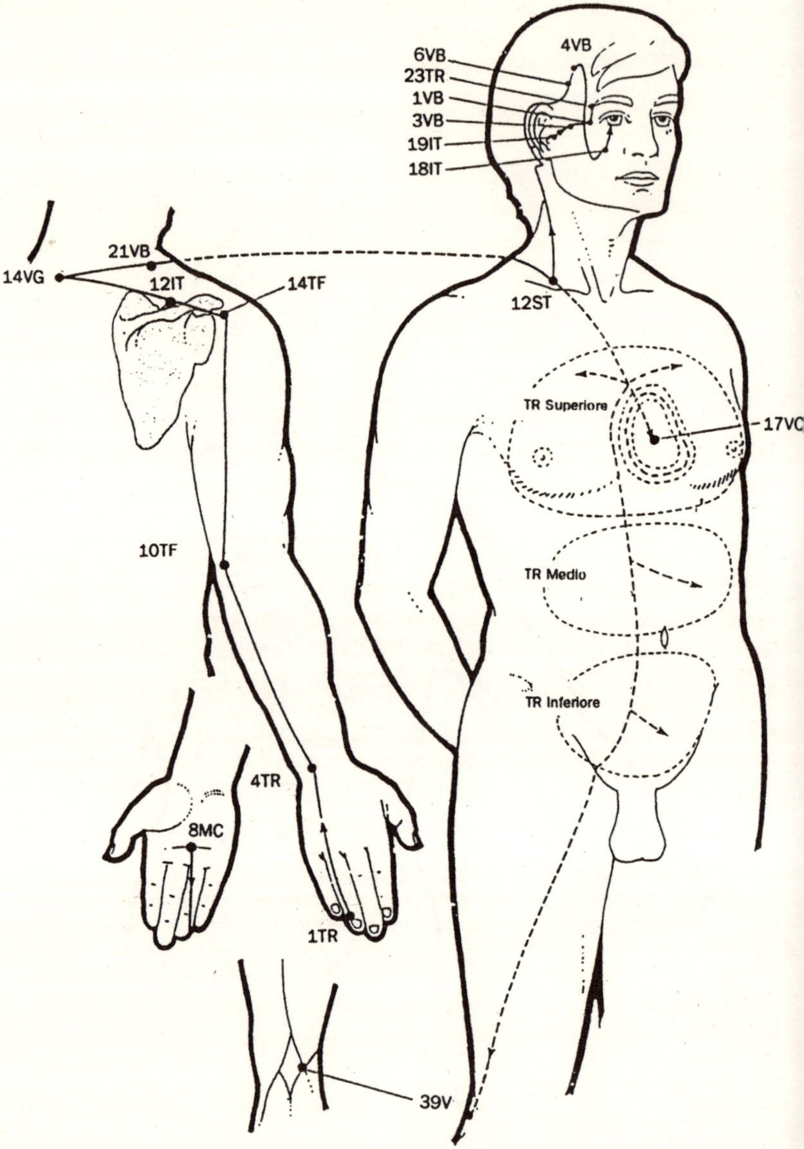

Fig. 20 – Canale del Triplice Riscaldatore.

Canale del Triplice Riscaldatore (SJ) Shou Shao Yang. Inizia all'estremità ungueale del dito anulare, lato verso il mignolo (TR1), risale il dorso della mano fra 4° e 5° spazio metacarpale, raggiunge il polso e prosegue sull'avambraccio in zona centrale (fra ulna e radio), arriva al gomito superiormente all'olecrano (TR10) e continua lungo la faccia postero-esterna del braccio, fino alla spalla, proseguendo appena posteriormente al ventre del muscolo trapezio, si unisce al punto IT12 e raggiunge poi il punto 14VG (7ª vertebra cervicale). Si porta poi in avanti al punto ST12, da dove ha origine il suo decorso interno. Questo si porta in profondità nel torace, si lega al Ministro del Cuore, attraversa il diaframma e si unisce ai tre livelli del Triplice Riscaldatore. Dal Riscaldatore Inferiore un ramo scende fino al punto V39, cavo popliteo.

Il decorso superficiale, dal punto ST12, prosegue poi sul collo, in zona posteriore, e si porta immediatamente sotto l'orecchio, che risale circondandolo completamente, per risalire ai punti di VB in zona tempia (VB4 e 6), scendere lungo la mandibola e risalire verso l'occhio, raggiungendo il punto V1. Un ramo penetra nell'orecchio ed esce nella sua parte anteriore (IT19), tocca il punto VB1 e termina a lato dell'occhio all'estremità esterna del sopracciglio (TR23).

Canale della Vescica Biliare (GB) Zu Shao Yang. Ricevuta l'energia del Canale del Triplice Riscaldatore, inizia al margine esterno dell'occhio (VB1), si porta anteriormente all'orecchio, poi risale sulla testa in zona temporale. Percorre tutta la zona laterale della testa, girando dapprima attorno all'orecchio e poi risalendo in zona latero-posteriore per raggiungere la fronte (VB14) e da qui torna indietro, scendendo alla base della nuca e proseguendo sulla spalla (VB21). Si unisce, come tutti i Canali Yang, al VG14, si porta sul davanti al punto ST12, da dove si irradiano due branche. Il ramo profondo penetra il torace e

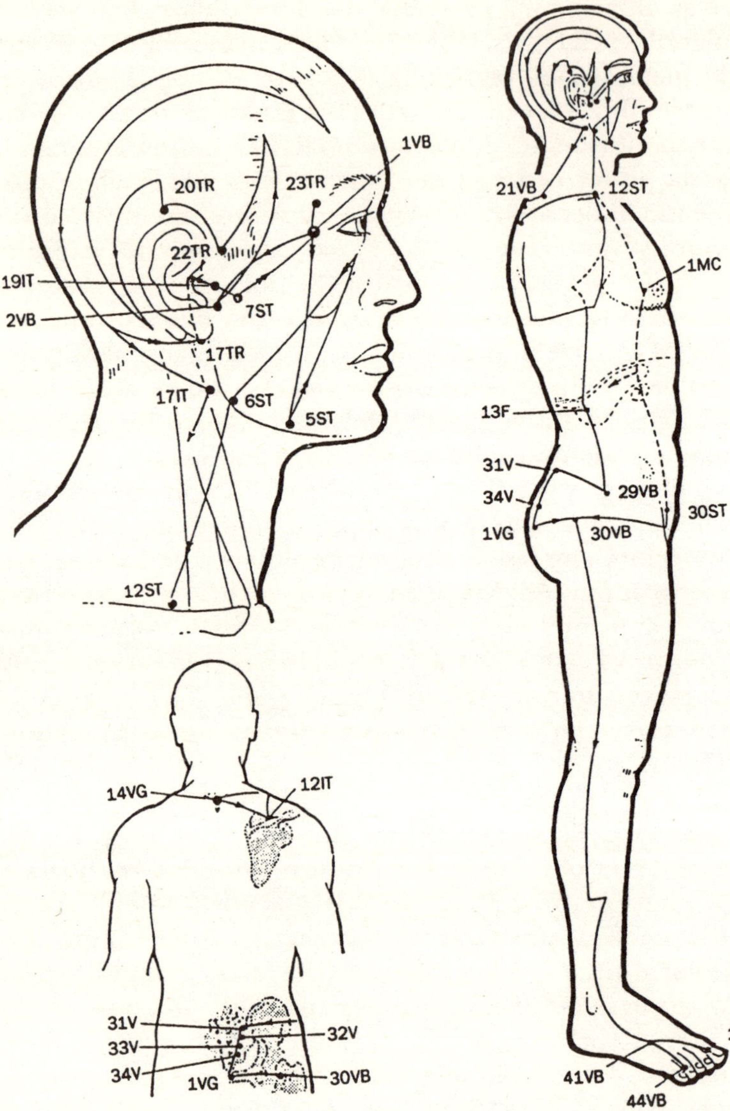

Fig. 21 – Canale della Vescica Biliare.

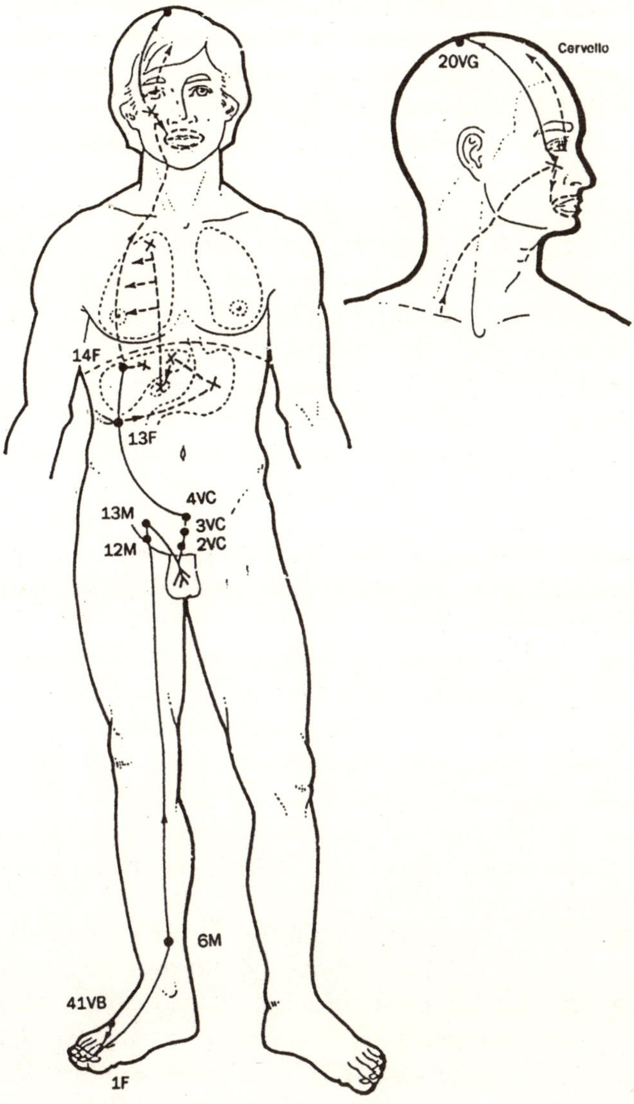

Fig. 22 – Canale del Fegato.

raggiunge anche il punto MC1, poi attraversa il diaframma, entra nel Fegato e nella Vescica Biliare, uscendo al punto ST30 per raggiungere VB30 sull'articolazione dell'anca (dietro il grande trocantere). Il ramo superficiale discende sotto l'ascella e lungo il fianco, dove prosegue «zigzagando» avanti e indietro fino a raggiungere la zona inguinale e la cresta iliaca anteriore. Da qui scende ancora sul gluteo (punti VB29 e VB30), andando anche a raccordarsi con punti posti sul sacro del canale di Vescica e giungendo fino a VG1 (fra coccige e ano). Prosegue sulla faccia esterna della coscia e quella della gamba fino alla fossetta sotto il malleolo esterno, prosegue sul piede nello spazio fra 4° e 5° metatarso, e termina all'estremità ungueale esterna del 4° dito (VB44). Dal piede (punto VB41) parte un ramo secondario che lo collega al canale del Fegato.

Canale del Fegato (LR) Zu Jue Yin. Inizia all'angolo ungueale esterno dell'alluce (F1), risale nello spazio fra 1° e 2° metatarso, prosegue sulla faccia interna della gamba, unendosi agli altri due Yin della gamba al punto M6, continua fino al ginocchio, all'estremità interna della piega di flessione del ginocchio (F8), continua sulla parte interna della coscia, raggiunge il pube e circonda tutti gli organi genitali, raggiunge i punti VC2, VC3 e VC4. Si porta poi sull'addome in zona laterale subito sotto l'estremità libera dell'undicesima costola (F13) e termina sul torace nel 6° spazio intercostale (F14).

Dal F13 un ramo interno penetra nello Stomaco, nel Fegato e nella Vescica Biliare e, dopo aver attraversato il diaframma, si ramifica al Polmone, unendosi al suo Canale. Dal F14 un ramo penetra nel Fegato e un altro passa dietro la trachea e raggiunge la faringe, il seno mascellare, il globo oculare e il cervello. Dal seno mascellare si dipartono due ulteriori rami che raggiungono uno il Vaso Governatore al punto VG20 e l'altro le guance e le labbra.

CANALI DISTINTI (JING BIE ZHENG)

I Canali Distinti (o Divergenti) sono genericamente nominati Jing Bie, mentre alla loro denominazione specifica nel *Ling Shu* si aggiunge il termine Zheng.

Il termine Bie viene spesso usato anche per indicare i Canali Luo e ciò ha causato notevoli confusioni ed errori di interpretazione dei testi antichi, perché sono state attribuite ai Canali Distinti delle funzioni che in realtà appartengono ai Luo. È necessario, quindi, approfondire il significato di questi termini.

Bie significa dividere, separare, lasciarsi, distinguere (dividendo un oggetto, distinguiamo ciò che è da una parte da ciò che è dall'altra), discernere (il discernimento è la facoltà di distinguere), distinto, differente, altro, speciale. Attualmente Bie è il termine adoperato per nominare i Canali Distinti.

Zheng indica ciò che è dritto, diretto, corretto, giusto, probo, non rimproverabile, ciò che è dritto sia moralmente sia fisicamente, norma, regola, rettificare, raddrizzare, correggere, regolare, normale nel senso di ciò che è conforme alla regola ed è principale (alle volte i Canali Principali sono designati con i termini Zheng Jing), giustamente, presiedere (in quanto il presidente è giusto), eseguire una sentenza nel senso di castigare.

L'immagine dell'ideogramma rappresenta bene questi concetti; è composto da: Cielo e Terra con un segno che rappresenta qualcosa che li lega, qualcosa di intermedio, qualcosa che viene su, a lato.

Il senso del rettificare, che ritroviamo in Zheng, è molto adoperato in Cina dal confucianesimo, e in particolare si parla di «Zheng Ming» che vuol dire «rettificare i nomi». Nel Confucianesimo, «rettificare i nomi» significa nominare in modo corretto ogni cosa, così che sia chiara la norma cui conformarsi. Per i Cinesi uno dei drammi dell'umanità è che gli uomini hanno perso il senso della denominazione e in particolare la denominazione che i vecchi saggi usavano per distinguere le diverse realtà.

Così Zheng (corretto, dritto, che fila dritto), era il termine con cui anticamente erano designati i Jing Bie, perché, come vedremo, questi Canali hanno dei percorsi che filano dritti attraverso il corpo.

I Canali Distinti veicolano principalmente energia Wei (difensiva) e hanno la funzione di collegare la Wei Qi con la Yuan Qi, quindi la profondità con la superficie.

I Jing Bie sono accoppiati a due a due, secondo il legame Biao-Li; di conseguenza uniscono i territori che dipendono da un Organo con quelli che dipendono dal corrispondente Viscere, costituendo delle unità funzionali (es. Reni e Vescica, Cuore e Intestino Tenue...).

Come tutti i Canali Secondari, i Distinti specificano alcune funzioni importanti riassunte dai Principali, e in particolare le funzioni di difesa in profondità, a livello di Organi e Visceri. Conducono energia Wei, che impiegano per deviare le energie patologiche esterne verso le articolazioni, per impedire che la malattia si approfondisca, salvaguardando così gli Zang-Fu.

La patologia che riguarda i Canali Distinti insorge, in genere, senza che sia manifesta una causa ben precisa e, secondo alcuni Autori, ha un andamento intermittente. Riguarda principalmente «disturbi articolari», compresi i dolori dell'arto fantasma, ma anche le malattie a carattere autoimmunitario. I diversi disturbi insorgono in seguito a una debolezza della Wei Qi che non è in grado di eliminare l'energia prevaricante esterna; ciò esaurisce lo Yang del corpo il che, con il tempo, può portare allo sviluppo di malattie autoimmunitarie, che vengono quindi ben trattate attraverso i Distinti.

Generalità sul tragitto dei Jing Bie Zheng

I tragitti dei Canali Distinti sono più profondi rispetto a quello dei Canali Principali e non irrorano gli stessi territori corporei. La caratteristica principale dei Jing Bie (Bie = dividere, separare) è quella di separarsi dai Canali Principali (ecco perché vengono anche detti Divergenti), di cui portano il nome, già dal punto di inizio.

I Canali Distinti nascono dal Canale Principale che porta lo stesso nome. La partenza si situa in un punto dell'arto (superiore o inferiore) sempre in corrispondenza di una grande articolazione: ginocchio, spalla, anca (tranne il Distinto del Fegato che inizia a livello del lato interno della gamba). Si portano in profondità nel tronco dove entrano in relazione con gli Zang-Fu corrispondenti (collegati allo stesso movimento energetico); si dirigono verso il collo e la testa, passando tutti per il Cuore.

I punti più importanti sono localizzati a livello dei grossi agglomerati linfatici poplitei, inguinali e ascellari, come a voler ricalcare la circolazione linfatica. Sappiamo che, in medicina occidentale, il sistema linfatico è deputato alla funzione di difesa immunitaria dell'organismo, allora il fatto che i Distinti partano proprio nel luogo dei grandi agglomerati linfatici sottolinea la loro corrispondente azione sul sistema immunitario.

I Jing Bie sono, inoltre, in relazione con dei punti particolari situati nella zona del collo chiamati «punti Finestra del Cielo», luoghi di comunicazione fra la testa (il Cielo dell'uomo) e il resto del suo corpo (la Terra). Il loro tragitto, dal collo, prosegue alla testa e si afferma che terminino alla sommità del capo (secondo alcuni autori dove è localizzato in punto VG20).

Il sistema dei Jing Bie è un sistema a polarità e quindi ciò che succede da un lato del corpo può avere un effetto sull'altro: per esempio, una spalla destra lesa può dare una sintomatologia dolorosa alla spalla sinistra. Si afferma che i Jing Bie si spostano da un lato all'altro del corpo, utilizzando il canale curioso Du Mai. Di conseguenza, quando si tratta un Distinto, si usano spesso in associazione dei punti localizzati sul canale Du Mai; frequentemente il punto VG20.

I Jing Bie si trattano sempre a coppie, secondo il Movimento di appartenenza; inoltre, ogni Canale Distinto ha la caratteristica di confluire in due regioni particolari, chiamate appunto «punti di riunione», inferiore e superiore.

Il punto di riunione inferiore si colloca subito dopo la separazione dal Canale Principale, nella zona di contatto di un Distinto con l'altro Distinto con cui è accoppiato (esempio: Rene e Vescica a livello del cavo popliteo). Il punto di riunione superiore è invece collocato, dopo che i due Distinti accoppiati hanno attraversato separatamente il tronco, dove prendono contatto nuovamente con il Canale Principale corrispondente.

I CANALI TENDINO-MUSCOLARI O MUSCOLI DEI CANALI (JING JIN)

La traduzione letterale dei Jing Jin dovrebbe essere «muscoli dei Canali», ma è ormai invalsa, in Occidente, l'abitudine di definirli «canali tendino-muscolari».

Vediamo l'ideogramma:

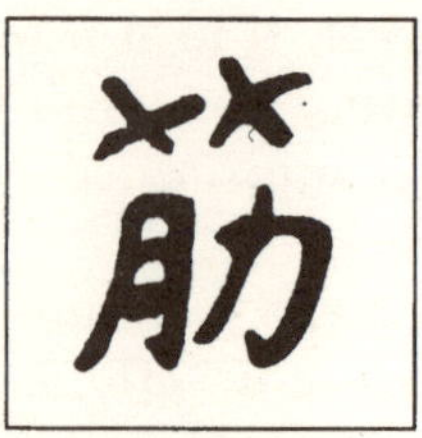

la parte alta indica due canne di bambù

la parte sinistra è l'ideogramma di carne

la parte destra indica complessivamente «forza».

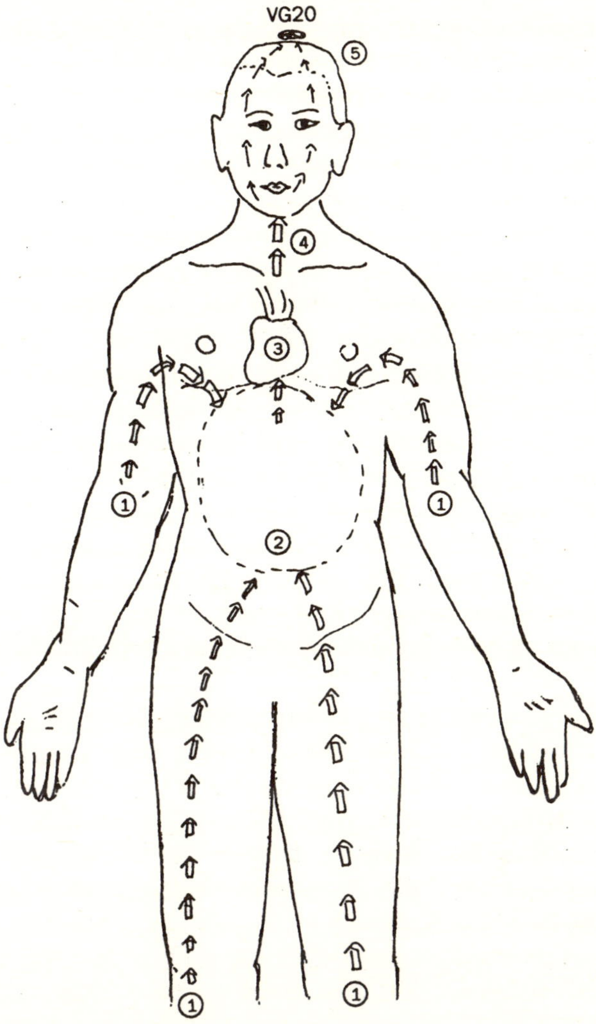

1 – Si diramano dai Canali Principali alle grandi articolazioni
2 – Raggiungono Organi e Visceri
3 – Passano per il Cuore
4 – Passano al collo nei punti «finestre del Cielo»
5 – Arrivano alla testa (VG20)

Fig. 23 – Canali Distinti (Bie). Decorso di massima.

Complessivamente i Jing Jin rappresentano delle catene muscolari, che si articolano in determinati punti. Il bambù dà l'idea della crescita rapida, ritmata dai nodi, che evocano la nozione di articolazione, di divisione e ritmicità del tempo; ma al bambù è connessa anche l'idea di flessibilità. La carne, intesa come assunzione di forma e di individualità materiale, insieme all'idea di forza, comunica anche quella di movimento e della espressività del corpo.

I Canali Jing Jin sono descritti nel cap. 13 del LS, dove si parla del loro percorso e delle modalità per il loro trattamento. I Jing Jin scorrono nelle zone superficiali del corpo seguendo il decorso dei Canali Principali da cui prendono il nome (sono quindi anch'essi in numero di dodici), ma occupano una porzione più ampia ed estesa rispetto a quelli Principali, andando a irrorare i muscoli e restringendosi in determinati punti, spesso in corrispondenza delle articolazioni. Ogni Canale tendino-muscolare comanda un numero definito di fasci muscolari, ciascuno dei quali ricopre un determinato spazio dell'insieme muscolo-tendineo e osseo del corpo. Abbiamo affermato che i Jing Jin sono i Canali più superficiali: questa è una delle loro funzioni fondamentali che è quella di protezione dalle Xie (energie patogene esterne). Questa, in generale, è una caratteristica di tutti i Canali Secondari, ma, per quanto riguarda i Jing Jin, assume un valore particolare, anche perché, a livello di questi Canali, circola soprattutto energia di difesa Wei.

I Canali tendino-muscolari rappresentano quindi una barriera difensiva alla penetrazione di energie patogene esterne (Freddo, Vento, Umidità, Calore e Secchezza), che sono «bloccate» a livello muscolare, e quindi superficiale, per salvaguardare le zone più profonde del corpo, gli Organi e i Visceri. I Jing Jin riflettono lo stato muscolare e scheletrico dell'organismo: dall'atteggiamento posturale al controllo dei muscoli che regolano gli sfinteri e di quelli lisci di tutti gli organi.

L'energia Wei, a livello psicologico, rappresenta la qualità istintiva dell'individuo, è un livello di energia inconscio, che si potrebbe definire reattivo, automatico, come i riflessi neurologici. Così l'attività muscolare che si riflette sulla postura e sull'andatura è un'attività inconscia, che si determina sin dai primi riflessi che compaiono alla nascita e si sviluppano per tutta la vita. Secondo la MTC questi riflessi alla fine possono essere ripetuti in modo automatico, e quindi dar luogo ad abitudini che, se non corrette, conducono a diverse patologie.

La comprensione del ruolo dei Canali tendino-muscolari ci può aiutare a comprendere il modo in cui noi ci «muoviamo nel mondo», poiché «la qualità della vita si riflette nella qualità del movimento». Questo aspetto inconscio si esprime in tre riflessi motori fondamentali, tre modalità di reazione diversa, che si collegano ai Tendino-Muscolari Yang (agli Yang in quanto i Tendino-Muscolari sono molto Yang e legati al movimento):

1) Tae Yang: andare avanti
2) Yang Ming: arrestarsi
3) Shao Yang: scegliere (far movimento e arresto del movimento).

Tae Yang. Rappresenta la modalità con cui il corpo procede nella vita. La posizione del corpo del bambino appena nato è raccolta, molto circolare. Subito dopo la nascita, si manifesta il riflesso di alzare la testa. Secondo la filosofia cinese questo è un tentativo da parte dell'individuo di guardare in avanti, verso il futuro. S'inizia a cogliere il concetto del tempo e si può accettare o rimuovere ciò che compare davanti a sé.

Dopo qualche settimana, a partire dalla regione lombare, inizia a comparire un altro riflesso: la tendenza alla posizione eretta. L'individuo, non solo diviene capace di vedere quello che c'è di fronte, ma apprende anche la possibilità di muoversi nello spazio; non solo vede davanti a sé, ma è anche in grado di muoversi e di farlo in una determinata direzione.

Il modo in cui ci muoviamo è completamente inconscio: attiviamo queste due aree (cervicale e lombare), per procedere nella vita. Nelle società moderne, in cui c'è sempre qualcosa da fare e si è spesso in continuo movimento, sono sempre più frequenti i disturbi a livello della zona cervicale e lombare. Non si tratta di un problema soltanto relativo ai muscoli o alla colonna vertebrale: questi disturbi indicano che ci si muove sempre, non ci si ferma mai, che si è molto più veloci con il pensiero rispetto a quanto il corpo non possa fare.

Yang Ming. Il riflesso Yang Ming è un riflesso di arresto. Immaginiamo di camminare e di sentire improvvisamente un rumore molto forte; l'atteggiamento è quello di fermarsi, di contrarre i muscoli in atteggiamento di chiusura. Fermando brutalmente il movimento, si contraggono i muscoli orbicolari e quelli che circondano la bocca, le mani, il petto, il muscolo retto addominale e la zona pelvica si contraggono verso il centro del corpo. Tutto questo avviene in modo così veloce che non è percepibile; il corpo tende a restringersi.

Se nel movimento della vita s'incontrano spesso delusioni, separazioni, lutti, a livello inconscio prevale questo riflesso Yang Ming. Per esempio, se si contraggono soprattutto i muscoli del petto, si può sviluppare una patologia asmatica; oppure possono prevalere contrazioni a livello addominale con conseguenti problemi digestivi o contrazioni della zona pelvica che conducono a disturbi dell'apparato urogenitale.

La comprensione di questo meccanismo dovrebbe aiutarci a prendere coscienza di questi movimenti inconsci, automatici, e quindi permetterci di cambiare le abitudini del corpo, in modo consapevole.

Osservando il modo di muoversi di un individuo si può capire cosa c'è che non va. Per esempio, prendiamo in considerazione una persona molto attiva, con molti impegni; questa tenderà a far prevalere movimenti di estensione della colonna, tanto che le braccia tenderanno a rimanere dietro la schiena. Se quest'individuo va in pensione, si trova ad arrestare il suo movimento Tae Yang per assumere un movimento Yang Ming. Se il passaggio avviene in modo conflittuale, l'individuo non è pronto alla trasformazione, resta l'abitudine dell'atteggiamento Tae Yang che rimarrà a livello della testa, mentre il resto del corpo assumerà un atteggiamento Yang Ming. Ciò comporta un cambiamento della postura dell'individuo: la sua testa rimarrà protesa in avanti, per il desiderio e il pensiero di muoversi, ma il resto del corpo restera indietro. È la postura tipica degli anziani.

Shao Yang. Il riflesso Shao Yang rappresenta la fluttuazione, la scelta, l'andare avanti e l'andare indietro, il domandarsi cosa fare; l'avere un portamento «sbilanciato» può indicare un'alterazione dei Tendino-Muscolari Shao Yang.

Anche i Tendino-Muscolari Yin saranno comunque interessati al movimento, ma in modo differente rispetto a quelli Yang. Per esempio, disturbi articolari a livello degli arti superiori o inferiori, che si acuiscono a gomiti o ginocchia estesi, indicano che sono interessati i Jing Jin Yang; se invece la sintomatologia si esacerba in seguito a movimenti eseguiti a gomiti o ginocchia flesse, danno indicazione di un coinvolgimento degli Jing Jin di tipo Yin e in modo più specifico:

Gomiti e ginocchia estesi
Se il dolore aumenta in:

Estensione (Abduzione)	Jing Jin Tae Yang
Rotazione	Jing Jin Shao Yang
Contrazione	Jing Jin Yang Ming

Gomiti e ginocchia piegati

Se il dolore aumenta in:

Flessione (Abduzione)	Jing Jin Tae Yin
Rotazione	Jing Jin Shao Yin
Con qualunque movimento	Jing Jin Jue Yin

La prevalenza di una catena muscolare piuttosto che un'altra, e quindi l'atteggiamento posturale, danno molte indicazioni riguardo alla qualità della nostra vita e il nostro modo di rapportarci a essa.

L'interessamento dei diversi Jing Jin può essere interpretato anche in senso simbolico, così:

• le gambe rappresentano la possibilità di spostamento verso una meta; simboleggiano tutte le possibilità di ognuno

• le braccia rappresentano il mondo in cui mi muovo, lo strumento con cui manipolo il mondo, una volta che sono arrivato alla meta. Le mani rappresentano il mio rapporto con il mondo, lo spazio e il modo in cui lo «manipolo».

Inoltre, i Jing Jin controllano i muscoli lisci di tutti gli organi, e in particolare:

• i Jing Jin delle braccia Yang controllano le funzioni respiratorie e cardiache

• i Jing Jin delle gambe Yin controllano le funzioni genitali e pelviche

• i Jing Jin delle braccia e delle gambe insieme controllano l'apparato digerente e il sistema nervoso autonomo.

La sequenza circolatoria dei canali Jing Jin inizia con i Canali Yang delle gambe; prosegue con i Canali Yang delle braccia, continua con i Canali Yin delle gambe, per finire con i Canali Yin delle braccia. Il punto di convergenza è il diaframma; per questa ragione si dice nei testi che la dimora della Wei Qi è il petto, e spesso le contrazioni muscolari sono collegate con un blocco del respiro. Così, attraverso la respirazione, è possibile sviluppare la consapevolezza delle tensioni muscolari.

Al termine di questa breve disamina, possiamo concludere che le patologie che si possono trattare attraverso i canali Tendino-Muscolari sono:

- traumi e disturbi muscolo-scheletrici
- malattie neurologiche
- affezioni acute di orecchio naso e gola
- malattie dermatologiche
- turbe emotive.

CANALI CURIOSI O STRAORDINARI (QI JING BA MAI)

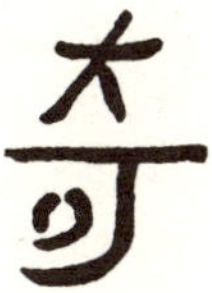

L'ideogramma Qi di Straordinario, molto differente dall'omofono Qi di Energia, significa: «raro, sorprendente, strano, sconcertante, imprevisto, meraviglioso». Quindi, il termine Qi si riferisce a qualcosa che non fa parte del corso ordinario della vita, qualcosa che rientra nell'ordine del meraviglioso, del sorprendente, di ciò che è fuori dell'ordinario.

Il termine Qi si contrappone a quello di Zheng, che indica la norma, ciò che è dritto, corretto, giusto. Ciò che circola normalmente nei Canali è energia Zheng, ossia regolare, normale; se c'è un'aggressione qualsiasi da parte di un'energia climatica, affermiamo che i Canali sono stati invasi da energia prevaricante Xie, ma ciò non significa altro se non che la circolazione energetica non si svolge più secondo la norma. Quindi Zheng indica la vita normale, di tutti i giorni, la regolarità. Qi si riferisce, invece, a qualcosa che è fuori dell'ordinario, qualcosa che irrompe soltanto in alcuni momenti particolari con la nozione di «meraviglioso». Potremmo paragonare Zheng ai giorni feriali della settimana e Qi a dei giorni particolari come la domenica oppure a un giorno di festa, ossia a quei momenti che non fanno più parte del corso regolare della vita di tutti i giorni. In genere le feste sono legate alle celebrazioni religiose che mettono in contatto con qualcosa nell'ordine del meraviglioso e del soprannaturale.

Jing, lo abbiamo già visto a proposito dei Canali Principali, designa in generale tutti i Canali Energetici. Anche l'ideogramma di Mai è stato già discusso: in generale significa vaso, polso, forza vettorizzata.

Ba significa otto. I Canali Principali, Jing Mai, sono in numero di dodici; in senso simbolico, il numero dodici rappresenta l'espressione dell'insieme di possibilità esistenti nel mondo manifesto. Esistono dodici segni nello Zodiaco, l'anno ha dodici mesi e ci sono dodici ore in un giorno (l'ora cinese dura il doppio della nostra), dodici significa quindi un ciclo completo, inoltre il numero dodici è divisibile per sei, per tre e per quattro. Quindi il numero dodici corrisponde a una totalità; come ci sono dodici Canali Principali che percorrono il corpo, allo stesso modo ci sono dodici ore in un giorno e dodici mesi in un anno.

Il numero otto ha un significato completamente differente.

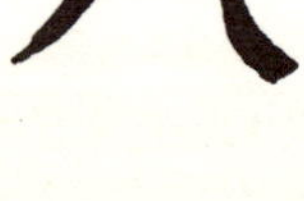

Ba

Nell'ideogramma di otto vi sono due linee che si incontrano e che rappresentano l'emblema della divisione. Infatti, se si traccia il simbolo di tetto con il simbolo di otto l'ideogramma significa «separare». Inoltre, il numero otto è un numero intermediario tra ciò che è in alto e ciò che è in basso e si può affermare che opera la separazione, oppure l'unione, perché è situato nel mezzo, tra l'alto e il basso.

Nell'architettura cinese, per esempio, tutto il simbolismo è basato sul quadrato e sul cerchio: la Terra è quadrata; il Cielo è rotondo. Nelle costruzioni, spesso si crea una base quadrata sulla quale è posta una cupola; ciò rappresenta l'unione del Cielo con la Terra: per muoversi dal quadrato della base al cerchio della cupola, si passa attraverso l'ottagono e, quindi, il numero otto può essere considerato come simbolo del passaggio dalla Terra al Cielo.

In un antico testo cinese, *I Ching*, compaiono otto trigrammi, che vanno a comporre 64 esagrammi (8x8). I 64 esagrammi si riferiscono alle mutazioni, ai cambiamenti (*I* vuol dire appunto cambiamento), a ciò che si avvererà. Il cambiamento rappresenta tutto ciò che avviene fra Cielo e Terra, cioè nella vita, che è, essenzialmente, cambiamento. Ecco allora l'8, gli otto Trigrammi, come strumento per conoscere e prevedere tutto ciò che avviene fra Cielo e Terra.

Anche nelle scritture cristiane ritroviamo il numero otto. Per esempio, nell'*Apocalisse*, dove si parla del trono divino circondato da otto angeli; questi otto angeli esistono anche nella tradizione islamica.

Questi stessi simboli li ritroviamo anche nel Ming Tang, il Tempio dell'Imperatore Cinese, che ha una base quadrata e otto colonne che sorreggono un tetto circolare: le otto colonne simbolizzano il mondo intermedio.

In Cina si parla anche degli otto venti, e c'è un'analogia, un parallelismo simbolico, tra la funzione che ha il vento e il ruolo che hanno gli angeli, in quanto il vento veicola le altre energie e l'angelo trasmette l'annuncio. Notiamo infine, che anche la rosa dei venti ha otto direzioni.

Il numero otto simbolizza insomma il passaggio tra due mondi: il divino e il terreno, il Cielo e la Terra. È per questo motivo, che si ritiene che gli otto Canali Straordinari abbiano una parte importante nelle funzioni di procreazione dell'uomo: la procreazione permette il passaggio dalla non vita alla vita, che in MTC è definito come il passaggio dal Cielo Anteriore (potenzialità) al Cielo Posteriore (attuazione). Dopo la nascita, nel mondo manifesto, questa funzione si realizza nella capacità di attuare le potenzialità presenti in ogni individuo.

Secondo la scuola francese di agopuntura, in base al simbolismo legato al numero otto, i Canali Straordinari permettono all'uomo di entrare in rapporto con una dimensione sacra, divina, poiché creano un legame tra l'uomo (Terra in questa situazione) e il Cielo.

Secondo Jeffrey Yuan, i Canali Straordinari sono otto per porre l'accento sul fatto che si formano e attivano nel periodo intrauterino, periodo in cui non sono ancora attivi i Livelli Energetici Yang Ming (Canali di Grosso Intestino e Stomaco), Jue Yin (Canale di Ministro del Cuore e Fegato), che si destano dopo la nascita: lo Yang Ming è deputato all'assorbimento e alle eliminazioni delle Energie del Cielo Posteriore e lo Jue Yin, in quanto rappresenta lo Yin assoluto, che corrisponde alla fase di passaggio dalla vita alla morte. Da questo deriva il fatto che tutti i punti detti di «apertura», di attivazione dei Canali Straordinari sono posti in corrispondenza dei canali Tae Yang, Shao Yin, Shao Yang e Tae Yin.

Le funzioni principali dei Qi Jing Ba Mai

Queste funzioni sono le seguenti:

- funzione di trasmissione della vita, intesa sia come procreazione materiale, discendenza, sia immateriale, continua capacità di rinnovarsi, di creare la vita ogni giorno
- funzione di regolazione
- funzione di difesa (come tutti i Canali Secondari).

Funzione di trasmissione della vita. I Canali Straordinari rappresentano il sistema energetico che ci permette di ricrearci ogni giorno e che allo stesso tempo ci fornisce i mezzi per procreare sul piano materiale e per creare su quello psichico, energetico e spirituale. Ciò è determinato sia dal fatto che i Canali Straordinari intervengono nell'embriogenesi e rappresentano la diffusione di tutti i soffi originali al momento del concepimento e che restano attivi durante tutta la vita, sia dal fatto che a livello di questi Canali circola prevalentemente energia Yuan, che è l'energia «sorgente», costituzionale. Ecco perché i Qi Jing Ba Mai sono dei canali che definiscono delle costituzioni ben precise, ognuna delle quali ha in sé la potenzialità di esprimersi, attraverso la trasformazione e la creazione, in modo autentico e originale.

Secondo Jeffrey Yuan, l'energia Yuan ha due elementi fondamentali: il fato e il destino. Il fato ci è dato alla nascita, è un'energia potenziale che non si può trasformare; rappresenta le fondamenta su cui si costruisce la vita, la nostra costituzione profonda e immutabile.

Il destino, invece, simboleggia il modo in cui ciò che ci è stato dato alla nascita si trasforma nel tempo. Il destino è modificabile, è un'energia cinetica; è ciò che costruiamo, che creiamo, a partire dalle fondamenta, ed è variabile in base alle nostre capacità e possibilità espressive. Secondo la MTC il nostro destino è strettamente legato al funzionamento dei Canali Straordinari.

Ricordiamo che la Yuan Qi, dalla zona del Ming Men, è distribuita a tutto l'organismo attraverso tre vie particolari:

1) Ramo che irriga il Cuore, il Ministro del Cuore e il Polmone

2) Ramo di partenza del canale del Triplice Riscaldatore («la Yuan Qi che circola nel TR si occupa del Qi degli organi»,NJ, diff. 31)

3) Ramo comune dei Canali Straordinari.

In particolare, la Yuan Qi che circola nei Qi Jing Ba Mai permette l'attivazione degli Shen degli Organi e del Jing dei Visceri Curiosi.

Funzione di regolazione. La funzione di regolazione dei Canali Straordinari è ben descritta nel *Nan Jin* alle difficoltà 27 e 28, dove si paragonano i Canali Principali ai fiumi e i Qi Jing Ba Mai ai laghi, capaci di assorbire le eventuali piene dei fiumi o di integrarne le carenze. Da questa osservazione consegue che i Canali Straordinari hanno la funzione di regolare la circolazione energetica di tutti gli altri Canali e di sovrintendere e organizzare le trasformazioni dell'energia.

Possiamo anche dire che i Canali Principali rappresentano un dinamismo più superficiale e quindi più visibile, mentre gli Straordinari, i laghi, riserva di acqua, hanno un dinamismo più occulto, ma carico di possibilità.

Funzione di difesa. Gli otto Straordinari svolgono anche, come tutti i Canali Secondari, una funzione difensiva nei confronti delle Energie patogene esterne. In questo caso le manifestazioni cliniche sono soprattutto di tipo osteoarticolare e muscolari.

Classificazione dei Qi Jing Ba Mai

Gli otto Canali Straordinari sono tradizionalmente suddivisi in due gruppi, in base al loro luogo di origine: quattro di loro sorgono dai Reni, o meglio dal Ming Men, e altri quattro dai piedi.

I Reni, come pure i piedi, hanno grosso modo la forma di un embrione visto di profilo e, non a caso, come l'embrione, rappresentano simbolicamente le potenzialità di ognuno di noi. Queste due regioni, da un punto di vista energetico, corrispondono al luogo in cui sorge l'energia, e quindi hanno una connotazione di «originario»: rappresentano il punto di partenza della creazione. Inoltre, il gruppo di Canali Straordinari legati ai Reni è responsabile del passaggio dal Cielo Anteriore (potenzialità) al Cielo Posteriore (attuazione). Grazie a questi Canali, iniziano tutte le trasformazioni che permettono, durante l'embriogenesi, alla cellula primordiale di dividersi e di creare un numero incalcolabile di cellule figlie, che si differenziano e vanno a costituire il corpo umano in tutta la sua complessità.

Il primo gruppo dei Qi Jing Ba Mai, chiamato anche di 1ª Generazione, è quello più ancestrale e, secondo alcuni autori, può essere riferito al nostro patrimonio genetico.

Il gruppo di Canali Straordinari che, invece, sorge dai piedi rappresenta il Cielo Posteriore, o meglio ancora, le modalità di gestione, da parte di queste Energie Ancestrali, del rapporto con il Cielo Posterioe e cioè la relazione dell'individuo con il mondo. Si manifestano in un secondo tempo, andando a completare l'azione del primo gruppo e rappresentano l'evoluzione continua della nostra vita. Alcuni autori suddividono quest'ultimo gruppo in due ulteriori sottogruppi, definiti di 2ª Generazione (Wei Mai) e di 3ª Generazione (Qiao Mai).

Denominazione e descrizione dei Canali Straordinari

I quattro Canali Straordinari che originano dai Reni sono:

- Chong Mai, Du Mai, Ren Mai e Dai Mai

I quattro Canali Straordinari che originano dai piedi sono:

- Yin e Yang Qiao, Yin e Yang Wei

Vediamo singolarmente ognuno di questi otto canali.

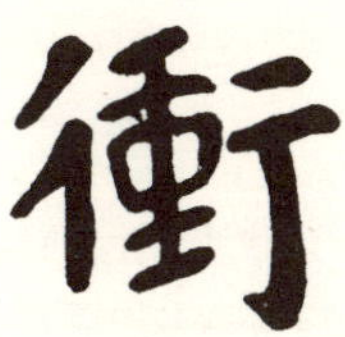

Chong Mai. Il termine Mai è quello che designa i vasi, già visto a proposito dei Canali Principali.

L'ideogramma Chong è molto complesso; la parte sinistra e la parte destra compongono l'ideogramma Xing che significa cammino, e vedremo che è lo stesso adoperato per descrivere i cinque Movimenti. La parte centrale dell'ideogramma significa «pesante, grave» e denota qualcosa che è nell'ordine della pesantezza. È un ideogramma che ha vari tratti e indica anche un assembramento, un punto di passaggio, una grande strada, un incrocio, avanzare dritto verso qualcosa, precipitare per irrompere, lanciarsi contro. Quindi Chong ha in sé la nozione di un movimento potente, di qualcosa che precipita, che irrompe, che è impetuoso, vigoroso. È il canale più antico, il primo Canale Straordinario che appare, e rappresenta la forza vitale potente che si concentra in un determinato luogo per far sì che la vita appaia, si manifesti, organizzando tutto lo sviluppo energetico dei Canali. Se ci troviamo di fronte a turbe costituzionali, che potremmo definire genetiche, è lecito pensare a un'alterazione di questo Canale.

Il Canale Chong Mai è alla base della vita e rappresenta la potenzialità che deve zampillare nell'individuo, e che ne definisce la vitalità stessa, permettendogli di evolvere attraverso la trasformazione. Un'alterazione di questa funzione può manifestarsi con un abbassamento del tono dell'umore, e quindi con uno stato depressivo.

Il Chong Mai regge tutte le mutazioni del corpo e della psiche nelle diverse fasi della vita. Ogni volta che un individuo presenta disturbi patologici nei momenti importanti di cambiamento, come, per esempio, la presenza di acne nel periodo adolescenziale o le turbe della menopausa, o, ancora, un aumento sproporzionato di peso dopo il matrimonio, dobbiamo pensare a un interessamento del Canale Chong Mai.

Il canale straordinario Chong Mai è denominato «mare del sangue», per questa ragione nell'uomo aiuta e favori-

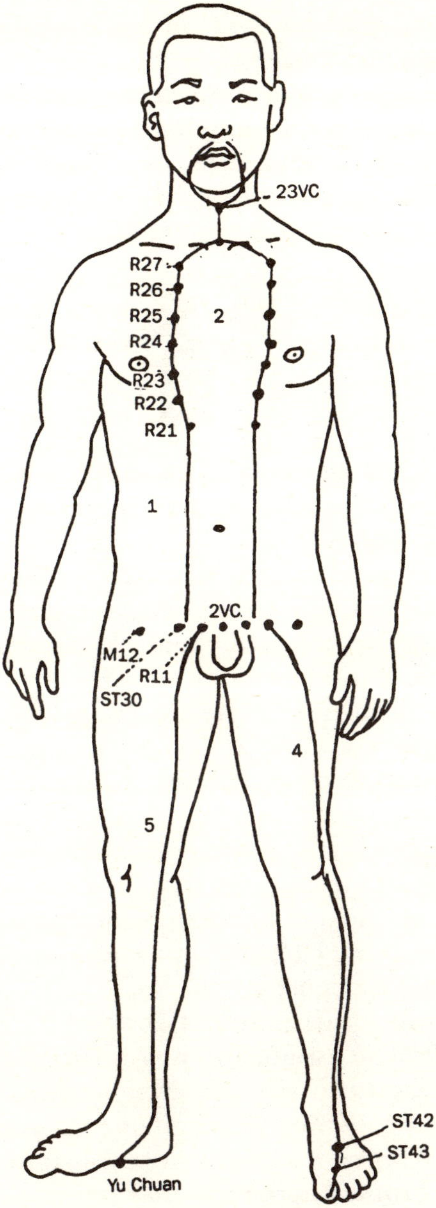

Fig. 24 – Chong Mai.

sce la crescita della barba e dei baffi, mentre nella donna regola il ciclo mestruale.

Inoltre il Chong Mai è un grosso canale che dirige la Yuan Qi verso i Visceri e gli Organi, e perciò è anche chiamato «mare dei dodici Canali, dei cinque Organi e dei sei Visceri». Tutte le patologie gravi o croniche possono quindi ripercuotersi sul canale Chong Mai.

督

Du Mai. L'ideogramma Du significa complessivamente sorvegliare, ispezionare, controllare, correggere, generale, governatore, viceré.

La parte in alto a sinistra è una pianta di fagiolo con due rami che pendono; la parte inferiore rappresenta l'occhio che controlla che tutto vada bene, la parte destra indica la mano destra. L'insieme rappresenta una potente crescita verso l'alto (le piante di fagiolo crescono molto in alto) sotto un vigile controllo (l'occhio) e opportuni aggiustamenti (la mano, la cui funzione è di «manipolare», modificare).

Il canale Du Mai corre lungo la colonna vertebrale e giunge fino alla testa e alla bocca. È un canale che ha, come solo un altro dei Canali Straordinari, il Ren Mai, punti propri, punti cioè che non sono posti lungo il tragitto dei Canali Principali.

La funzione principale del Du Mai è di sostenere la colonna, affinché assumiamo una buona postura eretta, e di controllare tutto ciò che avviene in ogni individuo. Alcuni autori lo hanno denominato «Vaso di Controllo», proprio per porre l'accento sulla funzione di direzione generale su tutto l'apparato energetico, facendo sì che ogni parte del corpo funzioni bene. Inoltre, alla funzione

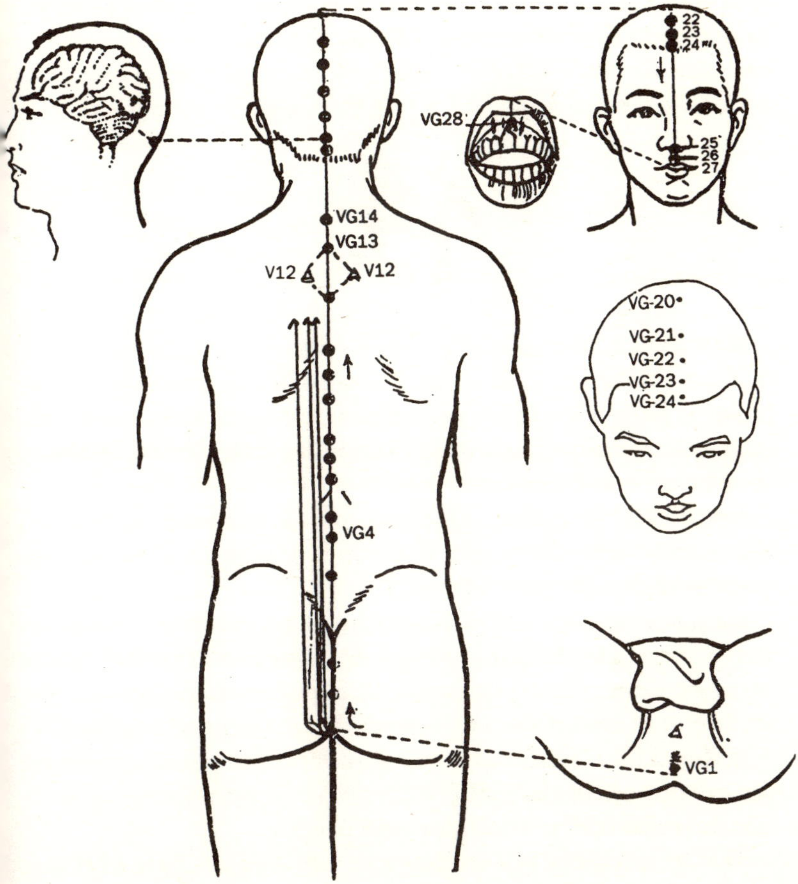

22
23
24
VG28
25
26
27
VG14
VG13
V12
V12
VG-20
VG-21
VG-22
VG-23
VG-24
VG4
VG1

Fig. 25 – Du Mai.

di controllo è associata anche quella di correzione: la mano, rappresentata nell'ideogramma, ha proprio il significato di correggere e di aggiustare.

Il canale Du Mai è il canale più Yang del corpo (e decorre nelle zone più Yang); riassume tutti gli Yang, quindi simboleggia il governo, la regola, il senso di responsabilità, la razionalità. Spesso, se il canale Du Mai è alterato, sono presenti disturbi a livello della colonna vertebrale che possono andare dalla scoliosi a una sintomatologia algica.

任

Ren Mai. L'ideogramma Ren significa occupazione, lavoro di cui si è incaricati, la carica pubblica, la funzione, adoperare, assumere la responsabilità di qualcosa, essere in carica di, mettere la propria fiducia in, dare libero corso a, sostenere, resistere, tenere testa, avere forza di. In generale il significato di questo ideogramma è quello di assumere una carica, assumere una funzione, assumersi il peso e la responsabilità di qualcosa.

La parte sinistra dell'ideogramma rappresenta l'uomo in senso generale; la parte destra è l'ideogramma del nono tronco celeste che significa adulare, essere incinta, concepire; da cui, il nome Vaso Concezione dato a questo canale.

Il Ren Mai è un Canale che circola nella parte anteriore del corpo, parte dal pube e arriva al mento; anche questo canale, come il Du Mai, ha punti propri.

Tra le funzioni più importanti del canale Ren Mai c'è quella di controllare la gravidanza; in questa situazione la donna «ha in carico» un essere vivente. Questo Canale può essere interessato in caso di sterilità.

Nell'ideogramma Ren c'è un'immagine che rende bene il senso di questo canale, che è quella di un uomo che

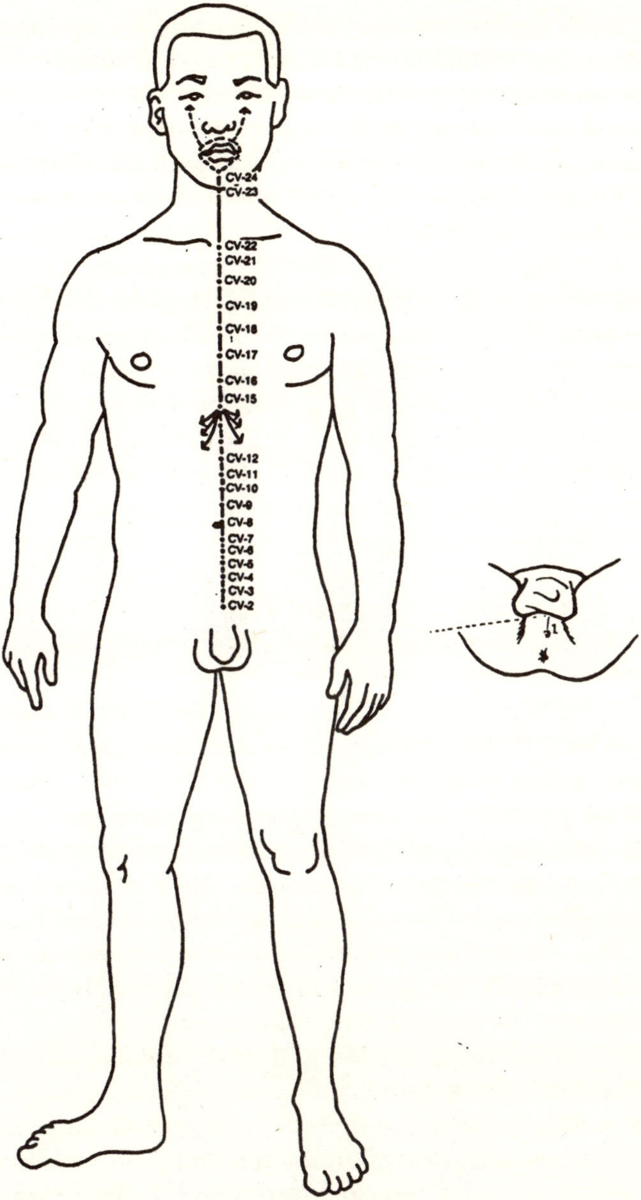

Fig. 26 – Ren Mai.

porta un carico con un bastone, o meglio, che è curvo, piegato, per sostenere il peso del carico. Il Ren Mai sostiene le possibilità di portare questo pesante fardello, che è la propria vita, sia sul piano fisico sia su quello psichico. Quando questo carico è eccessivo, può accadere di non reggerlo, ecco la presenza, sul piano fisico, di ernie vertebrali oppure inguinali.

Il Ren Mai è il Canale più Yin del corpo (decorre nella zona mediana anteriore); ricapitola tutti i fenomeni Yin nell'uomo ed è legato all'organizzazione della vita in senso materiale (per es. bere, mangiare, dormire) in modo che l'individuo si assuma la responsabilità di gestire bene il proprio corpo. Quando il Ren Mai funziona bene, si afferma che l'individuo sa essere una buona «madre» di se stesso, nel senso che sa prendersi cura di se stesso, sa accudirsi.

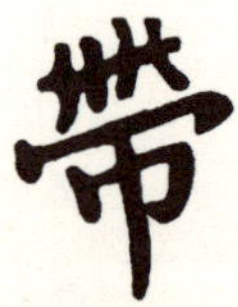

Dai Mai. L'ideogramma di Dai ha significato di cintura, benda, legaccio, sutura, nastro, portare in vita, portare in se stessi, portare con se stessi, condurre, dirigere.

La parte superiore dell'ideogramma rappresenta la cintura; la parte inferiore rappresenta degli oggetti che sono appesi alla cintura (ciondoli) e che vanno verso il basso.

Il Dai Mai è l'unico canale, a parte i Luo, che ha un decorso orizzontale. La sua funzione principale è di sostenere la vita, sia come zona anatomica energetica (la regione del corpo che va dal Ming Men all'ombelico) sia la vita in generale, intesa come vitalità (e sappiamo quanto Ming Men e Reni vi siano connessi). Inoltre, collegando tutti i canali tra loro, permette gli scambi dall'avanti all'indietro, ma soprattutto dall'alto in basso. Oltre a questa funzione di tenere uniti tutti i canali, si afferma che il Dai Mai dà

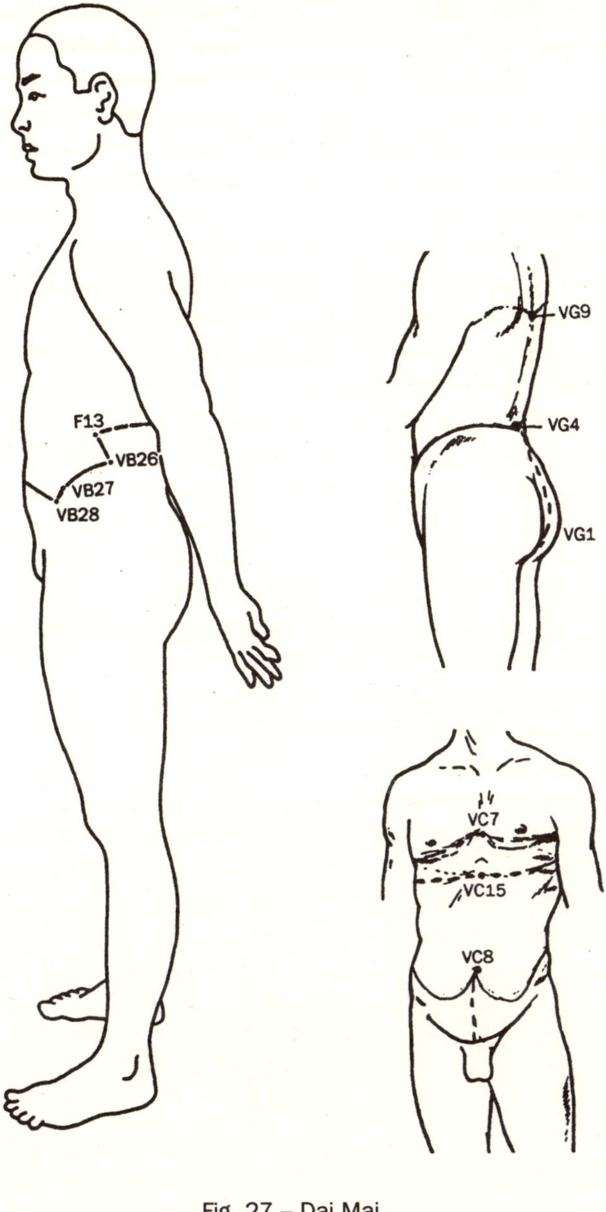

Fig. 27 – Dai Mai.

forza, perché cinge i Reni. Infatti anticamente, i guerrieri, prima della battaglia, o anche coloro che si accingevano a fare un lungo viaggio, si mettevano in vita una cintura alta, perché questo gesto simboleggiava «prendere forza», ma una forza che ha una direzione ben precisa, che dà un orientamento. In senso figurato, la funzione del Dai Mai è ben rappresentata dalla corda che tiene uniti i covoni di grano (gli altri Canali), in modo da poterli tenere in piedi.

Perciò si afferma che, quando il Dai Mai non è armonico, si prendono facilmente storte alle caviglie e si fa fatica a stare in piedi, cioè si fa fatica a dare una direzione forte e decisa al proprio muoversi.

Il Dai Mai ha anche un canale collaterale che si chiama Bao Mai, che conduce l'energia del Dai Mai dalla fascia in vita alla parte superiore del corpo (petto). Il percorso del Bao Mai può essere immaginato come un circuito longitudinale centrale, perpendicolare al Dai Mai che ha invece un percorso trasversale. Secondo Gilles Andres, i Canali Straordinari che nascono dalla zona dei Reni possono essere paragonati agli assi della terra:

- L'equatore è rappresentato dal Dai Mai
- Il limite anteriore è il Ren Mai
- Il limite posteriore è il Du Mai
- L'asse centrale profondo è il Chong Mai.

Nei testi antichi quando è rappresentato il canale Chong Mai la figura dell'uomo è presentata con un taglio sagittale, per porre l'accento sul fatto che questo canale ha un percorso molto profondo.

蹻

Qiao. L'ideogramma è complesso. La parte sinistra rappresenta un piede, il significato specifico è quello di alzare

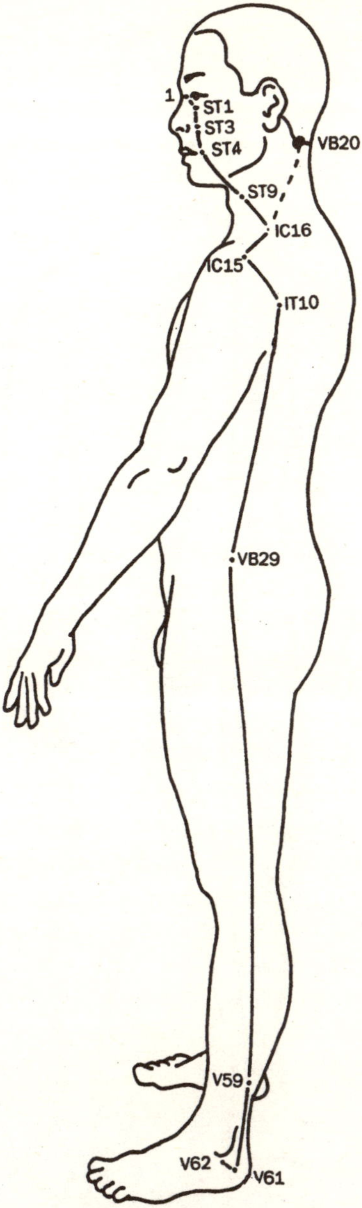

Fig. 28 – Yang Qiao Mai.

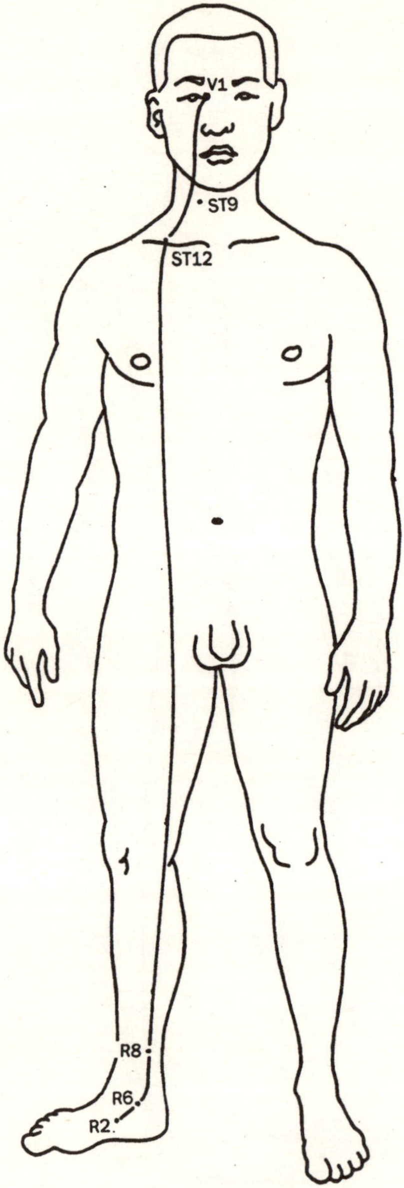

Fig. 29 – Yin Qiao Mai.

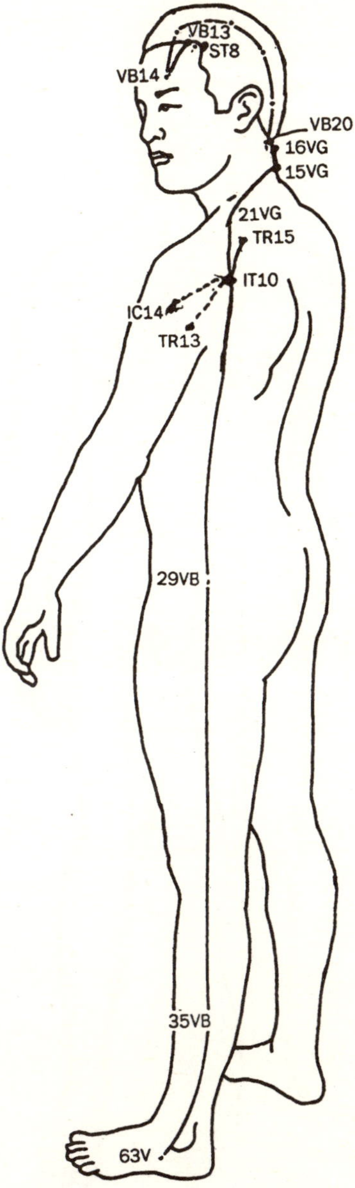

Fig. 30 – Yang Wei Mai.

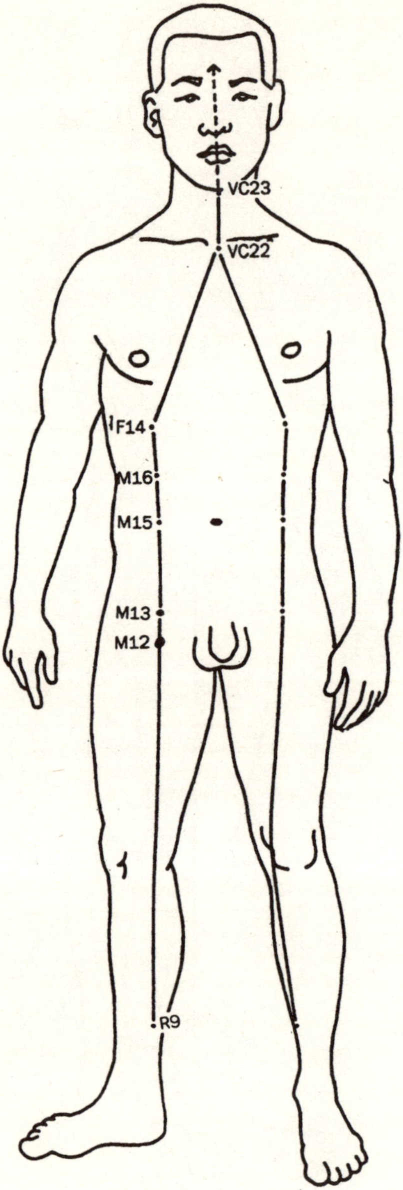

Fig. 31 – Ying Wei Mai.

il piede, alzarsi sulla punta dei piedi per vedere meglio. La parte destra significa alto, alzare, ma anche fingere, simulare, mascherarsi. C'è, quindi, una nozione di altezza e di piede, quindi il significato generale dell'ideogramma Qiao è «la vitalità che si raddrizza» nell'uomo per permettergli di vedere meglio, di intuire meglio.

I Canali Qiao Mai partono al di sotto del malleolo esterno (Canale Yang Qiao) e interno (Canale Yin Qiao), e arrivano entrambi agli occhi, a livello dell'angolo interno: hanno quindi una grossa relazione con gli occhi.

Simbolicamente, i Canali Qiao sono legati alla nozione di tempo, di ritmo; spesso un disturbo di questi Canali si manifesta attraverso l'alterazione del ritmo sonno-veglia. Lo Yang Qiao Mai governa la veglia e lo Yin Qiao Mai il sonno. Sono collegati al momento presente, alla capacità dell'individuo di vedere dentro di sé per quello che si è (Yin Qiao) e di vedere il mondo per quello che è (Yang Qiao). Ecco il loro legame con gli occhi e con il processo di consapevolezza individuale.

維

Wei. L'ideogramma Wei ha il significato di fibra, filamento, legame, annodare, riunire; ha anche il significato di fondamentale, di regola.

In vari ideogrammi ritroviamo la nozione di regola (per es. Jing e Zheng); nell'ideogramma che descrive i canali Wei il senso di regola è affiancato al concetto di rete. In particolare, Wei rappresenta la corda principale che assicura la coesione della rete. Se viene tolta la corda principale, tutto si sflilaccia, non c'è più strutturazione e organizzazione. Nella descrizione del termine Wei, si può notare quanto il linguaggio cinese sia figurativo e concreto nel contempo, esprimendo concetti molto sottili con immagini molto precise.

La parte sinistra dell'ideogramma è il radicale di seta, il filo che si svolge, la destra indica invece un uccello, forse per indicare come il mantenere la regola consenta poi il volo, l'evoluzione individuale.

Nel complesso, Wei ha il significato di regola, principio fondamentale, vuol dire mantenere, salvare, salvaguardare. Rappresenta quindi la regola che va preservata per poter riunire e riallacciare e proseguire nella vita.

La funzione principale dei Wei Mai è quella di armonizzare la distribuzione dello Yin e dello Yang negli spazi corporei. In particolare avremo che Yang Wei armonizzerà gli spazi Yang e lo Yin Wei quelli Yin.

I Canali Wei sono anche legati al processo di invecchiamento, al trascorrere della vita e al «legare» fra loro le sue diverse fasi: nascita, infanzia, adolescenza, maturità, vecchiaia e morte. Legando fra loro queste fasi, i Canali Wei danno il senso di continuità di un essere umano, che si riconosce, in tutte le varie fasi, come se stesso, in un cammino che parte dalla nascita e arriva fino alla morte.

Lo Yin Wei è più legato all'invecchiamento strutturale, sia fisico sia energetico (consumare la vita è essenzialmente consumare lo Yin). Lo Yang Wei, invece, è legato all'invecchiamento che deriva dal «consumare» la propria vitalità attraverso le scelte, i conflitti e le limitazioni che il vivere comporta.

I CANALI LUO - LUO MAI

絡

Il termine Luo significa filamenti, ramificazioni, rete, legare insieme, avvolgere. I canali Luo rappresentano una fitta e diffusa rete energetica, che ha il compito di connettere e nutrire tutte le zone del corpo, anche quelle non interessate dai Canali Principali. Infatti, la funzione principale dei Luo Mai è quella di far comunicare le varie parti del corpo tra loro (sinistra-destra, alto-basso, avanti-dietro) e anche quella di mettere in relazione l'uomo con l'ambiente circostante.

Il LS recita: «I canali Luo irrigano, con Energia e Sangue, tutte le parti del corpo, nutrono le ossa, i legamenti, la pelle e assicurano il funzionamento dei cinque sensi e dei sei orifizi». Questo brano illustra bene le funzioni di comunicazione fra le strutture interne dell'uomo e di quest'ultimo nella sua relazione con il mondo attraverso i cinque sensi.

Nei canali Luo Mai circola soprattutto energia Ying, nutritiva, quindi Sangue. Secondo Jeffrey Yuan, la Ying Qi è un'energia cognitiva, contrapposta alla Wei Qi come energia istintiva e inconscia. Rappresenta ciò che abbiamo imparato, ma per imparare ci muoviamo nel mondo e questo comporta lo sperimentare emozioni. È per questa ragione che i canali Luo sono spesso indicati nelle patologie interne collegate a turbe emotive.

Come tutti i Canali Secondari, i Luo Mai hanno anche una funzione difensiva, che però non è diretta, ma avviene attraverso la mobilitazione dell'energia Ying a sostegno dell'energia Wei. Per questo si afferma che i Canali Luo non hanno un rapporto diretto con le patologie legate alle Xie (energie patogene esterne); sono piuttosto i mediatori tra l'esterno e l'interno. Se, per esempio, le Xie stanno sopraffacendo la Wei Qi, la Ying Qi arriverà a suo sostegno, grazie ai Canali Luo. Attraverso questi Canali, la Ying Qi si trasforma in Wei Qi per soccorrere l'organismo nella lotta contro le Xie. Così, se abbiamo una patologia legata a fattori patogeni interni che aggrediscono la Ying Qi, la Wei Qi passerà nei Canali Luo e si trasformerà in Ying Qi per aiutare l'organismo a lottare contro i fattori patogeni in questione. Per questa ragione spesso i Luo sono definiti zone di «raddrizzamento» del Qi in base alle necessità.

Spesso i Luo Mai sono denominati Bie (ciò che si separa), ma questo termine è più specifico per descrivere i Canali Distinti; ciò ha creato notevoli errori di interpretazione dei testi antichi. Nell'idea di Bie vi è una nozione di separazione; Luo, invece, oltre a rappresentare qualcosa che si separa, indica anche che, dopo la separazione, avviene un collegamento tra le parti divise. Così, il sistema dei Luo Mai è costituito da ramificazioni che si separano dai Canali Principali per connetterli vicendevolmente; il Luo Mai si stacca dal Canale Principale e non vi ritorna, ma va a comunicare con un'altra parte del corpo. Perciò, usando una metafora efficace, si afferma che gli Jing Mai rappresentano l'ordito, i Luo Mai la trama di un tessuto. Un'altra metafora che rende bene l'idea della funzione che hanno i Canali Luo è quella della foglia: la foglia di un albero è costituita da venature che possono essere considerate principali, che rappresentano i Jing Mai, e da fitte ramificazioni, poste tra le venature principali, che uniscono le varie parti tra loro e portano il nutrimento ovunque, che rappresentano i Luo Mai.

Spesso i Luo Mai sono dialettizzati con i Jing Mai, in quanto i Canali Principali hanno una connotazione di qualcosa di invisibile all'occhio normale, una regola insita nel mondo manifesto, che è presente, ma non si vede; ciò che è manifesto, invece, appare a livello dei Canali Luo. In molti testi, per esempio, si parla della possibilità di vedere i Luo con gli occhi, a livello della pelle.

Sono descritti i seguenti Luo Mai:

- 12 Luo Trasversali (Heng Luo)
- 16 (15+1) Luo Longitudinali (Bie Luo).

A questi si aggiungono poi altri canali ancora più minuti e superficiali, che sono innumerevoli e hanno i nomi di Sun Luo, Fu Luo e Xue Luo.

Vediamo ora queste due categorie principali di Luo.

Luo Trasversali (Heng Luo)

Gli Heng Luo sono in numero di dodici, il termine Heng significa trasversale. Specificano la funzione di collegamento tra i Canali Principali appartenenti a uno stesso movimento, quindi accoppiati secondo il principio Biao-Li (ad esempio, Vescica-Rene).

Per i Canali Luo Trasversali non sono descritti dei tragitti in modo particolareggiato. Sappiamo che partono dal Canale Principale al punto Luo, per andare a connettersi con l'altro Canale collegato al primo, secondo l'accoppiamento Biao-Li. Questi Canali mettono in comunicazione la Wei Qi con la Ying Qi; trattando un determinato canale Luo Trasversale si tratta pertanto il Canale di appartenenza e quello accoppiato, con le relative strutture anatomiche e le varie corrispondenze.

Ecco una raffigurazione visiva del tragitto del Canale Luo Trasversale:

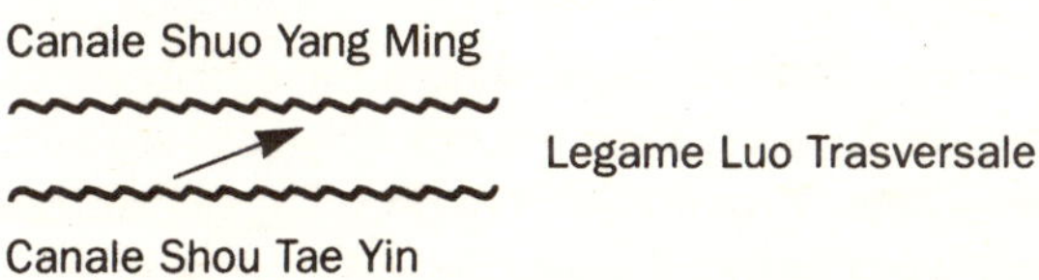

Luo Longitudinali (Bie Luo)

别

I Luo Longitudinali sono in tutto sedici; dodici di loro partono dal Canale Principale che ha lo stesso nome e seguono un tragitto che, grosso modo, ricalca quello del Canale Principale. A questi si aggiungono altri quattro

Canali Luo: il Luo del Canale Du Mai, il Luo del Canale Ren Mai, il Grande Luo della Milza e il Canale denominato «Xu Li» o Grande Luo dello Stomaco, descritto nel cap. 18 del *So Wen*.

Du Mai è un canale «straordinario» che decorre sul dorso, grosso modo lungo la colonna vertebrale. Ren Mai è invece situato lungo la linea mediana della parte anteriore del corpo. Questi due Canali Straordinari sono anche chiamati «Madre dei canali Yang» il primo e «Madre dei canali Yin» il secondo.

Nella pratica, i Canali Luo del Du Mai e del Ren Mai sono utilizzati per trattare in generale lo Yang e lo Yin del corpo. Il «Grande Luo della Milza» governa, invece, tutti i Luo Mai (Yin e Yang); infine, il «Grande Luo dello Stomaco», il sedicesimo Luo, riassume tutte le funzioni degli altri Luo. Per questa ragione spesso si afferma che i Canali Luo sono 15+1; proprio per distinguere la funzione che ha il Grande Luo dello Stomaco di riassumere le funzioni di tutti gli altri.

Il Grande Luo dello Stomaco si chiama Xu Li; Xu vuol dire vuoto e Li vento. È un Canale Luo «misterioso». Il *So Wen* afferma che esso attraversa il diaframma, interessa il Polmone (relazione Luo) ed emerge a sinistra, sul seno, dove i suoi battiti si trasmettono all'esterno e il Qi va nei vasi.

I Canali Luo Longitudinali specificano la funzione di governare tutti gli scambi tra l'uomo e il mondo esteriore; cioè tra l'uomo e tutti gli esseri che lo circondano. I Luo non raggiungono mai i rispettivi Organi, che sono invece toccati dai Canali Distinti. I Canali Luo Bie governano l'interazione con il mondo, la capacità di stabilire delle modalità di scambio che abbiano senso. Nel taoismo si dice che andiamo nel mondo un po' come per conquistarlo, per cercare qualcosa, per poter capire il mondo e quindi anche noi stessi.

I Canali Luo Longitudinali hanno a che fare, come tutti i canali Luo, con l'energia Jing postnatale, sono quindi molto influenzati dagli aspetti sociali e di relazione. Ma la relazione con il mondo esterno ci porta anche a guardarci dentro, ecco allora che l'attività dei canali Bie Luo risulta essere strettamente legata alla nostra interiorità, e in modo particolare alle emozioni che viviamo.

I Bie Luo, avendo questi due tipi di ripercussioni sul Qi, hanno sempre un forte impatto sulle emozioni. Per questo motivo il loro trattamento può cambiare profondamente il modo di essere di un individuo e si afferma che, se i Bie Luo sono stimolati in modo eccessivo o inadeguato, si possono creare alterazioni della personalità.

I Canali Bie Luo sono legati alla Ying Qi, e quindi al Sangue, e sono spesso usati negli individui che sono eccessivamente emotivi; poiché il Sangue è il luogo dove risiede lo Shen, che è strettamente legato ai vissuti emotivi. Quando si trattano i Canali Luo Longitudinali, si aiuta l'individuo a tralasciare la rigidità psicologica, a spostare e smantellare i parametri inautentici. Per questa ragione i Bie Luo sono considerati il limite, il confine tra l'interno e l'esterno.

La turba di un Bie Luo si ripercuote sempre con un'alterazione dei mezzi di contatto e, quindi, con un disturbo della comunicazione e dell'espressione, che può coinvolgere il linguaggio, la sessualità, la motilità, gli orifizi, la pelle, la nutrizione, il respiro e lo stato di coscienza.

Sun Luo

Sun significa nipote, discendente in linea diretta, colui che presenta le offerte. Possiamo comprendere questo termine, pensando il sistema dei Canali come un albero genealogico: se i Canali visti prima ne costituiscono il tronco (Canali Straordinari) e i rami principali (Canali Principali) e quelli secondari (gli altri Canali Secondari), i Sun

Luo ne rappresentano le ramificazioni più sottili, le ultime generazioni, i nipoti appunto.

I Sun Luo sono innumerevoli; essi originano dal Triplice Riscaldatore Medio, considerato come centro del corpo, da cui si distribuisce l'energia (Qi e Xue) verso la periferia.

La funzione dei Sun Luo è quella di distribuire Qi e Xue in profondità verso le ossa e i muscoli. I Sun Luo non sono dei Canali ben determinati, ma dei rami molto sottili, che generano, a loro volta, i Fu Luo.

Fu Luo

Fu significa galleggiare, fluttuare; ma vuol dire anche incostante, superficiale.

Anche i Fu Luo distribuiscono Qi e Xue dal centro verso le parti più superficiali del corpo: sono i capillari che irrigano la parte più superficiale del corpo, rappresentata dalla pelle e dalla carne.

Secondo l'agopuntore e sinologo francese Gilles Andres, i Fu Luo creano i Xue Luo.

Xue Luo

I Xue Luo sono i vasi capillari sanguigni, che controllano la circolazione del Sangue immediatamente sotto la pelle e costituiscono una specie di rete capillare.

I fluidi si trasformano in Sangue nel Triplice Riscaldatore Medio; il Sangue riempie e irriga gli Xue Luo e, poi, i Canali Principali. La patologia dei Xue Luo è legata a condizioni patologiche croniche con stasi di sangue.

La sintomatologia dei Canali Sun Luo, Fu Luo e Xue Luo si manifesta con:

- alterazione della nutrizione dei tessuti
- parestesie (Ma Mu) per ostruzione della circolazione Qi-Xue da parte delle energie perverse, oppure per la presenza di catarro (Tan)
- dolore.

V

I cinque Movimenti

La Teoria dei cinque Elementi o Movimenti (Wu Xing Xue) è, nella storia della Medicina Cinese, successiva a quella relativa allo Yin-Yang e si è sviluppata nella stessa scuola filosofica detta «Yin-Yang» durante il periodo degli Stati Combattenti (476-221 a.C.); difatti nel testo *Hong Fan* (*Grande Regola*), databile, all'incirca al 400 a.C., si legge (1,5,7):

> «Il primo si chiama Acqua, il secondo si chiama Fuoco, il terzo si chiama Legno, il quarto si chiama Metallo, il quinto si chiama Terra. Dell'Acqua si dice che idrata e scende, del Fuoco che brucia e sale, del Legno che si piega e si raddrizza, del Metallo che si conforma e si trasforma, della Terra che riceve il seme e lo matura».

Analizzando ora il termine «Wu Xing Xue», vediamo come sia la combinazione di tre espressioni «Wu» che significa cinque, «Xue» che significa teoria e «Xing» che può essere tradotto come fase, processo, movimento, agente, andare. Ciascuna di queste traduzioni, in realtà, non esprime completamente il senso di «Xing», perché, da un lato, dovrebbe indicare uno dei cinque costituenti di base della natura e, dall'altro, una funzione rappresentativa di uno dei cinque processi fondamentali, delle cinque qualità di base dei fenomeni naturali, delle cinque fasi di un ciclo e delle possibilità di cambiamento di un fenomeno.

Il termine «Elemento», in realtà, non rappresenta una traduzione letterale di «Xing», in quanto dà più enfasi all'aspetto sostanziale-materiale piuttosto che a quello ciclico-funzionale, anche se il suo uso è largamente accettato e diffuso in Occidente. Per questo preferiamo il termine Movimento, che meglio esprime il senso dinamico di queste cinque fasi.

I cinque Movimenti sono: l'Acqua-Shui, il Fuoco-Huo, il Legno-Mu, il Metallo-Jin e la Terra-Tu.

La Teoria dei cinque Movimenti classifica la maggior parte dei fenomeni naturali in cinque categorie e, pur essendo piuttosto rigida per poterli interpretare tutti correttamente, ha però il pregio di poter essere utilizzata nella diagnosi, nella eziopatogenesi e nella terapia.

Durante la dinastia degli Han Occidentali (206 a.C.-24 d.C.), la teoria dello Yin-Yang fu integrata con quella dei cinque Movimenti, determinando un unico sistema «Yin Yang Wu Xing Xue», concepito come un flusso del Qi, dove a ogni Movimento corrisponde una fase del ciclo a cinque di trasformazione ed evoluzione dello Yin-Yang.

La Terra, essendo la base d'ogni trasformazione, è collocata al centro, sede di passaggio da un Movimento all'altro.

La Teoria dei cinque Movimenti applicata alla Natura e all'Uomo. Il pensiero cinese antico, volto a collegare i differenti fenomeni e le diverse qualità, che si manifestano sia nel macro sia nel microcosmo, trova in ogni singolo movimento il simbolo rappresentativo del sistema delle corrispondenze, sistema che rappresenta una parte importante della Teoria dei cinque Movimenti. Quello delle corrispondenze è uno degli aspetti più tipici della Medicina Cinese, in quanto rappresenta il tentativo di collegare fra di loro fenomeni apparentemente estranei, ma che, in realtà, possono essere unificati in base a loro specifiche e comuni qualità intrinseche, a volte facilmente verificabili e altre più difficili da identificare. In questo contesto, risultano mirabili le corrispondenze fra i fenomeni naturali e il corpo umano, verificabili quotidianamente nella pratica clinica.

Corrispondenze fra cinque Movimenti e stagioni. Il ritmo stagionale ha come riferimento e come centro del sistema la Terra, nei suoi movimenti di rotazione e rivoluzione rispetto al Sole. Al massimo dello Yang, cioè alla luce e al calore, corrisponde il solstizio d'estate; al massimo dello Yin, cioè al buio e al freddo, corrisponde il solstizio d'inverno. Ne consegue che, ponendosi l'uomo con lo sguardo a mezzogiorno, l'equinozio di primavera è alla sua sinistra mentre l'equinozio d'autunno alla sua destra. Risulteranno così le seguenti corrispondenze:

- Fuoco: massimo dello Yang, luce e calore, estate (che rappresenta anche il culmine della crescita annuale della natura).
- Acqua: massimo dello Yin, buio e freddo, inverno (che rappresenta anche l'accumulo delle provviste per far fronte alla stagione fredda).
- Legno: passaggio dallo Yin allo Yang, dal buio alla luce, primavera (che corrisponde anche alla rinascita della natura dopo l'inverno).
- Metallo: passaggio dallo Yang allo Yin, dalla luce al buio, autunno (che corrisponde anche al raccolto delle messi).
- Terra: non corrisponde a una specifica stagione; essendo alla base d'ogni trasformazione e il centro, attorno al quale queste ultime ruotano, rappresenta quattro interstagioni, cioè il periodo di transizione fra una stagione e quella successiva, più specificamente i suoi ultimi diciotto giorni. A questo riguardo si fa notare come, in molti testi occidentali, alla Terra venga erroneamente associata la «Fine estate», per giustificare la sua posizione fra Fuoco /estate e Metallo/autunno.

Il *Lei Jing* (*Classico delle categorie*) del 1624 scritto da Zhang Jie Bin dice: «La Milza appartiene alla Terra che è di pertinenza Centro, la sua influenza si manifesta per diciotto giorni alla fine di ognuna delle quattro stagioni e non fa parte di nessuna stagione in particolare». È interessante osservare come, normalmente, i cambi di stagione siano accompagnati da perturbazioni caratterizzate da un aumento dell'umidità, che è l'energia cosmica associata alla Terra.

Corrispondenze fra cinque Movimenti e punti cardinali. Lo Yang corrisponde al Cielo, al calore, mentre lo Yin corrisponde alla Terra, al freddo. Rispetto a un osservatore che sia situato nell'emisfero Nord, com'è la Cina, e con lo sguardo rivolto a mezzogiorno, si avrà il massimo dello Yang, il Sole e il Sud, davanti e sopra di sé, mentre il massimo dello Yin l'ombra e il Nord, dietro di sé e in basso. Fissati così i primi due punti cardinali, automaticamente si risale agli altri due seguendo lo scorrere del Sole durante la giornata, perciò l'Est si troverà a sinistra e l'Ovest a destra. Risulteranno così le seguenti corrispondenze:

- Fuoco: massimo dello Yang, luce e calore, Sud.
- Acqua: massimo dello Yin, buio e freddo, Nord.
- Legno: passaggio dallo Yin allo Yang, Est.
- Metallo: passaggio dallo Yang allo Yin, Ovest.
- Terra: Centro della Terra.

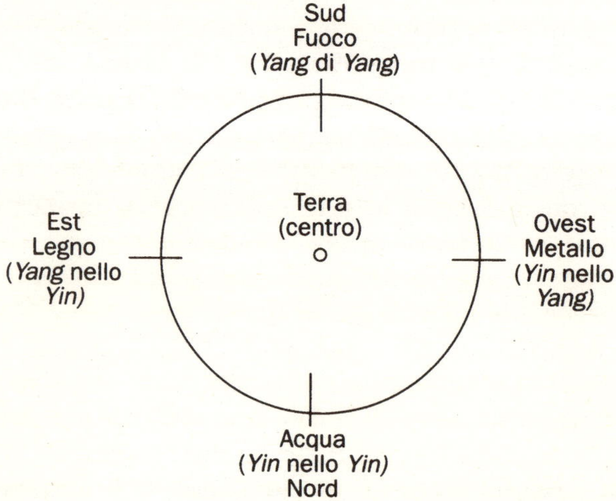

Corrispondenze fra cinque Movimenti ed evoluzioni. Un'altra caratteristica dei Cinque Elementi è quella di simboleggiare sia i processi evolutivi dello Yin-Yang sia le cinque direzioni di movimento dei fenomeni naturali.

- L'Acqua, essendo il culmine dello Yin, corrisponde al deposito, alla massima concentrazione e coesione della materia; in questo senso rappresenta la maggior potenzialità. Simboleggia il movimento verso il basso.
- Il Fuoco, essendo il culmine dello Yang, corrisponde alla massima attività e trasformazione della materia in energia; in questo senso rappresenta la maggiore dinamizzazione. Simboleggia il movimento verso l'alto.
- Il Legno, essendo il passaggio dallo Yin allo Yang, corrisponde alla nascita, alla crescita e alla fase d'accelerazione. Simboleggia il movimento d'esteriorizzazione e l'espansione in tutte le direzioni.
- Il Metallo, essendo il passaggio dallo Yang allo Yin, dall'atto alla potenza, corrisponde alla raccolta e alla fase di decelerazione. Simboleggia il movimento d'interiorizzazione.
- La Terra, essendo il Centro, è associata all'idea di nutrizione e trasformazione. Simboleggia la neutralità, la stabilità e l'equilibrio.

Le corrispondenze fra cinque Movimenti ed Energie Cosmiche. Il pensiero cinese utilizza, nell'interpretazione della natura e del corpo umano, la numerologia, cosicché il numero cinque è associato ai fenomeni terreni, mentre il sei a quelli del cielo; per questo motivo ci sono sei Energie Cosmiche o Climatiche: il Vento – (FENG), il Calore (RE), il Fuoco (HUO), l'Umidità (SHI), la Secchezza (ZAO), il Freddo (HAN).

A questi corrispondono:

- All'Acqua, massimo dello Yin, Nord, inverno: il Freddo.
- Al Fuoco, massimo dello Yang, Sud, estate: il Calore e il Fuoco (cioè il Calore al suo estremo), che sono energie

della stessa qualità ma di diversa intensità.

• Il Legno, passaggio dallo Yin allo Yang, Est, primavera: il Vento.

• Il Metallo, passaggio dello Yang allo Yin, Ovest, autunno: la Secchezza (particolarmente vero in Cina).

• Alla Terra è associato il concetto di nutrizione: sia nel terreno sia negli organi e tessuti questa avviene attraverso un processo di diffusione e filtrazione, simboleggiati dall'Umidità.

Le corrispondenze fra cinque Movimenti e Organi-Visceri. Rappresentano uno degli aspetti più importanti della teoria medica cinese. Il legame con gli Organi e Visceri in questo contesto segue l'abbinamento Biao-Li (dritto e rovescio della fodera).

• All'Acqua corrispondono i Reni e la Vescica, per l'evidente collegamento con il metabolismo dei liquidi.

• Al Fuoco corrispondono il Cuore e l'Intestino Tenue; per il Cuore si ricorre all'analogia fra Fuoco, colore rosso e sangue; per l'Intestino Tenue l'abbinamento risulta poco decifrabile.

• Al Legno corrispondono il Fegato e la Vescica Biliare, che, secondo la cronobiologia, hanno il loro picco di funzionalità particolarmente in primavera.

• Al Metallo corrispondono i Polmoni e l'Intestino Crasso; entrambi svolgono un'azione regolatrice sull'equilibrio dei liquidi (il primo con l'emissione di vapore acqueo durante il respiro, il secondo con il loro riassorbimento), perciò risulta più chiaro l'abbinamento fra la Secchezza e i Polmoni.

• Alla Terra corrispondono la Milza-Pancreas e lo Stomaco; la Terra rappresenta la trasformazione e il centro del sistema, sia nel macro sia nel microcosmo, essendo l'origine degli alimenti e nel corpo la sede dove questi vengono ricevuti, trasformati e distribuiti per nutrire l'organismo. In questo senso, è evidente l'associazione con Stomaco e Pancreas, mentre per la Milza ricordiamo la sua azione sul Sangue che in questo contesto va inteso come fonte di nutrimento per organi e tessuti.

Un caso a parte concerne il Movimento Fuoco, al quale sono associati, oltre a Cuore-Intestino Tenue, anche il Ministro del Cuore e il Triplice Riscaldatore.

Le corrispondenze fra cinque Movimenti e tessuti.

• All'Acqua corrispondono le Ossa, essendo i Reni (con le ghiandole surrenali) gli organi fondamentali nel metabolismo dei sali minerali.

• Al Fuoco corrispondono i Vasi sanguigni, naturale conseguenza dell'abbinamento con il Cuore.

• Al Legno corrispondono i Tendini, intesi come contrattilità muscolare; in questo si fa riferimento al movimento di esteriorizzazione e alla dinamizzazione, dal punto di vista medico occidentale al rapporto tra Fegato e metabolismo del glicogeno.

• Al Metallo corrisponde la Pelle che, come l'alveolo polmonare, è una superficie di contatto con l'esterno e che come il Polmone ha una pur minima funzione d'assorbimento d'ossigeno. Viene anche specificata la corrispondenza con i Peli in quanto sistema pilifero cutaneo.

• Alla Terra corrisponde la Carne, intesa come tessuto sottocutaneo e connettivale, che rappresenta la funzione di nutrizione e d'unione, propria della Terra come centro del sistema.

Le corrispondenze fra cinque Movimenti e organi di senso.

• All'Acqua corrisponde l'Orecchio e quindi l'udito; l'associazione si motiva, a livello della fisiologia occidentale, con la trasmissione del suono nell'orecchio tramite la catena degli ossicini e i canali con l'endolinfa, che richiamano le corrispondenze di questo Elemento con liquidi e Ossa.

• Al Fuoco corrisponde la Lingua intesa come parola. Ciò è dovuto al fatto che il Cuore alberga lo Shen, una cui patologia può manifestarsi con una turba dell'eloquio (afasia o logorrea). A questo Movimento viene associata anche la sensibilità tattile. Questa corrispondenza, che può sembrare a prima vista strana, non lo è se pensiamo a quanto il contatto fisico sia strumento di comunicazione profonda, «da Cuore a Cuore». Basti pensare al bimbo che cerca il seno della madre, alla mano che conforta un amico e anche alla mano come strumento terapeutico.

- Al Legno corrisponde l'Occhio e quindi la vista; in questo vi è un chiaro richiamo al movimento di esteriorizzazione che gli è caratteristico.
- Al Metallo corrisponde il Naso e quindi l'olfatto, il cui accoppiamento è evidente.
- Alla Terra corrisponde la Bocca, intesa come lingua e organo del gusto.; anche in questo caso il collegamento con l'alimentazione e con la Milza-Pancreas e lo Stomaco è palese.

Le corrispondenze fra cinque Movimenti ed emozioni.

- All'Acqua corrisponde la Paura, in quanto associata al movimento verso il basso che può provocare per esempio l'emissione d'urine e feci.
- Al Fuoco corrisponde la Gioia, in quanto espressione dell'armonia dello Shen.
- Al Legno corrisponde la Collera, in quanto associata al movimento d'esteriorizzazione e di salita del Qi.
- Al Metallo corrisponde la Tristezza, in quanto associata al movimento di interiorizzazione.
- Alla Terra corrisponde la Preoccupazione, in quanto, fra l'altro, disturba la digestione e l'appetito.

Corrispondenze fra cinque Movimenti e i sapori.

Nel *Hong Fan* (*Grande Regola*) viene detto: «L'idratazione e il discendere (*dell'Acqua*) si trasformano nel sapore salato, il bruciare e l'ascendere (*del Fuoco*) nell'amaro, il piegarsi e il raddrizzarsi (*del Legno*) nell'acido, il conformarsi e il trasformarsi (*del Metallo*) nel piccante, la semina e la maturazione (*della Terra*) nel dolce». Ogni Movimento esprime cioè una qualità, espressione della struttura stessa delle cose e che si manifesta sotto forma di sapore.

- Al Legno corrisponde l'Acido: sapore tipico degli alimenti della primavera.
- All'Acqua corrisponde il Salato: i sali controllano l'equilibrio idro-salino attraverso la funzione renale.
- Al Fuoco corrisponde l'Amaro: caratteristico della tostatura degli alimenti.
- Al Metallo corrisponde il Piccante: che attiva la traspirazione cutanea.
- Alla Terra corrisponde il Dolce: sapore dei cereali ricchi di glucidi.

Le corrispondenze fra cinque Movimenti e odori.

- All'Acqua corrisponde il Putrido, che è l'odore dell'acqua stagnante.
- Al Fuoco corrisponde il Bruciato, la cui relazione è evidente.
- Al Legno corrisponde il Rancido, odore del legno marcio.
- Al Metallo corrisponde il Pungente, evidente la relazione con il sapore piccante.
- Alla Terra corrisponde il Dolciastro, evidente la relazione con il sapore dolce.

Le corrispondenze fra cinque Movimenti e colori.

- All'Acqua corrisponde il Nero; in quanto il massimo dello Yin rappresenta il buio della notte, ma anche l'acqua oscura e salata (liquido amniotico), in cui il feto si è sviluppato per nove mesi.
- Al Fuoco corrisponde il Rosso, colore del fuoco stesso.
- Al Legno corrisponde il Verde, colore tipico della primavera, del rinverdirsi della natura.
- Al Metallo corrisponde il Bianco, colore che assumono

tutti i metalli al momento della loro fusione.

• Alla Terra corrisponde il Giallo: è il colore dei cereali che giungono a maturazione, nel loro significato di nutrimento.

Le corrispondenze fra cinque Movimenti e secrezioni.

• All'Acqua corrisponde la Saliva, intesa come uno dei fenomeni che si producono con lo scambio di un bacio; in questo contesto è quindi collegata ai Reni (con le ghiandole surrenali), che determinano quei meccanismi ormonali insiti nell'eccitazione del rapporto amoroso e che preludono all'atto sessuale.

• Al Fuoco corrisponde il Sudore, sia la traspirazione provocata da una causa emozionale, ovviamente collegata al Cuore, sia quella spontanea; è il Fuoco che fa evaporare l'acqua e il sudore corrisponde perciò al vapore.

• Al Legno corrispondono le Lacrime, in relazione stretta con gli occhi.

• Al Metallo corrisponde il Muco nasale, per il quale è chiara la relazione con il naso.

• Alla Terra corrisponde la Saliva intesa qui come la secrezione che, per prima, inizia il processo digestivo degli alimenti.

Le corrispondenze fra cinque Movimenti e suoni.

• All'Acqua corrispondono i Gemiti, in chiara relazione con la Paura.

• Al Fuoco corrisponde il Riso, in evidente relazione con la Gioia.

• Al Legno corrispondono le Grida, in chiara relazione con la Collera.

• Al Metallo corrisponde il Pianto, in evidente relazione con la Tristezza.

• Alla Terra corrisponde il Canto, come tipica manifestazione dell'armonia dell'uomo.

	Legno	Fuoco	Terra	Metallo	Acqua
Stagioni	Primavera	Estate	Fine stagione	Autunno	Inverno
Punti Cardinali	Est	Sud	Centro	Ovest	Nord
Evoluzioni	Nascita	Culmine	Trasformazione	Raccolto	Deposito
Energie Cosmiche	Vento	Calore	Umidità	Secchezza	Freddo
Organi	Fegato	Cuore	Milza/Pancreas	Polmoni	Reni
Visceri	Vescica Biliare	Intestino Tenue	Stomaco	Grosso Intestino	Vescica
Tessuti	Tendini	Vasi	Carne	Pelle	Ossa
Organi di senso	Occhio	Lingua	Bocca	Naso	Orecchio
Sensi	Vista	Tatto	Gusto	Odorato	Udito
Emozioni	Collera	Gioia	Preoccupazione	Tristezza	Paura
Sapori	Acido	Amaro	Dolce	Piccante	Salato
Odori	Rancido	Bruciato	Dolciastro	Pungente	Putrido
Colori	Verde	Rosso	Giallo	Bianco	Nero
Secrezioni	Lacrime	Sudore	Saliva	Muco nasale	Saliva
Suoni	Grida	Riso	Canto	Pianto	Gemiti
Animali	Pesci	Uccelli	Uomini	Mammiferi	Con guscio
Numeri	3-8	2-7	5-10	4-9	1-6

Le corrispondenze fra cinque Movimenti e animali.

- All'Acqua corrispondono gli animali con guscio.
- Al Fuoco corrispondono gli Uccelli.
- Al Legno corrispondono i Pesci.
- Al Metallo corrispondono i Mammiferi.
- Alla Terra corrispondono gli Uomini.

Il significato di queste corrispondenze risulta piuttosto oscuro e va ricercato nella mitologia cinese.

La Teoria dei cinque Movimenti è il tentativo di classificare e collegare fra loro i fenomeni naturali del macrocosmo e microcosmo (uomo) in cinque processi fondamentali. È un sistema di corrispondenze che associa una serie di cose, eventi, qualità e funzioni fra loro in relazione, sia dal punto di vista sostanziale sia da quello dinamico.

Fino a ora, la successione che abbiamo dato all'ordine dei Movimenti è quella usata nei testi medici taoisti, definita sequenza cosmologica: Acqua, Fuoco, Legno, Metallo e Terra.

È questa una sequenza particolarmente significativa, sia dal punto di vista medico sia da quello generale della Teoria dei cinque Movimenti; tanto è vero che le corrispondenze numeriche associate a ogni Movimento sono quelle della sequenza Cosmologica:

All'Acqua 1-6, al Fuoco 2-7, al Legno 3-8, al Metallo 4-9, alla Terra 5-10.

Da questo ordine, in cui l'Acqua è situata al primo posto, risulta ad esempio chiaro come questa sia il fondamento di tutti gli altri Movimenti, essendo il deposito del Jing e la sede del Fuoco di Ming Men e pertanto la base dello Yin e dello Yang di tutti gli Organi. Nella pratica clinica, però, rivestono particolare importanza altri modi di porre in sequenza i cinque Movimenti, in quanto spiegano le relazioni fisiologiche fra gli Organi interni e quali siano i possibili percorsi della progressione patologica dell'affezione morbosa.

Esistono due leggi fisiologiche che si comportano come

un sistema endo-omeostatico, il Ciclo di Generazione e quello di Controllo (o di Inibizione), e due leggi nell'ambito della patologia, determinate dall'alterazione dei primi due, il Ciclo di Superinibizione (o sopraffazione) e il ciclo di Controinibizione (o ribellione).

I due cicli fisiologici (Generazione e Controllo) rappresentano le due forze dinamiche fondamentali che creano e consentono la vita: il nutrimento e la crescita (Generazione), il controllo e la definizione dei limiti (Controllo). Nella terminologia cinese vengono anche definite sequenza Madre-Figlio (Generazione) e sequenza Nonno-Nipote (Controllo). Per comprendere l'uso del termine nonno dobbiamo pensare al significato antico di questa figura, simbolo di potere e di saggezza e quindi di autorevolezza, ancor più del padre stesso in quanto padre del padre. Questo senso si è totalmente perso nella nostra società, in cui l'anziano è relegato a un ruolo marginale, non essendo più «produttivamente efficiente». Volendo rendere questi significati nella nostra terminologia occidentale, potremmo parlare delle figure archetipiche di madre (nutrimento e accoglienza) e padre (senso del limite, dei confini). La madre nutre, sostiene e accoglie, mentre il padre spinge, regola, organizza e controlla. Parliamo naturalmente di figure archetipiche; nulla impedisce, anzi è opportuno, che nella realtà anche la madre svolga le funzioni del padre archetipico e viceversa.

Il Ciclo di Generazione o Produzione: Ciclo Sheng. È un ciclo fisiologico continuo, costante e invariabile nel tempo. Chiamata anche legge «madre-figlio» stabilisce che ogni Movimento produce quello che lo segue ed è prodotta da quello che lo precede perciò:

- Il Legno genera il Fuoco, bruciando.
- Il Fuoco genera la Terra, riducendo il Legno in cenere.
- La Terra genera il Metallo, aggregandosi.
- Il Metallo genera l'Acqua: il Metallo fondendosi diven-

ta liquido prefigurando la fluidità dell'Acqua.

- L'Acqua genera il Legno, facendo crescere le piante.

Naturalmente, dal punto di vista degli Organi, ne consegue che:

- Il Fegato, figlio dei Reni, è la madre del Cuore.
- Il Cuore, figlio del Fegato, è la madre della Milza-Pancreas.
- La Milza-Pancreas, figlia del Cuore, è madre dei Polmoni.
- I Polmoni, figli della Milza-Pancreas, sono la madre dei Reni.
- I Reni, figli dei Polmoni, sono la madre del Fegato.

Il Ciclo di Generazione non può esistere da solo, pena l'esplosione del sistema, che incessantemente si genererebbe fino al suo collasso; esiste pertanto un Ciclo di Inibizione, che si comporta come una sorta di *feed-back* per la fisiologia energetica dei cinque Movimenti.

Il Ciclo di Inibizione o Controllo: Ciclo Ke. È un ciclo fisiologico, continuo, costante e invariabile nel tempo. Chiamato anche legge «nonno-nipote», stabilisce che ogni Movimento controlla il secondo che lo segue nella sequenza di Generazione ed è a sua volta controllato dal secondo che lo precede, pertanto:

- Il Legno inibisce la Terra, ricoprendola.
- La Terra inibisce l'Acqua, assorbendola.
- L'Acqua inibisce il Fuoco, spegnendolo.
- Il Fuoco inibisce il Metallo, fondendolo.
- Il Metallo inibisce il Legno, tagliandolo.

Naturalmente dal punto di vista degli Organi ne consegue che:

- Il Fegato, nipote dei Polmoni, è nonno della Milza-Pancreas.
- La Milza-Pancreas, nipote del Fegato, è nonna dei Reni.
- I Reni, nipoti della Milza-Pancreas, sono nonni del Cuore.

• Il Cuore, nipote dei Reni, è nonno dei Polmoni.
• I Polmoni, nipoti del Cuore, sono nonni del Fegato.

Graficamente possiamo rappresentare entrambi i cicli appena visti nel modo seguente:

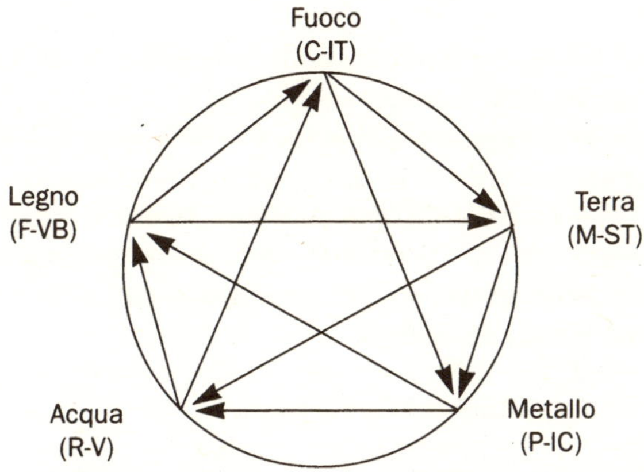

Fig. 32 – Sequenze di Generazione (pentagono) e Controllo (stella).

Le due leggi formano così un meccanismo che tende a mantenere l'omeostasi del sistema. Nel Ciclo di Generazione i Movimenti si generano e si attivano in successione, con quello di Inibizione si attua il controllo, affinché il tutto non diventi parossistico. Ne consegue che:

• l'Elemento inibito (il Legno) genera l'Elemento (il Fuoco) che inibisce l'Elemento inibitore (i Polmoni).
• l'Elemento inibitore (il Legno) genera l'Elemento (il Fuoco) che genera l'Elemento (la Terra) che è inibito.

Il Ciclo di Generazione e quello di Inibizione mantengono, quindi, un equilibrio dinamico fra i Movimenti; quando questo è alterato per molto tempo insorge la patologia.

Alterazioni del Ciclo di Generazione e di quello di Inibizione. La teoria dei Cinque Movimenti fornisce una chiave di lettura importante e utile nella pratica clinica, anche per definire le relazioni fisiopatologiche fra gli organi; si può così spiegare l'insorgenza o prevedere la progressione della malattia. Esistono tre sequenze patologiche:

• Una che segue il Ciclo di Generazione: la propagazione fra «madre-figlio» e viceversa.

• Due che seguono il Ciclo di Inibizione: il Ciclo di Superinibizione e il Ciclo di Controinibizione.

Da queste tre sequenze si possono ricavare quattro quadri patologici per il Ciclo di Generazione, due da deficit e due da eccesso, e tre quadri per quello di Inibizione, due da eccesso e uno da deficit.

Alterazione del Ciclo di Generazione.

Da deficit

• Il Movimento «madre» non nutre a sufficienza quello «figlio»; per esempio il Fegato «madre» è in Vuoto, il Sangue pertanto non nutre abbastanza il Sangue del Cuore «figlio» che, divenendo a sua volta Vuoto, provoca palpitazioni e insonnia.

• Il Movimento «figlio» assorbe troppa energia da quello «madre»; per esempio il Cuore «figlio» è in Vuoto di Sangue, pertanto richiede troppo Sangue del Fegato «madre», che, divenendo a sua volta Vuoto, provoca mestruazioni scarse o amenorrea.

Da eccesso

• Il Movimento «madre» in Pieno energetico, lo trasferisce a quello «figlio»; per esempio, il Fuoco del Fegato «madre» si trasmette al Cuore «figlio» generando il Fuoco del Cuore, che può manifestarsi con ulcere linguali ed ematuria.

• Il Movimento «figlio» in Pieno energetico lo trasferisce a quello «madre»; per esempio, il Fuoco del Cuore «figlio» si trasmette al Fegato «madre» generando il Fuoco del Fegato, che si manifesta spesso con cefalea e iperemia congiuntivale.

Alterazione del Ciclo di Inibizione.

Ci sono tre quadri patologici da esaminare:

Da eccesso

• Il Movimento «nonno» superinibisce il Movimento «nipote»;

per esempio, il Fegato «nonno» in Pieno energetico vero (Stasi del Qi) o relativo (a un Vuoto del Qi della Milza-Pancreas) superinibisce la Milza-Pancreas «nipote» provocando diarrea.

• Il Movimento «nipote» controinibisce il Movimento «nonno», ossia inverte la normale sequenza di inibizione; per esempio, il Fegato «nipote» in Pieno energetico (Stasi del Qi) controinibisce i Polmoni «nonno» provocando dispnea.

Da deficit

• Il Movimento «nonno» non è in grado d'inibire il Movimento «nipote»; per esempio, l'acqua dei Reni «nonno» in Vuoto non controlla il Fuoco del Cuore «nipote», che divampando provoca irrequietezza e insonnia.

Le applicazioni pratiche di queste dinamiche a livello sia fisiologico che patologico, svolte nella seconda parte di questo libro, aiuteranno a rendere tutti questi quadri più comprensibii e di pratico utilizzo.

VI

I Tronchi Celesti e i Rami Terrestri

Gli antichi testi filosofici cinesi di cosmologia (*Yijing*, *Dao de Jing*, 1,2) sottolineano che l'uomo deve adeguarsi al Cielo e imparare a seguirne le variazioni, «poiché Cielo e uomo sono soggetti alle stesse leggi». Il SW al cap. 2 ci informa che occorre variare la dieta assecondando i movimenti stagionali di Energia. Ogni anno, infatti, la Terra e gli esseri viventi (microcosmo) subiscono delle influenze energetiche da parte del Cielo (macrocosmo). Vi sono influenze costanti che si ripetono nella stessa maniera ogni anno e ogni giorno, mentre ve ne sono altre che variano di anno in anno e si ripetono ogni 60 anni, ciclo corrispondente al secolo cinese.

Le energie macrocosmiche vengono suddivise in quelli che vengono denominati Tronchi Celesti e Rami Terrestri. I dieci Tronchi fanno riferimento alle influenze dei dieci pianeti, mentre i dodici Rami fanno riferimento alle influenze delle dodici costellazioni. A ogni Tronco Celeste viene associato un elemento naturale, mentre a ogni Ramo Terrestre viene associato un animale simbolico. Le Energie e i Movimenti, che qualificano invariabilmente ogni anno-mese-giorno-ora, vengono chiamate Ospiti. Per ogni periodo dell'anno (di tutti gli anni) e durante le ore del giorno si ripete la stessa influenza energetica. Ad esempio, ogni anno, a primavera, avremo le influenze della primavera, della sua Energia e del suo Movimento; ma anche durante la giornata è la stessa cosa: ogni mattina abbiamo la stessa Energia che ci influenza, tutte le mattine dell'anno. Le Energie Ospiti sono appunto queste energie invariabili.

I Movimenti e le Energie che invece qualificano il tempo (anno-mese-giorno-ora) in modo variabile in base alle differenti influenze dei dieci pianeti per i Tronchi e delle dodici costellazioni per i Rami, vengono chiamate Movimenti ed Energie Invitate.

Ogni anno, giorno e ora saranno così caratterizzati da un particolare Movimento e da una particolare Energia, in un ciclo che si ripete ogni 60 anni, detto ciclo «Jia-Zi», dal nome del 1° tronco (Jia) e da quello del primo ramo (Zi). Nella tabella di fine capitolo sono riportati i nomi dei Tronchi e dei Rami, numerati secondo i numeri romani per i Rami e secondo quelli arabi per i Tronchi.

Proviamo ora ad analizzare un po' più in dettaglio dapprima le Energie Ospiti, cioè quelle che caratterizzano in modo regolare e immutabile nel tempo (anno, mese, giorno e ora), per passare poi ad accennare brevemente alle Energie Invitate, la cui trattazione completa sarebbe molto complessa e di difficile impiego.

ENERGIE OSPITI

1. Quattro stagioni e dodici mesi
2. Cinque periodi e sei passi
3. Le ventiquattro divisioni

Quattro stagioni e dodici mesi

L'anno solare (che è di 360 giorni con un mese intercalare ogni quattro anni per far collimare questo anno con quello solare effettivo di 365 giorni) viene diviso in 4 stagioni: Primavera – Estate – Autunno – Inverno

Ogni stagione è composta da tre mesi e ogni mese viene qualificato energeticamente come Shao (giovane), Tai (grande) e Jue (Compiuto). A ogni mese dell'anno, si associa uno dei Rami Terrestri (i Tronchi non definiscono i mesi). Partendo dalla stagione primavera, il cui primo mese, in base all'anno cinese, inizia il 4 febbraio, avremo:

	Ramo	**dal**	**al**	**Movimento**
Primavera	Shao - - - III Tai - - - IV jue - - - V	4/2 5/3 5/4	5/3 5/4 6/5	Legno
Estate	Shao - - - VI Tai - - - VII Jue - - - VIII	6/5 6/6 7/7	6/6 7/7 8/8	Fuoco
Autunno	Shao - - - IX Tai - - - X Jue - - - XI	8/8 7/9 8/10	7/9 8/10 7/11	Metallo
Inverno	Shao - - - XII Tai - - - I Jue - - - II	7/11 7/12 6/1	7/12 6/1 4/2	Acqua

Tutti gli autori concordano nel ritenere il Movimento Terra (Tu) coinvolto nel periodo intermedio di passaggio fra una stagione e l'altra.

Il Ritmo a quattro (Si Shi o quattro stagioni), noto alla medicina alchemica cinese, è immutabile, invariabile, connesso con i movimenti spazio-temporali dell'Energia durante le ore del giorno (6-12-18-24) e le stagioni dell'anno. Questo ritmo solare (Alba, Mezzogiorno, Tramonto, Mezzanotte) e lunare (Yi) con le sue quattro fasi (Nuova, Crescente, Piena e Calante) è simboleggiato dai quattro termini: Cielo, Terra, Acqua, Fuoco, più un duplice Centro (Sole-Terra) da cui tutto emana e a cui tutto fa ritorno. I quattro Elementi vengono definiti da due criteri caratteristici: il movimento interno e la trasformabilità. Il loro studio accosta la scuola naturalistica cinese a quella greca del IV secolo di Empedocle e di Aristotele.

Combinando i principi Caldo, Freddo, Secco, Umido con lo Yin e lo Yang avremo:

- ESTATE (Mezzogiorno), Caldo-umido (Yang-Yang), Parte superiore del corpo (testa e arti superiori).
- INVERNO (Mezzanotte), Freddo-secco (Yin-Yin), Parte inferiore del corpo (pelvi e arti inferiori).
- PRIMAVERA (Alba), Caldo-secco (Yang-Yin), Parte intermedia del corpo (addome e torace).
- AUTUNNO (Tramonto), Freddo-umido (Yin-Yang), Parte intermedia del corpo (torace e addome).

In base a queste regole, potremo collocare esattamente l'Energia del corpo nelle diverse stagioni (ciclo solare annuale), nei diversi momenti del giorno (ciclo nictemeriale) e in rapporto ai cicli lunari (dal primo all'ultimo quarto).

Inoltre, sotto il profilo dell'alchimia interna (*nei tan*), sapremo in quali momenti del giorno e dell'anno saremo più facilmente trasformabili (agli equinozi, momento di bilanciamento fra Yin e Yang) e quando invece lo saremo meno (ai solstizi, momento di predominio di uno dei due aspetti).

Tornando alle quattro stagioni (*si shi*), lo *Zhuang zi* al capitolo 2 e lo *Huainn zi* al 3, affermano che «l'alternanza delle essenze Yin e Yang produce le quattro stagioni» e poiché i Qi che ci creano e ci animano (nel senso greco di *ánemos* o sanscrito di *anìtos*), sono regolati da un movimento ciclico invariabile e universale, tutta la vita sarà organizzata su un ritmo a quattro.

Cinque periodi e sei passi

I cinque Movimenti (Wu Xing), invece, riguardano l'interazione fra microcomo e macrocosmo e danno luogo a cinque categorie (*wu cai*) di possibili interazoni e trasformazioni. Graham ricorda che anticamente si parlava di *wu* de (cinque potenze), che, nell'accezione naturalistica, indicavano la capacità del saggio di emulare il Cielo. Vi sono differenze nel loro ordine fra esiti cosmogonici (*Hong Fan*) e medici (*Qanjin Yaofanng* di *Sun Simiao*), ma, in entrambi i casi, ogni elemento scaturisce da una coppia di energie capace di ricapitolazioni globali all'interno del complesso funzionamento organico. I cinque Movimenti consentono al macrocosmo di ritmare in modo variabile il microcosmo, un sistema con tanto di *feed-back* e *controfeed-back* che ricapitola l'intera fisiologia umana, collegandola alle influenze ambientali in senso lato. Possiamo affermare con Graham che l'insieme delle interconnessioni fra Tronchi Celesti, Rami Terrestri e cinque Generazioni (*wu yu*) avessero lo scopo primordiale di stabilire il giorno esatto per ingerire farmaci o stabilire quando e dove raccogliere i prodotti della terra da utilizzare in campo medico come alimenti o come farmaci.

Il macrocosmo ritma il suo microcosmo, attraverso i cinque Movimenti e le sei Energie. Ognuno dei cinque Movimenti corrisponde a due Tronchi (5 x 2 = 10) e ognuna delle sei Energie a due Rami (6 x 2 = 12).

L'anno solare viene diviso in cinque periodi (per i cinque Movimenti) e in sei passi (per le sei Energie). Nella divisione in cinque periodi, ognuno di essi è dominato dalla influenza di un Movimento, mentre nella divisione dell'anno in sei passi, ogni passo viene dominato da una Energia.

In maniera invariabile l'anno viene così diviso per cinque con il succedersi dei cinque movimenti: Legno, Fuoco, Terra, Metallo, Acqua.

Il punto di partenza è il giorno del grande freddo (Da han), il 21 gennaio.

Ogni movimento domina invariabilmente un periodo di 72 giorni:

Legno	dal 21 gennaio	al 2 aprile
Fuoco	dal 3 aprile	al 14 giugno
Terra	dal 15 giugno	al 26 agosto
Metallo	dal 27 agosto	al 7 novembre
Acqua	dall'8 novembre	al 20 gennaio

In ogni anno, questi periodi corrispondono al periodo della pienezza del movimento che vi è associato. Così, dal 21 gennaio al 2 aprile è in pienezza (in ogni anno) il Legno, dal 3 aprile al 14 giugno è in pienezza il Fuoco e così via. In rapporto, poi, alle sei Energie, si parte sempre dal 21 gennaio con un ciclo però di 60 giorni:

Jue Yin	dal 21 gennaio	al 19 marzo (Legno)
Shao Yin	dal 20 marzo	al 20 maggio (Fuoco)
Shao Yang	dal 21 maggio	al 22 luglio (Fuoco)
Tai Yin	dal 23 luglio	al 22 settembre (Terra)
Yang Ming	dal 23 settembre	al 21 novembre (Metallo)
Tai Yang	dal 22 novembre	al 21 gennaio (Acqua)

In pratica, ogni anno, in un dato momento, abbiamo un'energia dominante in base al principio del 4, del 5 e del 6. Se, ad esempio, al 10 marzo avremo dominante il

Legno, sia come stagione sia come Movimento, e sia come livello energetico. Se invece siamo al 10 aprile, la stagione dominante sarà sempre la primavera-Legno, ma in base ai cinque Movimenti e sei Energie saremo nella fase Fuoco. La stessa dinamica è applicabile al calcolo delle energie dominanti nella singola ora del giorno secondo il ciclo nictemeriale, ma la loro trattazione richiederebbe troppo spazio in questo volume.

Le ventiquattro divisioni

L'anno solare può anche essere visto come formato da ventiquattro «divisioni» di quindici giorni l'una; ogni mese solare conterrà quindi due divisioni di quindici giorni. Nella tabella alla fine del capitolo sono riportate le ventiquattro divisioni con i periodi di riferimento e i relativi nomi.

ENERGIE INVITATE

Accanto alle energie dominanti in modo fisso, abbiamo poi energie dominanti variabili di anno in anno (e di mese in mese e di giorno in giorno) secondo il ciclo dei 60 anni.

Ogni anno dei 60 è dominato da una combinazione particolare di uno dei dieci Tronchi e uno dei dodici Rami. La prima combinazione è fra il primo dei Tronchi (1-Jia) e il primo dei Rami (I-Zi), si prosegue poi di seguito, anno dopo anno. Poiché i Tronchi sono dieci e i Rami dodici, l'undicesimo anno la combinazione sarà fra il primo Tronco (1-Jia) e l'undicesimo Ramo (XI-Xu), il dodicesimo anno fra il secondo Tronco e il dodicesimo Ramo. Per poter tornare ad avere una combinazione fra il primo

Tronco (1-Jia) e il primo Ramo (I-Zi), dovranno passare 60 anni.

Il calendario cinese è sole-lunare, in quanto gli anni vengono determinati dal movimento di rivoluzione della Terra attorno al Sole (come nel nostro calendario gregoriano), ma i singoli mesi si basano sul ciclo lunare. La data di inizio del nuovo anno si basa sul calendario lunare, coincidendo con il giorno di luna nuova del primo mese dell'anno e può pertanto variare dal 21 gennaio al 20 febbraio del nostro calendario. Con questi elementi a disposizione è possibile calcolare le energie dominanti invitate di ogni giorno (e anche di ogni ora), ma noi non lo faremo! Ci limiteremo invece a chiudere il capitolo con alcune indicazioni sul possibile uso pratico di tutto questo materiale in MTC.

APPLICAZIONI PRATICHE IN MTC

Per quanto riguarda le Energie che abbiamo chiamato Ospiti, sapere quale incrocio di dominanze energetiche (in base alle quattro Stagioni, ai cinque Movimenti e alle sei Energie) opera in una data stagione, mese, giorno e ora, può consentirci di prevedere e prevenire la tendenza al manifestarsi di certi disturbi e patologie. Tutti gli anni all'inizio di marzo, ad esempio, avremo un dominio della stagione primavera, del Movimento Legno, dell'Energia Jue Yin. Conoscendo allora le caratteristiche energetiche delle stagioni, Movimenti e Energie potremo sapere quali disturbi più facilmente si manifesteranno in quel dato periodo dell'anno e correlare poi questo anche alla costituzione specifica del singolo individuo (Cap. IX).

Un discorso analogo, anche se più complesso in quanto i dati sono qui continuamente variabili, si applica alle Energie Invitate. Supponiamo, ad esempio, di aver effettuato i vari calcoli necessari e aver scoperto che nel 1997 il grande movimento dominante è il Legno e il Tronco specifico è Ding che determina, secondo calcoli che vi risparmiamo, un deficit del Movimento Legno. Ecco allora che persone con tendenza a deficit del Movimento Legno potranno vedere molti dei loro disturbi aggravarsi in quest'anno, ma non solo in primavera, poiché per il 1997 il Legno domina su tutto l'anno (questa in realtà è una semplificazione poiché all'interno del dominio annuale altre energie si inseriscono determinando differenze fra i due semestri dell'anno e altro ancora). A livello delle sei Energie poi, avremo, sempre nel 1997, un dominio del Tae Yin e del Ramo Terrestre Chou che vi corrisponde, anche questo andrà a influire sulle caratteristiche dell'anno, con influenza che si modifica nei vari periodi.

Per quanto riguarda poi i calcoli relativi alle dominanti del singolo giorno, questo consente alcune applicazioni particolari relative alla scelta di punti specifici da trattare, che risultano più «aperti», cioè più ricettivi al trattamento, in un dato giorno e in una data ora. Questa tecnica è stata per questo motivo definita anche come Cronopuntura (puntura secondo il tempo).

Un'applicazione secondo questo principio riguarda i punti Shu Antichi, cui abbiamo accennato nel cap. 3, e che sappiamo essere particolarmente sensibili a problemi di disarmonizzazione fra micro e macrocosmo. Un altro impiego riguarda poi i punti di apertura degli otto Canali Straordinari che vengono associati agli otto Trigrammi.

Lo studio e l'applicazione pratica dei Tronchi Celesti e dei Rami Terrestri è molto complessa e difficile. Abbiamo voluto introdurla nel testo di base, non per pretendere di rendere il lettore in grado di utilizzarla, ma perché ne conosca almeno i principi base che gli consentano poi di approfondirne lo studio qualora lo desiderasse.

Tronchi Celesti			Rami Terrestri		
1	Jia	Abete	I	Zi	Topo
2	Yi	Bambù	II	Chou	Toro
3	Bing	Fiamma di legna	III	Yin	Tigre
4	Ding	Fiamma di lucerna	IV	Mao	Lepre
5	Wu	Collina	V	Chen	Drago
6	Ji	Pianura	VI	Si	Serpente
7	Geng	Armi	VII	Wu	Cavallo
8	Xin	Paiolo	VIII	Wei	Montone
9	Ren	Onde	IX	Shen	Scimmia
10	Gui	Ruscelli	X	You	Gallo
			XI	Xu	Cane
			XII	Hai	Maiale

Le ventiquattro divisioni dell'anno		
1	21 gennaio	Grande freddo
2	4 febbraio	Inizio della primavera
3	20 febbraio	La pioggia
4	5 marzo	Risveglio degli insetti
5	20 marzo	Equinozio di primavera
6	5 aprile	Pura luce
7	20 aprile	Pioggia dei cereali
8	5 maggio	Inizio dell'estate
9	21 maggio	Spiga piena per metà
10	6 giugno	Le spighe hanno le barbe
11	21 giugno	Solstizio d'estate
12	7 luglio	Piccolo Calore
13	23 luglio	Grande Calore
14	8 agosto	Inizio dell'autunno
15	23 agosto	Fine della canicola
16	7 settembre	Rugiada bianca
17	23 settembre	Equinozio d'autunno
18	8 ottobre	Rugiada fredda
19	23 ottobre	Brina
20	7 novembre	Inizio dell'inverno
21	22 novembre	Piccola neve
22	7 dicembre	Grande neve
23	22 dicembre	Solstizio d'inverno
24	6 gennaio	Piccolo freddo

Seconda parte

IL RIEQUILIBRIO ENERGETICO

VII

Disarmonia e criteri diagnostici

Per introdurre il concetto di disarmonia bisogna iniziare dall'armonia. È quanto fa il SW, che dedica i primi capitoli alla descrizione della condizione di piena armonia dell'essere umano e quali siano le norme e le regole di vita che consentono il mantenimento dello stato di salute psico-fisica. Il linguaggio figurato che l'antico testo impiega è quello della descrizione di un'epoca d'oro in cui si dice che «gli uomini dell'alta antichità passavano cento primavere e autunni senza declino della loro attività... erano osservanti della Via (Dao) e si regolavano sullo Yin/Yang... bevevano e mangiavano con misura, lavoravano e si riposavano con regolarità, non si estenuavano in attività sconsiderate. Potendo così mantenere l'unione del corpo e dello Shen, arrivavano alla fine dell'età naturale e, centenari, se ne andavano» (SW, cap.1).

E più avanti prosegue: «Nella quiete tranquilla, nel vuoto e nella vacuità, i Qi autentici si sviluppano felicemente. Essendo lo spirito vitale custodito all'interno, le malattie come potrebbero sopraggiungere? Da qui, un volere contenuto, che diminuisce i desideri, un Cuore calmo che libera dal timore, un lavoro fisico che non esaurisce... allora si trovava buono ciò che si mangiava, si era soddisfatti del proprio vestito e ci si accontentava di quanto si aveva, non c'era gelosia né in alto né in basso»; «non erano soggetti a bramosie e desideri che affaticano l'occhio, neppure a dissolutezze e perversità che sconvolgono il cuore».

Come possiamo vedere, l'enfasi è posta innanzitutto su quello che, da altre parti del testo, viene indicato come «dare radicamento allo Shen», cioè avere delle norme di vita e di condotta che ci rendano possibile un'armoniosa crescita spirituale nel mantenimento di una buona salute fisica.

Una condotta di vita «in accordo allo Shen» è tale da conservare al meglio il Jing che ci è stato dato «in dotazione» al momento del concepimento, da offrire stabile dimora allo Shen stesso, da consentirci di utilizzare al meglio le energie del Cielo Posteriore, per nutrirci e sostentarci fisicamente, emotivamente e psichicamente. Non dissipare la nostra vitalità attraverso emozioni nocive a noi e agli altri (come collera, brama, odio...), né attraverso comportamenti che consumino anziché preservare il Jing (quali eccessiva attività sessuale, indulgere nel cibo o non nutrirci abbastanza, essere pigri fisicamente e mentalmente o al contrario essere iperattivi, respirare male e, perché no, anche pensare male), sono tutti visti come modi di non rispettare una condizione di armonioso vivere.

Se queste regole non vengono seguite, oppure se abbiamo costituzionalmente certe carenze, ecco subentrare una condizione di disarmonia. Non siamo cioè più in equilibrio con l'Universo (fattori esterni) o con noi stessi (fattori interni). Ecco allora la classificazione classica dei fattori di squilibrio nelle seguenti tre categorie:

1 • *Fattori interni*, rappresentati da tutta la struttura psicoemotiva dell'individuo (squilibri degli Zang-Fu, Visceri Straordinari e Canali).

2 • *Fattori esterni*, che sono correlati a una disarmonizzazione con il macrocosmo nei suoi vari aspetti, analizzati nella prima parte del libro (cinque Movimenti, sei Energie, Tronchi e Rami).

3 • *Fattori misti*, che comprendono quelli non raggruppati nelle precedenti categorie e sono: la costituzione, la

fatica, il lavoro eccessivo, gli eccessi sessuali e alimentari, i traumi, le epidemie, i parassiti, i veleni eccetera (inquinamento, radiazioni, cibo contaminato, ambiente di lavoro malsano, non sono presenti nei testi antichi, ma pensiamo possano rientrare in questa categoria).

1 - FATTORI INTERNI: I SETTE SENTIMENTI

Sono costituiti dall'insieme dei fattori psico-emozionali che hanno sede negli Organi e sono definiti come i sette Sentimenti (*qi qing*).

Il numero sette è il simbolo della forza che si irradia e quindi difficile da controllare. Il fatto che le emozioni siano sette, vuole evidenziare come i sentimenti siano qualcosa di molto potente, ma difficile da governare e possano quindi esplodere in modo improvviso. Inoltre il numero sette rappresenta l'orientamento; in particolare le sei direzioni spaziali più il centro. Questo vuol dire che i sentimenti ci orientano nelle scelte, ci permettono di dare una risposta agli stimoli esterni, ci indicano insomma, la strada da percorrere:

I sette Sentimenti sono ovviamente parte della vita di qualsiasi essere umano e non sono quindi di per sé fattore o causa di disarmonia. Lo divengono quando sono eccessivi e permangono per lunghi periodi di tempo, soprattutto quando non si è consapevoli della loro esistenza, cosicché essi divengono repressi, causando stagnazione d'energia.

In realtà, l'eccesso di un sentimento può essere sia causa sia conseguenza di uno squilibrio. Ad esempio, la paura, alla lunga, genera un deficit dell'energia dei Reni, ma, d'altro canto, un indebolimento dei Reni può generare uno stato di paura. Le distinzioni sono quindi utili, ma sempre riduttive. Inoltre, l'eccesso di qualsiasi sentimento tende a «consumare» lo Yin del corpo e, con il passare del tempo, a generare Calore (o meglio Falso Calore) e Fuoco, creando un circolo vizioso dal quale è difficile uscire senza un aiuto esterno.

Spesso si crea confusione, sovrapponendo le cinque Volontà (o emozioni, ma attenzione che altri autori chiamano emozioni quelle cui noi diamo il nome di sentimenti), dette Wu Zhi, ai sette Sentimenti, Qi Qing. È vero che le cinque Volontà sono comprese nell'elencazione dei sette Sentimenti, costituiti dalle cinque Volontà (Gioia, Xi, Collera, Nu, Pensiero, Si, Tristezza, Bei, e Paura, Kong) a cui si aggiungono altri due stati d'animo: Panico, Jing, e Preoccupazione, You. Ma le interpretazioni del gioco reciproco fra sentimenti e volontà sono diverse; anche se, ad esempio, la gioia dei sette Sentimenti è la stessa delle cinque Volontà, ciò che cambia è il punto di osservazione. Per comprenderne il diverso significato dobbiamo ricordare l'importanza dei numeri nel pensiero e nella medicina cinese ai fini della descrizione della realtà. Le volontà (o emozioni) sono appunto cinque, poiché sono collegate ai cinque Movimenti, rappresentano le risposte psico-emozionali all'ambiente, al macrocosmo. Sono quindi legate al temperamento, alla tipologia e al Jing degli Organi.

I sette Sentimenti invece sono legati alle sei direzioni dello spazio più un centro di riferimento e indicano come la mia «carica psichica» si orienta nel mondo conducendo a delle scelte. Rappresentano, cioè, la tensione che conduce alla meta. Sono legati anch'essi al temperamento, in quanto variano nel corso della vita, interferiscono però anche sulla costituzione di ognuno poiché sono anche in relazione con la Yuan Qi e lo Shen.

Ognuno di essi ha un'azione specifica sul Qi ed è collegata a uno o più Zang:

- La collera fa salire il Qi e colpisce il Fegato
- La gioia eccessiva abbassa il Qi e colpisce il Cuore
- La riflessione annoda il Qi e colpisce la Milza
- La preoccupazione colpisce la Milza e il Polmone

- La tristezza dissolve, disperde il Qi e colpisce il Polmone
- La paura fa scendere il Qi e colpisce i Reni
- Lo shock «scatta» e colpisce Reni e Cuore.

In generale tutti i sentimenti, quando non sono consapevolmente percepiti, o eccessivi, tendono a rimanere repressi, generando stagnazione di Qi che, a lungo andare, consuma lo Yin del corpo: ciò può generare falso Calore e Fuoco, creando un circolo vizioso, poiché il Calore tende a mantenere l'eccesso del sentimento. Così, nel corso della vita, tutte le emozioni, i sentimenti, espressi o meno, si accumulano, consumando il nostro Yin. Questo, con il passare degli anni, si esaurirà, finché diverremo «puro fuoco», scomparendo. Si passa cioè dall'Acqua, Yin e generatrice di vita, al Fuoco Yang che la dissolve.

Collera (Nu). «In stato di collera che si gonfia, ci si turba e smarrisce, non vi è più controllo» (LS 8). In realtà il termine cinese per «collera» racchiude una vasta gamma di emozioni come: risentimento, frustrazione, irritazione, indignazione, animosità e amarezza. Queste condizioni, se permangono a lungo all'interno dell'individuo senza che ne sia consapevole, vanno a colpire il Fegato generando:

a) stagnazione del Qi del Fegato o del Sangue del Fegato
b) Risalita di Fuoco del Fegato.

Facilmente la stagnazione del Qi può portare alla risalita di Fuoco di Fegato. Infatti la Collera vuota lo Yin attraverso l'eccesso di Yang; essendo originata da una turba del Fegato avrà un'energia potente ed espansiva come quella della primavera, inoltre, essendo Yang, tenderà a liberarsi verso l'alto con violenza. Ecco allora l'insieme dei segni della tipica patologia di Fegato: mal di testa battente (laterale o di vertice), vertigini, acufeni, faccia rossa, occhi rossi e doloranti o fotofobia, lingua rossa, sapore amaro in bocca, crisi con contratture muscolari e, in alcuni casi gravi, anche sfoghi di violenza fisica.

Se però il risentimento e la collera sono molto repressi e nascosti, anziché questi sintomi da eccesso che si libera in alto, potremo avere sintomi opposti, quali pallore e depressione cronica, che indicano come la collera si sia diretta verso l'interno anziché verso l'esterno.

Il permanere a lungo della collera può ovviamente danneggiare tutti gli altri Organi, ma colpisce in prima istanza il Rene: «Quando i Reni sono in preda alla collera... si produce un attacco al Volere (l'aspetto psichico del Rene)» (LS, cap. 8).

Sappiamo poi che la stagnazione del Qi del Fegato va a invadere Milza e Stomaco con le patologie tipiche di questi Organi (problemi digestivi, diarrea o stitichezza, nausea, vomito eccetera).

Gioia eccessiva (Xi). «In stato di allegria e gioia, gli Shen si spaventano e si disperdono, pertanto non vi è più tesaurizzazione» (LS, cap. 8). Gioia ha, in MTC, due significati: da una parte è lo stato armonioso ed equilibrato di uno Spirito in pace con se stesso e col mondo (la parola cinese corrispondente è Le). «La gioia rende lo Shen in pace e rilassato, giova al Qi e fa sì che il Qi scorra» (SW, cap. 39). Da un altro lato indica lo stato patologico da eccesso di questo sentimento, inteso come sovreccitazione e ipereccitabilità, che danneggia la delicata armonia del Cuore (la parola cinese è, in questo caso, Xi).

In questo senso, gioia eccessiva e collera sono strettamente legati, così come lo sono Fegato e Cuore, essendo i due Organi più legati alle manifestazioni emotive: «La gioia e la collera nuociono all'energia... la collera brutale nuoce allo Yin, la gioia brutale allo Yang. Queste due energie in eccesso provocano ipertensione e nuociono alle forme.

«Se non siamo maestri di gioia e collera, la vitalità ne risentirà» (SW, cap. 5).

La natura fisiologica della gioia è quella di diffondere

(vedi anche la funzione del Ministro del Cuore di «portare i rallegramenti a tutti i sudditi»), la sua patologia è la dispersione. È questa dispersione che porta alla mancanza di tesaurizzazione delle Essenze (Jing), che in ultima istanza condurrà alla perdita della vita stessa.

Ricordiamo che la nostra società è molto portata a esaltare gli eccessi di emozioni piacevoli di qualunque natura (che nuociono al Cuore) e tende a produrre, ma anche reprimere fortemente, la collera (che danneggia il Fegato). Ecco perché è così frequente trovare persone che presentano segni di turbe di Cuore e di Fegato.

Tristezza (Bei) e prostrazione o afflizione (You). «La tristezza e la prostrazione provocano la costrizione e agitazione del Cuore e la dilatazione dei Polmoni, l'energia del Riscaldatore Superiore si ostruisce, il Qi non circola liberamente e si disperde a poco a poco» (SW, cap. 39). Sembrerebbe, da questo brano, che l'azione della tristezza sul Polmone avvenga per tramite del Cuore; ricordiamo, a questo proposito, lo stretto legame fra Cuore e Polmoni, che costiuiscono assieme il Riscaldatore Superiore. Segni tipici che si accompagnano sono quelli di deficit del Polmone: respiro corto, stanchezza, depressione, pianto e amenorrea nelle donne.

«In stato di tristezza e afflizione, ci si turba al centro; vi è inaridimento, vi è interruzione e la vita si perde» (LS, cap. 8). Anche la tristezza è un'emozione non considerata patologica, se contenuta entro certi limiti e collegata a eventi quali la perdita di una persona cara o una situazione comunque dolorosa. Ciò che la rende patologica è il suo sviluppo incontrollabile, che porta alla cancellazione della gioia di vivere, di cui essa è l'opposto. La perdita della gioia di vivere porta all'indebolimento del centro, inteso come nucleo vitale, la fonte della vita si inaridisce, ci si lascia volutamente deperire anche fino alla morte.

Riflessione o ossessione (Si). «In stato di oppressione e di pena il Qi si chiude e si blocca, pertanto non vi è più circolazione» (LS, cap. 8). Chiudere e bloccarsi esprime bene il movimento del pensiero ossessivo, della riflessione che dal centro non si muove più verso l'azione ma resta chiusa in se stessa in un movimento circolare, che non permette la diffusione.

«Quando la Milza è in preda all'oppressione e alla pena senza potersene liberare, si produce un attacco al proposito (l'aspetto psichico della Milza)... si è turbati fino al più completo disordine» (LS, cap. 8).

Essendo turbato il proposito, non si sa più ciò che si vuole, vi è confusione e disorganizzazione, abbiamo perso il nostro centro. Questa turba è associata alla Milza, ma può colpire di fatto più Organi e in particolare il Polmone (legato alla Milza dalla legge madre-figlio o, se preferiamo, dal rapporto alto-basso all'interno del Tae Yin), che troverà impedita la sua funzione di spinta del Qi, ma anche il Fegato, nella sua funzione di armoniosa diffusione di Qi e Sangue.

Uno dei fattori che favorisce la riflessione è l'eccessivo lavoro mentale, che tende a privare l'individuo del suo radicamento con la Terra; tutto questo indebolisce la Milza causando perdita di appetito, stanchezza e feci molli. Anche questa è patologia molto comune nella nostra società, così centrata sul lavoro mentale non bilanciato da un'adeguata attività fisica e con uno scarsissimo contatto con la terra, perlomeno per chi vive nei grandi centri urbani.

Preoccupazione (Lu). «Apprensione e ansietà, pensieri e preoccupazioni portano attacco allo Shen; colpito lo Shen, sotto l'effetto della paura e del timore, vi è scorrimento, fuoruscita senza arresto» (LS, cap. 8).

La preoccupazione genera stagnazione ed è una miscela di pensosità e di ansia; ecco perché colpisce sia la Milza sia i Polmoni. Ci si preoccupa perché c'è uno stato ansioso sottostante, ma questa ansia si manifesta con pensiero ossessivo: ecco la preoccupazione. La preoccupazione genera stagnazione a livello del Riscaldatore Superiore (Polmone) e Riscaldatore Medio (Milza) con segni fisici quali:

- RS: respiro superficiale e bloccato, spalle sollevate, collo rigido
- RM: difficoltà digestiva e blocco del diaframma.

Apprensione e ansia passeggere non sono particolarmente nocive, è ancora una volta il loro perdurare che le rende pericolose. Abbiamo detto che gli Zang bersaglio sono Milza e Polmone, ma anche il Cuore ne è immediatamente colpito («portano attacco allo Shen») e dal Cuore ai Reni («sotto l'effetto della paura e del timore»). Se il Cuore è colpito, poiché la sua natura è di diffondere, la patologia si propagherà direttamente allo Shen, vi è allora scorrimento e fuoruscita senza arresto, siamo al panico, che implica una turba sia di Cuore sia di Reni.

Paura (Kong) e timore (Ju). «In stato di paura e di timore, lo Shen si agita e spaventa, pertanto non si può più contenere» (LS, cap. 8). Vi è qui la ripresa di quanto abbiamo appena visto: paura e timore sono legati ai Reni, ma destabilizzano immediatamente lo Shen e quindi il Cuore, o, in altri termini, la turba delle Essenze (Jing) colpisce lo Shen. Se la preoccupazione colpisce il Riscaldatore Superiore e Riscaldatore Medio, la paura colpisce principalmente il Riscaldatore Inferiore; difatti la grande paura porta alla perdita del controllo degli orifizi inferiori (si dice: «farsela addosso dalla paura»). «La paura consuma il Jing, provoca il blocco del Riscaldatore Superiore, l'energia del Riscaldatore Superiore non può più passare (il Qi non può scendere al Riscaldatore Medio), l'energia non circola più» (SW, cap. 39).

Terrore o panico (Jing). Il panico blocca la circolazione del Qi e colpisce principalmente il Cuore che va in deficit, con segni quali: insonnia, mancanza di respiro, palpitazioni. Colpisce però anche i Reni, perché l'organismo utilizza il Jing per recuperare le energie brutalmente consumate nello shock, ecco allora i segni tipici di deficit dei Reni quali: sudorazione notturna, bocca secca, acufeni.

2 - FATTORI ESTERNI

Come sappiamo, le sei Energie Esterne o Climatiche (Liu Qi) sono Freddo, Calore, Fuoco, Vento, Umidità e Secchezza. Esse rappresentano diverse modalità di espressione di quell'unica Energia cosmica chiamata Qi. Queste stesse Energie «vibrano» anche nel singolo individuo, costituendone la struttura rappresentata dai sei Livelli Energetici (Tae Yang, Shao Yang, Yang Ming, Tae Yin, Jue Yin, Shao Yin) o, con altra espressione, dai dodici Canali Principali. Nei testi si dice che le energie cosmiche «risuonano» nel singolo individuo.

Queste stesse sei Energie (Liu Qi) vengono chiamati i sei Perversi o sei Eccessi (Liu Xie) o anche i sei Straripamenti (Liu Yin), quando da fisiologiche divengono patologiche. Sono strettamente legati al clima e alle stagioni, l'individuo deve continuamente adattarsi alle modifiche che avvengono nel macrocosmo (climi, stagioni eccetera), affinché le sue energie interne si mantengano in sintonia con quelle esterne. Questo adattamento è un processo continuo, incessante e quasi inavvertibile nell'individuo sano. Tutti noi, anche se in salute, siamo in grado di percepire i cambiamenti più macroscopici, ad esempio quelli stagionali. Quel senso di disagio, di fiacchezza e intontimento che ci pervade nelle prime potenti giornate di primavera quando il sole brilla già caldo e il vento soffia deciso, è l'indice della fatica che le nostre energie interne fanno ad adeguarsi al cambiamento del mondo esterno; trascorrono alcuni giorni e questi piccoli disturbi passano. Lo stesso avviene ai primi caldi estivi o ai primi freddi autunnali. Ma ogni giorno il nostro organismo si adatta continuamente anche alle micromodificazioni quotidiane legate al clima (giornata freddda, ventosa, umida...).

Questo meccanismo di equilibrio può non funzionare per vari motivi:

a) l'energia cosmica è troppo forte (es. inverno con freddo polare)
b) l'energia corrispondente del corpo è molto debole (es. Tae Yang debole)
c) l'energia cosmica non è in sintonia con la stagione (es. inverno caldo o estate fredda).

I sei Eccessi climatici hanno lo stesso nome delle sei Energie cosmiche, poiché in effetti esse sono le sei Energie cosmiche, diventate fattori di squilibrio a causa del loro eccesso o della debolezza costituzionale dell'individuo.

Anche se si possono manifestare in qualunque stagione in funzione delle condizioni climatiche e ambientali particolari (es. Umidità nei climi umidi o in persone che vivono in luoghi umidi), ognuna di loro è però collegata a una specifica stagione in cui è predominante, abbiamo così:

- Freddo (Han): inverno
- Vento (Feng): primavera
- Calore (Re): estate
- Umidità (Shi): fine estate o interstagione
- Secchezza (Zao): autunno

Si può notare come il Fuoco non venga qui associato a nessuna delle stagioni; per comprenderne il motivo è necessario spendere qualche parola sulle caratteristiche e sulla natura dei sei fattori climatici. Tutte le Xie, oltre a penetrare dall'esterno, possono svilupparsi anche all'interno dell'organismo. Così, ad esempio, il Vento esterno può invadere un individuo, ma anche un'alterazione del

Fegato può portare alla formazione di Vento interno, con segni di tremori, spasmi e irrequietezza. D'altro canto, se un'alterazione energetica interna crea, per esempio, un deficit del Rene Yin, che porta allo sviluppo di Calore interno, questo potrà rendere l'individuo più sensibile alla corrispondente energia esterna Calore. Il Fuoco però, pur facendo parte delle sei Xie, non viene associato a una stagione specifica in quanto, a differenza delle altre cinque Xie, può originare unicamente da una turba interna.

Chiarito questo, andiamo ora ad analizzare specificatamente le sei Energie, come possibili fattori di squilibrio.

Calore (Re). È di natura Yang, caratterizzato dal rilassamento delle strutture corporee, da eccessiva circolazione e dispersione, manifesta i suoi segni prevalentemente in alto. Quando risulta a lungo compressa nel corpo viene chiamata Fuoco.

Fuoco (Huo). Viene così definito il Calore di natura interna a lungo compresso e stagnante, che tende o a dar luogo ai cosiddetti fenomeni infiammatori o ulcerativi (il fuoco distrugge) dell'organismo o che si libera potentemente verso l'esterno (febbri, sfoghi rossi sulla pelle, scoppi di collera...).

Freddo (Han). Di natura Yin, provoca restringimento, rigidità, arresto della circolazione e del movimento, nonché addensamento dei liquidi, soprattutto nelle parti inferiori dell'organismo. Si manifesta nel corpo con sensazione di freddo la cui localizzazione può indicare gli Organi coinvolti o anche con segni di ridotta funzionalità e attività. Ad esempio, si dice freddo all'utero per indicare la sterilità, cioè il venir meno della funzione procreativa, o sperma freddo per indicare l'azoospermia, cioè l'incapacità dello sperma di assolvere alla sua funzione, non a caso in questi casi si dovranno «scaldare» i Reni.

Vento (Feng). Di natura Yang, è caratterizzato dal movimento erratico, violento e discontinuo, è anche considerato il veicolo di tutte le altre energie perverse, proprio per la natura di «trasporto» che è propria del Vento. Per questo nei testi si parla spesso di Vento Calore, Vento Umidità, Vento Freddo...

Sono associati a tale energia, ad esempio, i dolori che variano di localizzazione, come certi tipi di dolori articolari o certi mal di testa, o che variano molto nel tempo e nella loro intensità; ma si parla di Vento interno anche in malattie caratterizzate da attacchi bruschi e improvvisi (ad esempio, il colpo apoplettico in MTC è detto «colpo di vento»), o a tremori nel corpo, come nelle convulsioni o nell'epilessia. Questi ultimi sono però casi di cosiddetto Vento interno e non esterno, poiché la loro origine è in una disfunzione interna di alcuni Zang.

Umidità (Shi). Di natura Yin, porta a un rallentamento di tutte le circolazioni e funzioni, in quanto crea inerzia e viscosità, poiché la natura dell'Umidità è di andare in basso e ristagnare (sono le cantine a essere umide, così come sono le soffitte a essere spazzate dal vento). Al contrario del Vento, i dolori a essa connessi sono caratterizzati da localizzazione fissa e tendono a cambiare poco nel tempo. Si manifesta soprattutto, ma non solo, con turbe nella parte bassa del corpo, in quanto, come il Freddo, è un'energia di qualità Yin.

Secchezza (Zao). Di natura Yang, è legata alla consunzione dei liquidi corporei fisiologici, è sempre vista come conseguenza di una turba che spesso coinvolge anche altre energie. Ad esempio, Secchezza come conseguenza di Calore che consuma i liquidi (secchezza da eccesso di Yang) o associata a Freddo che impedisce le loro trasformazioni e metabolizzazioni (secchezza da deficit di Yin).

Al fine di evitare confusioni e malintesi, è bene notare

come nella pratica clinica i sei Eccessi, oltre a essere causa esterna di disarmonia, vengano anche utilizzati per descrivere un quadro di disarmonia i cui sintomi corrispondono a quelli dell'energia specifica.

Ad esempio, se una persona ha gola infiammata, sete, avversione al freddo e naso colante, diciamo che vi è un'invasione di Vento-Calore, anche se siamo in un clima senza vento e fresco. In questo caso abbiamo avversione al freddo, ma la turba è detta da Calore, poiché l'organismo ha già reagito al fattore climatico Freddo con una manifestazione di calore in superficie, per combatterlo.

Si dice anche che tutte le energie perverse che permangono a lungo all'interno del corpo tendono, con il tempo, a trasformarsi in Calore. Nell'esempio appena visto, è il freddo che si è tramutato in Calore, ma tutte le sei Energie si muovono in questa direzione (ad esempio, il Calore Umidità nei casi di calcoli, tumori e cisti).

Il motivo per cui l'organismo risponde trasformando l'energia perversa in Calore è che questa è l'energia più Yang e tende quindi a muoversi in alto e in periferia. Muovendosi in alto e verso la superficie, agevolerà l'eliminazione del fattore patogeno che aveva messo radici nell'organismo. Se questo tentativo del corpo non riesce, il Calore ristagnerà all'interno, con varie turbe che analizzaremo nei capitoli dedicati alla diagnosi.

È bene inoltre precisare che, indipendentemente dalla causa di una determinata disarmonia, si parla di disarmonia esterna, quando questa colpisce gli strati energetici superficiali e di disarmonia interna, quando colpisce gli strati energetici più profondi. Se, ad esempio, un clima caldo-umido ha consentito la penetrazione dell'energia patologica Umidità che ha danneggiato la Milza dando luogo a diarree acquose, parleremo di Umidità nella Milza come di turba dell'interno.

La costituzione. Fra i fattori misti la costituzione è il fattore dominante, tutti gli altri vanno di fatto a incidere su di essa, ne abbiamo già ampiamente parlato trattando dei Reni e del Jing (Jing Ancestrale in particolare), e vi ritorneremo nel prossimo capitolo, analizzando le varie Costituzioni. Quando parliamo di costituzione in questa accezione, facciamo riferimento non solo alla costituzione profonda vera e propria, quella «con cui siamo nati», ma anche a tutte le modifiche che essa ha subito nel corso della nostra vita di relazione, quella che alcuni preferiscono definire tipologia o temperamento.

Eccessi o deficit di attività sia mentale sia fisica. L'equilibrio è anche qui nel mezzo: troppo lavoro o troppo poco lavoro, fanno male, così come fa male troppa o nessuna attività fisica. L'equilibrio fra attività e riposo influenza direttamente il Qi: l'attività consuma il Qi, mentre il riposo lo rigenera. Parliamo peró del Qi del Cielo Posteriore, poiché il Qi del Cielo Anteriore non è modificabile o si modifica solo in cicli molto lunghi ed è quindi scarsamente influenzato dalle attività quotidiane, se la persona dispone di adeguato Qi del Cielo Posteriore. Quest'ultimo segue cicli molto brevi, di ore, sulla base di assunzione di cibo e aria che, opportunamente trasformati, producono quotidianamente molto Qi.

Se, ad esempio, studio intensamente per alcune settimane, o lavoro dodici ore al giorno per alcuni giorni, o corro la maratona, consumerò molto Qi del Cielo Posteriore; ma se dopo tale periodo mi riposerò e nutrirò adeguatamente, il mio Qi si ricostituirà in fretta. Se invece questa situazione di eccessivo consumo durerà nei mesi o negli anni, non riuscirò a produrre il Qi del Cielo Posteriore necessario e andrò quindi a «pescare» nella riserva del Qi del

Cielo Anteriore, che risulterà così consumato; e la sua ricostituzione non è né agevole né certa! Se questa situazione persiste a lungo, si potrà anche arrivare all'invecchiamento precoce.

Anche la carenza di attività, sia fisica sia mentale, danneggia però il Qi. Il Qi deve muoversi, deve circolare, poiché tale è la sua natura. L'attività fisica e mentale mette in moto la diffusione del Qi in tutto l'organismo. Se questa messa in moto non è generata dall'attività, l'organismo dovrà attingere all'interno l'energia necessaria al movimento o, peggio, si avrà una stagnazione che andrà via via a colpire vari Organi e primi fra tutti la Milza, già facilmente soggetta a stagnazione, a causa della sua facilità a essere invasa dall'Umidità, con segni:

• *psichici*: depressione, ossessione mentale, rimuginazione, ottusità, scarsa chiarezza di pensiero eccetera

• *fisici di Organo*: inappetenza, diarrea, cattiva digestione

• *fisici di Canale*: pesantezza e stanchezza alle gambe, vene varicose e gonfiori.

Diversi tipi di eccessi colpiscono poi determinati Zang o strutture dell'organismo. Questo tema è ripreso anche dal SW al cap. 23: «I cinque esaurimenti»:

«L'eccessivo uso degli occhi danneggia il Sangue; l'eccessivo giacere danneggia il Qi (Polmoni); l'eccessivo stare seduti danneggia i muscoli (Milza, ma anche Vescica, come abbiamo detto nel capitolo dedicato ai Canali); l'eccessivo stare in piedi danneggia le ossa (Rene); l'eccessivo esercizio fisico danneggia le articolazioni (Fegato)».

Vediamo brevemente alcuni degli eccessi più frequenti e le loro cause.

• *Eccessiva attività mentale.* È molto comune nella nostra società e consuma il Qi, in particolare di ST e M, che è molto legato all'attività mentale, ma anche quello dei Reni.

• *Eccessivo lavoro fisico.* Consuma soprattutto il Qi di Milza poiché la Milza regge i muscoli e la carne. Ovviamente se poi il lavoro fisico impegna solo una parte del corpo, si avrà stagnazione di Qi in tale parte del corpo (la schiena per chi solleva pesi o sta a lungo seduto in macchina, gli occhi per chi lavora su computer e così via.

- *Eccesso di attività fisica.* In generale consuma il Qi. Se l'attività riguarda specificatamente una parte del corpo, potrà causare stagnazione in quell'area. Ad esempio: braccia per il tennis, schiena per sollevamento pesi, ginocchia e caviglie per la corsa.
- *Eccessiva attività sessuale.* Per attività sessuale si intende quella che porta all'eiaculazione nell'uomo e, in misura molto minore, all'orgasmo nella donna. Essa tende a consumare l'energia Jing dei Reni, ma ha implicazioni diverse per l'uomo e per la donna, poiché le loro strutture sessuali, da un punto di vista energetico, sono molto differenti. La donna è Yin rispetto all'uomo ed è per lei fisiologico perdere liquidi periodicamente, ad esempio, attraverso il mestruo; se questo non avviene siamo in presenza di una situazione patologica. Questo si riflette anche nel rapporto sessuale, in cui può abbandonarsi totalmente e lasciare andare i liquidi senza grave danno.

L'uomo è Yang rispetto alla donna, non perde liquidi normalmente e se questo avviene è patologico. Anche nel rapporto sessuale se eiacula perde, con lo sperma, anche il Jing dei Reni. Naturalmente questo Jing è in parte ricostituibile, soprattutto se una persona è giovane, in ottima salute e con forte energia renale.

Chi non risponde a queste condizioni è bene che porti attenzione al contenimento della propria attività sessuale con eiaculazione.

Stabilire qui cosa sia una «normale attività sessuale» è, più che difficile, quasi impossibile, essendo legata fra l'altro anche a scelte personali. Ricordiamo comunque che essa deve sicuramente variare in funzione di certi fattori quali: la condizione generale di salute, l'età e la stagione. La buona salute, l'età giovane e le stagioni più Yang, come estate e primavera, consentiranno un'attività più intensa che non le condizioni opposte.

Alimentazione. Naturalmente l'alimentazione è il principale responsabile della produzione di un buon Qi del Cielo Posteriore, ed è quindi essenziale per una buona conservazione del proprio livello energetico e per rendere possibili e fluidi tutti i metabolismi corporei. Ovviamente, una cattiva alimentazione colpisce in primo luogo gli Organi Milza e Stomaco, ma può poi andare a influire su tutto il sistema degli Zang-Fu e sugli equilibri di Sangue ed Energia.

Una trattazione anche solo sintetica delle principali norme alimentari e dei concetti di sapore, odore, natura fredda o calda dei vari alimenti richiederebbe troppo spazio e rimandiamo, per la sua trattazione, ai testi specifici sulla dietetica cinese.

Menzioniamo soltanto come il concetto di cattiva alimentazione ai nostri giorni abbia connotazioni molto particolari e diverse dal passato a causa di:

• Trattamenti chimici dei prodotti che possono modificarne la natura (Yin-Yang).

• Consumo di prodotti alimentari estremamente elaborati (raffinati, estratti, congelati eccetera) e conservati a lungo dopo la raccolta.

• Consumo di molti prodotti non cresciuti nel luogo di consumo.

• Consumo di prodotti «fuori stagione», coltivati nelle serre o congelati.

La schematizzazione dei fattori di squilibrio in esterni, interni e misti è naturalmente, come tutte le classificazioni, riduttiva. Bisogna ricordare che la vera origine di ogni disturbo risiede sempre nell'individuo, nella sua storia personale e, andando più indietro ancora, nell'impostazione energetica e costituzionale con cui è venuto al mondo. Parlare però di fattori esterni, interni e misti ci può aiutare a evidenziare il predominare di un aspetto rispetto all'altro nella manifestazione del disturbo presente e quindi aiutarci anche a risalire alla metodologia di intervento più appropriata. Questo assunto vale non meno per l'argomento che andiamo a trattare ora, cioè i criteri e principi diagnostici.

4 - CRITERI E PRINCIPI DIAGNOSTICI

Quando affronteremo le quattro diagnosi della MTC ci troveremo davanti a una miriade di aspetti su cui porre la nostra attenzione, dal colorito del viso al tipo di dolore, dalla presenza di sete o febbre ai brividi di freddo, da disturbi digestivi alle palpitazioni del cuore e così via. Questa massa di elementi può farci sentire smarriti, risulta quindi estremamente utile avere dei principi che ci consentano di inquadrare tutti questi segni e sintomi, raggruppandoli secondo alcuni possibili criteri.

Ognuno dei criteri di inquadramento di segni e sintomi che si sono venuti sviluppando nel corso di vari secoli nella MTC, risponde a esigenze specifiche ed è condizionato anche dal periodo storico in cui si è sviluppato.

Alcuni di essi sono, ad esempio, particolarmente utili nel caso di trattamento con le erbe, altri sono specifici dell'agopuntura, altri più idonei al massaggio, altri ancora spiegano bene la penetrazione del Freddo nel corpo, altri si occupano principalmente delle disarmonie interne. Li elenchiamo qui di seguito

- Le otto regole (Yin-Yang, Deficit-Eccesso, Freddo-Caldo, Interno-Esterno, Vuoto-Pieno).
- Qi, Sangue, Fluidi.
- Zang-Fu.
- I sei Fattori Patogeni (Freddo-Caldo-Umidità-Fuoco-Vento-Secchezza).

- I cinque Movimenti (legge di generazione, controllo, sopraffazione).
- I canali Energetici.
- I sei Livelli.
- I quattro Strati.
- I tre Riscaldatori.

I quattro Strati è un criterio sviluppato specificatamente per il trattamento di malattie di origine esterna, soprattutto mediante l'uso di erbe; mentre i sei Livelli per i disturbi legati alle modalità di circolazione dell'energia che analizzeremo nel capitolo IX. Dei tre Riscaldatori abbiamo già parlato nel capitolo III.

Il quadro basato sui segni che indicano turbe di Canale Energetico ha varie implicazioni a seconda del tipo di Canale coinvolto, e ne abbiamo trattato parlando dei Canali.

I sei Fattori Patogeni sono le sei Energie Cosmiche (Caldo, Freddo, Umidità, Secchezza, Vento e Fuoco), divenute patologiche per i motivi delineati nella prima parte di questo capitolo.

Qi, Sangue, Fluidi e cinque Movimenti trovano sviluppo e analisi dettagliata nei quadri di disarmonia secondo gli Zang-Fu, che costituiscono un asse diagnostico portante. Ne tratteremo al capitolo VIII.

Le otto Regole sono invece un elemento generale di inquadramento dei fenomeni oggetto di osservazione, che nasce essenzialmente dalla distinzione di base in Yin-Yang, con le sue possibili differenziazioni. È il criterio fondamentale da cui tutti gli altri derivano. Una chiara comprensione e capacità di utilizzo delle otto Regole è di per sé sufficiente, a nostro avviso, per consentire una diagnosi accurata e un trattamento efficace. Anche volendo addentrarsi nelle sottigliezze degli altri criteri è fondamentale partire da questo, altrimenti si rischia di smarrirsi nei dettagli, perdendo di vista il quadro d'insieme. Questo è il motivo per cui vi abbiamo dedicato questo capitolo.

Gli otto principi diagnostici

La MTC considera otto principi diagnostichi:

- Yin-Yang
- Deficit-Eccesso
- Caldo-Freddo
- Interno-Esterno

L'uso di questi quattro criteri consente di formulare un quadro completo dello squilibrio energetico dell'individuo, dei suoi sintomi, della loro natura e probabile sviluppo. Tutti gli altri criteri di raggruppamento fanno riferimento a questo schema generale combinandovisi, per cui, ad esempio, si potrà parlare di Deficit o Eccesso di un dato Canale o Organo, di Freddo o Caldo in un dato Organo o Livello energetico o Riscaldatore, di eccesso dello Yin o dello Yang di un Organo o Viscere e così via.

Appare anche evidente come tutti e quattro i criteri siano, di fatto, una derivazione della suddivisione in Yin-Yang, procediamo quindi ad analizzarli uno per uno; iniziando proprio da questo.

Yin-Yang

Serve per dare un'impostazione generale al problema e deve tener conto di:

- struttura fisica-energetica della persona
- tipo dei disturbi cronici lamentati
- disturbi acuti manifesti.

Si dovrà cioè valutare sia lo Yin-Yang generale sia quello locale; dove, per Yin-Yang generale, si intende la struttura, la costituzione e il carattere del soggetto preso in considerazione, mentre per Yin-Yang locale si intende il quadro d'insieme dello squilibrio lamentato dalla persona.

- *Yin-Yang generale.* In base a tutta una serie di elementi, potremo ricondurre l'individuo osservato nelle categorie di Yin e Yang. Dovremo osservare e classificare gli elementi della sua struttura fisica, il suo modo di muoversi e parlare, le sue modalità di comportamento nonché le abitudini e le preferenze.

La definizione della struttura dell'individuo in termini di Yin-Yang ci sarà utile più avanti per avere indicazioni sul trattamento più appropriato. Qui vi accenneremo solo brevemente.

Individuo Yang: non adiposo, attivo, sociale, longilineo, estroverso, ama la luce del sole e la compagnia, pelle abbastanza secca, urina poco, eccitabile, soffre il caldo più del freddo, non si stanca facilmente, polso superficiale e rapido, dorme a pancia in su, ama il salato, è piuttosto peloso, tende alla calvizie, ha il sonno leggero; da un punto di vista fisico c'è una predominanza del torace e delle braccia sulle gambe; nelle donne il flusso mestruale tende a essere scarso e il ciclo breve.

Individuo Yin: tende al brachitipo, adiposo, più lento, tende a sudare anche non sotto sforzo, parla poco, pelle fredda, urine abbondanti, nella donna il mestruo è lungo e abbondante, soffre il freddo, ama poco la luce, dorme a pancia in giù o raggomitolato, ama il dolce, predominanza delle gambe sul torace, glabro, molti capelli e poca peluria.

Queste sono le indicazioni contenute nei testi classici e, come possiamo vedere, sono una mescolanza di elementi della struttura fisica abbinati a tutta una serie di modalità di comportamento, che è abbastanza facile investigare, parlando con la persona.

Esistono altri elementi molto importanti correlati al carattere e alla struttura psichica della persona, che non sono menzionati esplicitamente in termini di Yin-Yang, ma di cui parleremo trattando delle costituzioni. Questi ultimi aspetti non possono essere individuati con semplici domande e non si riconducono facilmente a una divisione in Yin-Yang, sono piuttosto riconducibili agli aspetti psichici di ogni singolo Organo. Teniamo però sempre presente che dire paziente Yin o Yang è una schematizzazione; oltre alla definizione Yin o Yang (che è qualitativa), dovremo anche valutare quanto forte sia il predominio di una delle due componenti sull'altra. Ogni individuo tende infatti a essere un miscuglio di Yin-Yang, ed è bene che sia così. Anzi, nello stato di armoniosa salute cui accennavamo prima, nessuno dei segni sopra esposti appare ovvio all'analisi; la persona, cioè, tenderà a non avere segni fortemente Yin o Yang. Ad esempio, sarà socievole e amante della compagnia, ma amerà anche starsene da solo, non sarà particolarmente infastidito né dal caldo né dal freddo; da un punto di vista fisico la parte superiore e inferiore del corpo saranno ben bilanciate senza predominio di una sull'altra. Naturalmente, questa è una condizione ideale, quello che si riscontra nella realtà è che un individuo tende a compensare uno squilibrio di un suo aspetto in una data direzione, con altri aspetti di segno opposto.

Quando già a un primo sguardo vedremo molti aspetti in un'unica direzione, potremo dedurne che la persona è fortemente Yin o Yang e che quindi potrà, più di altre, essere facilmente colpita da certi disturbi, essere debole in certi Organi, più sensibile a certi climi e così via. Una volta che ci siamo creati in questo modo un quadro globale della persona, possiamo passare ad analizzare in termini di Yin-Yang il suo squilibrio presente.

• *Yin-Yang del disturbo specifico lamentato.* Vuol dire analizzare le caratteristiche Yin o Yang dello squilibrio della persona. Anche qui esistono alcuni aspetti del sintomo lamentato, che ci possono aiutare a classificarlo come Yin o Yang.

Sintomo Yang: recente, acuto, con manifestazioni di calore e infiammazione (ad esempio la cute è rossa e calda), dolore che varia in intensità e localizzazione, preciso ma che si sposta, aumentato dalla pressione e dal calore e talvolta anche peggiorato dall'attività.

Sintomo Yin: cronico, di vecchia data, dolore continuo,

fisso ma esteso su una zona, diminuisce con il movimento, la pressione e il calore, la cute è bianca, fredda e molle.

La distinzione dei singoli sintomi in Yin-Yang si chiarirà quando li analizzeremo uno per uno, trattando dell'anamnesi. Dopo questo quadro dello Yin-Yang a livello sia generale sia locale, può essere utile combinare i due aspetti.

• *Imbricazione.* È la combinazione della struttura della persona con i suoi sintomi, si tratta cioè di vedere come la sua struttura generale si combini con il quadro del disturbo specifico lamentato.

Possiamo tentare di schematizzare le possibili combinazioni riducendole a quattro:

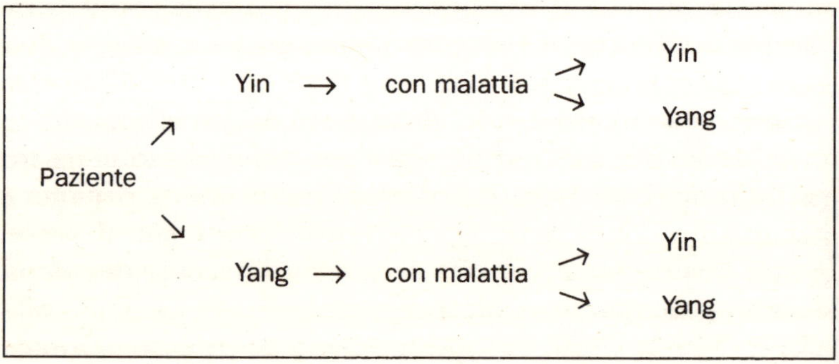

Questi schemi potranno essere utilmente impiegati quando saremo giunti, attraverso le varie fasi della diagnosi, alla definizione di un quadro globale generale e specifico della persona.

Deficit ed Eccesso. Rappresenta una valutazione quantitativa della maggiore o minor presenza di energia in un dato distretto del corpo umano. Come Yin-Yang, è principio applicabile a qualunque delle categorie summenzionate, si parlerà perciò di Deficit-Eccesso di Canale, Strato, Qi o Sangue, Organo o Viscere.

Deficit è una condizione di carenza di energia vitale,

che può riferirsi a un elemento specifico della struttura corporea oppure all'organismo nel suo insieme. In entrambi i casi indica una condizione in cui l'energia vitale è indebolita, ma vi è assenza di fattore patogeno esterno.

Eccesso può invece indicare due condizioni piuttosto diverse:

a) *Eccesso di natura interna*, cioè per eccesso di un dato sistema rispetto a un altro, che è quindi in relativo Deficit.

b) *Eccesso di natura esterna*: è dato da un Deficit organico, che ha permesso la penetrazione di un'energia esterna, detta perversa, che ha invaso, «riempito», l'organismo. In quest'ottica, Eccesso indica una turba in cui esiste un fattore patogeno, che si contrappone a un'energia vitale dell'individuo piuttosto forte. Il «combattimento» fra le due genera la condizione di Eccesso.

Sono, ovviamente, due condizioni molto diverse. Nel primo caso abbiamo un'energia interna vitale «esuberante», che, per un qualche motivo, tende a «ingorgarsi e ristagnare» in una data area del corpo. L'energia di per sé non è nociva, ma è il suo accumularsi in una data zona a esserlo; si dovrà allora semplicemente favorirne la circolazione. Nel secondo caso esiste, invece, una condizione organica di carenza; questo favorisce l'invasione da parte di un'energia esterna che, nel momento in cui dilaga nel corpo, diviene patologica e non va più soltanto fatta circolare, ma eliminata all'esterno. Comprenderemo meglio questa distinzione trattando dei vari elementi dell'anamnesi, ma un esempio può essere utile sin d'ora, per comprenderne il significato generale.

Consideriamo un eccesso di Calore-Fuoco. Se tale eccesso è di origine interna, potrà essere stato prodotto, ad esempio, da compressione dell'energia Yang del Fegato, che tende a liberarsi in alto a causa di un ristagno energetico, per un non armonioso fluire del Qi. Si tratterà allora di far circolare l'energia stagnante. Se invece l'eccesso di

Calore è di origine esterna, come, ad esempio, una febbre alta da influenza per relativa debolezza del Qi difensivo organico, dovremo effettivamente disperdere il Calore in eccesso all'esterno per eliminarlo, non farlo circolare nell'organismo.

Riassumendo, possiamo dire che il Deficit va tonificato e l'Eccesso va disperso, ma disperdere ha vari significati.

Per il caso a) disperdere = far circolare l'energia accumulata.

Per il caso b) disperdere = eliminare l'energia perversa.

Deficit ed Eccesso possono inoltre mescolarsi, come, ad esempio, nel caso di Deficit dell'Energia essenziale di un Organo con invasione di fattore patogeno.

Caldo e Freddo. Se Deficit ed Eccesso rappresentavano una valutazione quantitativa, Caldo e Freddo esprimono invece una valutazione qualitativa. Anche qui possiamo schematicamente riassumere i segni tipici che contraddistinguono queste due condizioni.

Segni di Freddo: assenza di sete, arti gelati, viso pallido, urine chiare e abbondanti, feci molli, polso lento, dolore addominale che peggiora alla pressione, desiderio di bevande calde, lingua pallida, con induito bianco.

Segni di Calore: sete, arti caldi, viso arrossato, polso rapido, stipsi, urine scarse e scure, agitazione, lingua rossa con induito giallo, bruciori di varia natura (es. cistiti, emorroidi eccetera).

Solitamente, il Freddo è un segno di eccesso di Yin e il Calore un segno di eccesso di Yang, possono esistere però anche segni che indicano un cosiddetto «Falso Calore» (o Calore Vuoto) e segni di falso Freddo (Freddo Vuoto).

Il «Falso Calore» nasce da un deficit dello Yin (spesso del Rene Yin); in questo caso il deficit dello Yin fa sì che si manifestino segni di Yang (Calore) senza che esista un reale eccesso dello Yang. Possiamo rappresentare così questa situazione:

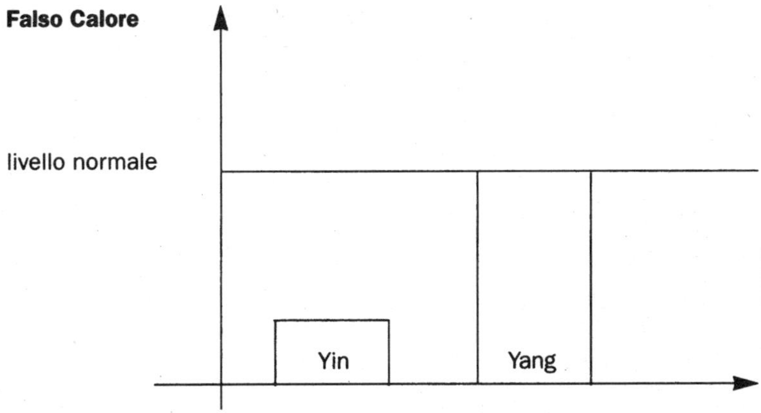

I segni sono caratteristici della presenza di elementi di Calore, che però è debole, avremo così: febbricola, senso di calore nel pomeriggio, calore ai cinque palmi, sudore notturno, urine scarse e feci secche.

Il «Falso Freddo» è in realtà un segno di deficit di Yang, poiché lo Yang Qi è in deficit e non riesce a scaldare il corpo. Di solito è legato a un deficit di Milza-Yang, Rene-Yang e Cuore-Yang (o Qi del Rene).

Segni: brividi, arti freddi, pallore del viso e della lingua, urine abbondanti.

Possiamo rappresentare così questa seconda situazione:

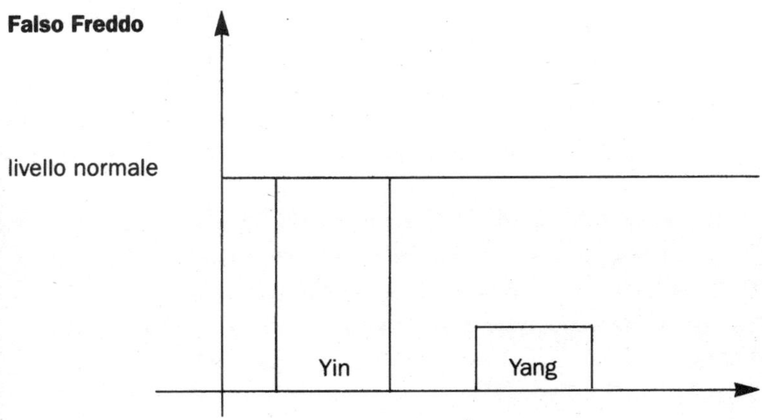

Anche di questi casi torneremo a parlare trattando dell'interpretazione dei segni emergenti dall'anamnesi. Inoltre, Freddo e Caldo possono combinarsi dando luogo, ad esempio, a Freddo all'esterno e Caldo all'interno, a Calore in alto e Freddo in basso e così via.

Interno-Esterno. Questi due termini vengono utilizzati con un duplice significato:

1 – Disarmonia causata da un fattore esterno, le sei Energie Cosmiche, o interno, essenzialmente i sette Sentimenti.

2 – Localizzazione esterna o interna di una malattia.

Di fatto però è quest'ultimo criterio a prevalere, per cui una malattia causata da un fattore patogeno esterno (es. Umidità), quando raggiunge l'Organo (es. Umidità nella Milza) viene detta malattia interna. Vediamo quindi come si differenzierà una sindrome interna rispetto a una esterna.

Sindrome Esterna. Una Sindrome Esterna colpisce e si manifesta a livello di pelle, muscoli e Canali Energetici, cioè all'esterno del corpo. Attenzione, però, che anche una malattia interna può manifestarsi negli strati esterni del corpo, come, ad esempio, certi sfoghi della pelle con rossore legati a turbe del Sangue o Fuoco del Fegato. I fattori esterni patologici che attaccano il corpo sono le sei Energie Climatiche: Freddo, Caldo, Umidità, Vento, Fuoco e Secchezza. I tipici segni dell'attacco dall'esterno sono: insofferenza al freddo, febbre e rigidità al collo. Ognuna delle sei Energie avrà poi segni specifici in base alla sua natura e alle sue manifestazioni.

Sindrome Interna. Può dipendere sia da una penetrazione all'interno di una turba esterna sia da una turba degli Organi interni. Le manifestazioni di Sindrome Interna saranno analizzate nello studio delle turbe dei singoli Organi.

Queste quattro coppie ci consentono di inquadrare i sintomi analizzati e di cogliere il senso e la direzione di uno squilibrio; alcuni segni possono però comparire in più categorie, poiché è sempre l'insieme dei dati a fornirci un quadro clinico chiaro.

SEGNI DI DISARMONIA

Segni	Yin	Yang
Generali	- Viso pallido - Sensazione di freddo - Avversione al freddo - Dolori migliorati da pressione e calore - Assenza di sete - Preferenza per bevande calde	- Viso rosso - Sensazione di calore - Avversione al calore - Dolori aggravati da pressione e calore - Sete - Preferenza per bevande fredde
Energia	-Stanco e debole	- Forte agitato e irrequieto
Comportamento	- Tranquillo e apatico	- Iperattivo, rumoroso
Respiro	- Superficiale e debole	- Profondo e pesante
Digestione	- Appetito scarso - Dilatazione addominale	- Forte appetito - Bruciore epigastrico
Feci e urine	- Diarrea (dipende) - Urine chiare e abbondanti	- Stitichezza (dipende) - Urine scure e scarse
Mestruo	- Scarso, sempre pallido - Leucorrea bianca	- Abbondanti e rosse - Leucorrea gialla

I segni di Yin-Yang sono una sintesi dei vari segni delle coppie Interno-Esterno, Freddo-Caldo, Deficit-Eccesso.

Interno	Esterno
Turba cronica	Turba acuta
Interessa l'interno del corpo (Organi e Visceri)	Interessa l'esterno e presenta spesso segni quali: febbre e bruciori
Si sviluppa gradualmente e dura nel tempo	Viene improvvisamente e dura poco
Turbe di urine e feci	Non molte turbe di urine e feci

Freddo	Caldo
Avversione al freddo	Avversione al caldo
Viso pallido	Pelle e viso arrossati
Arti freddi	Corpo molto caldo
Movimenti lenti	Movimenti rapidi
Urine chiare e abbondanti	Urine scure e scarse
Assenza di sudore o sudorazione fredda	Sudorazione abbondante e calda
Più facilmente diarrea	Più facilmente stitichezza
Comportamento tranquillo	Eccitabilità

Deficit	Eccesso
Turbe spesso croniche	Turbe spesso acute
Stanchezza	Iperattività
Voce debole	Voce forte
Respiro debole e superficiale	Respiro forte e profondo
Dolore migliorato dalla pressione	Dolore aggravato dalla pressione

VIII

La patologia degli Zang-Fu

Fin dai tempi più remoti i medici tradizionali cinesi hanno descritto e analizzato una serie di sintomi raggruppandoli in un sistema concettuale, in una serie di quadri clinici, che definiscono «sindromi» ben precise.

Le alterazioni energetiche che connotano le varie sindromi sono molto diverse da quelle considerate nella medicina occidentale, poiché ogni «sindrome cinese» rappresenta un insieme di manifestazioni conseguenti a una turba di un determinato Organo o Viscere secondo i dettami della fisiologia energetica.

Ricordiamo che in MTC le cause principali dei vari squilibri energetici che si ripercuotono a livello degli Zang-Fu sono suddivise in tre gruppi:

1) *Origine interna*: eccesso come quantità o durata di un'emozione o sentimento.

2) *Origine esterna*: aggressione dell'organismo da parte delle Xie (energie patogene esterne).

3) *Origine né interna, né esterna*: eccessivo affaticamento, alimentazione o respirazione scorrette.

La MTC, inoltre, pone l'accento sullo studio della costituzione e della tipologia o, in altri termini, del terreno, poiché considera che una stessa causa patologica possa determinare in alcuni individui solo leggeri squilibri, mentre in altri sindromi più gravi, in base ai «punti» deboli o forti della costituzione individuale.

Lo studio delle varie sindromi è molto complesso, perché vengono descritte in modo preciso e puntuale le turbe relative a un determinato Zang-Fu, sia in base all'alterazione complessiva sia in base al deficit di una particolare funzione di questi.

Inoltre il complesso sistema degli Zang-Fu può essere considerato come l'origine e il termine di qualsiasi patologia.

Durante l'interrogatorio è fondamentale soffermarsi sull'analisi dei sintomi di esordio del quadro sintomatologico che ci si presenta. Spesso i sintomi iniziali ci orientano verso ciò che possiamo definire il «nucleo» di partenza della serie di disturbi che l'individuo presenta. Conoscere il punto di partenza dei vari disagi è di fondamentale importanza, perché ci permette di impostare un trattamento che mira alla radice del problema.

Questa premessa allo studio delle sindromi degli Zang-Fu è indispensabile, perché quando si instaura una turba energetica che persiste per diverso tempo, le sindromi iniziali si complicano, si creano circoli viziosi, un complesso di alterazioni a catena spesso difficili da analizzare. Per districare la matassa è necessario risalire alla sequenza temporale dell'insorgenza dei vari sintomi.

Ricordiamo che i vari Zang-Fu sono analizzati separatamente l'uno dall'altro per scopi puramente didattici, ma in realtà sappiamo che per la MTC l'uomo è sempre studiato nella sua complessità, quindi non bisogna mai prescindere dalle relazioni interfunzionali esistenti tra le varie parti dell'organismo. Si vanno così a definire delle «sindromi complesse» specifiche che considerano la ripercussione di una determinata turba energetica sul «sistema» Zang-Fu.

La diagnosi delle sindromi degli Zang Fu si basa soprattutto sugli otto criteri diagnostici, descritti nel cap. VII.

Le funzioni del Cuore, come visto al cap. III, sono:
- essere sede degli Shen;
- governare il sangue;
- controllare la sudorazione;
- aprirsi alla lingua;
- essere collegato al sonno e ai sogni.

Le sindromi del Cuore si dividono principalmente in due categorie:
1) Sindromi da vuoto:
vuoto di Qi e/o di Yang del Cuore;
vuoto di Yin e/o di sangue del Cuore.
2) Sindromi da pienezza:
eccesso di Fuoco del Cuore;
ristagno di Sangue del Cuore;
ostruzione degli orifizi del Cuore da parte dei catarri (Tan).

Sindromi da vuoto

Vuoto di Qi e/o di Yang del cuore. Il vuoto di Qi del Cuore può essere primario, oppure secondario a un vuoto di Qi della Milza. Nell'eventualità che la causa primaria sia un deficit di Qi della Milza, saranno presenti sintomi di vuoto globale di Qi come: grave astenia psicofisica, pallore al viso, respiro corto, sudorazione spontanea ai minimi sforzi, lingua molle, larga, con impronte dei denti ai lati, polso sottile e debole.

Etiologia: le cause del deficit delle funzioni del Cuore sono vuoto di Qi di Cuore costituzionale; età avanzata; eccesso dei sentimenti (soprattutto tristezza, ma anche gioia).

Il vuoto di Qi e di Yang del Cuore, se associati, determinano i seguenti sintomi: palpitazione, tachicardia, dispnea (dovuti ad alterazione della circolazione della Zhong Qi), sudorazione spontanea ai minimi sforzi, sintomatologia aggravata dall'attività.

Se prevale il vuoto di Qi di Cuore la circolazione del sangue è rallentata. I sintomi principali sono:

colorito del viso pallido; astenia psicofisica; traspirazione spontanea; respiro corto; corpo della lingua pallido con induito (se presente) bianco; polso fine, debole, annodato.

Se prevale, invece, il vuoto di Yang di Cuore, la circolazione del sangue rallenta a tal punto da provocare oppressione toracica che si associa poi ai seguenti sintomi: freddo ai quattro arti; sudorazione profusa, labbra cianotiche, edema (se il vuoto di Yang del Cuore si ripercuote sullo Yang di Rene), confusione mentale, sincope fino al coma, lingua color porpora, polso molto debole con tendenza a scomparire.

Vuoto di Yin e/o di Sangue del Cuore. Il vuoto di Yin di Cuore è spesso associato a un vuoto di Yin di Reni e può essere, a volte, secondario a quest'evenienza.

Il vuoto di Sangue del Cuore, invece, è spesso collegato a un deficit della Milza (il Cuore regge il Sangue; la Milza lo produce).

Etiologia: l'eccesso di un sentimento consuma lo Yin e il Sangue, la Milza allora non svolge più la sua funzione di produzione e trasformazione. Un'altra causa può essere la diminuzione del Jing e dello Yin di Rene dovuti all'avanzare dell'età, oppure emorragie, o anche consumo di Yin e Sangue per gravi malattie febbrili.

Sintomi associati di vuoto di Yin e Sangue di Cuore: palpitazioni; insonnia; iperonirismo; amnesie; agitazione, ansia, facili spaventi.

I sintomi di vuoto di Yin del Cuore sono conseguenti al fatto che lo Yin carente non riesce a equilibrare lo Yang che si libera causando: sudorazione notturna (il vuoto di Yin si manifesta nel periodo Yin: la notte); calore ai cinque centri: palmo delle mani, pianta del piede, petto (in realtà si tratta di falso calore); secchezza della bocca e della gola; palpitazioni; tachicardia; vampate di calore (lo Yang in eccesso relativo va verso le zone Yang del corpo); lingua rossa con induito scarso; polso fine e rapido.

I sintomi di vuoto di Sangue di Cuore si caratterizzano per l'alterazione dello Shen e spesso si ritrovano anche in caso di vuoto di Sangue generale. Avremo: vertigini; amnesie; irrequietezza e agitazione; pallore; secchezza della pelle, caduta dei capelli e dei peli; orticaria; lingua e labbra pallide; polso fine e debole.

Sindromi da pienezza

Eccesso di Fuoco del Cuore.

Etiologia: l'eccesso di Fuoco del Cuore spesso è conseguente a un'alterazione energetica determinata dall'eccesso di uno dei sette Sentimenti, può essere anche conseguente a un grave vuoto di Yin globale, oppure a un eccesso di Fuoco del Fegato che sale e invade il Cuore. Più di rado, il Fuoco del Cuore si genera per un'aggressione esterna da parte delle Xie, oppure come conseguenza di un'alimentazione ricca di sostanze calde e piccanti e di prodotti tonificanti. Nell'ultima evenienza la predisposizione costituzionale gioca un ruolo determinante.

Quando il Fuoco del Cuore si manifesta, i sintomi principali sono determinati dall'alterazione dello Shen con: agitazione, insonnia, delirio verbale (follia). Inoltre il Fuoco tende a salire verso l'alto del corpo determinando afte e ulcerazioni della mucosa boccale e soprattutto della lingua (per la sua corrispondenza al Cuore), sete, viso rosso (il rossore coinvolge tutto il viso; mentre in caso di falso Calore sono interessati solo gli zigomi). Il polso è rapido.

Se il Fuoco del Cuore coinvolge il Viscere Intestino Tenue (viscere accoppiato secondo la legge Biao-Li), compaiono i seguenti sintomi: urine cariche, ematuria, minzione dolorosa.

Ristagno del Sangue del Cuore. In presenza di vuoto di Qi o di Yang di Cuore, un eccesso di un'emozione, ma anche un attacco di freddo, un eccessivo affaticamento, o la presenza di catarri (*tan*), possono provocare un arresto della circolazione sanguigna con una sintomatologia dolorosa lancinante al torace che s'irradia lungo il Canale del Cuore. I sintomi di accompagnamento sono: palpitazioni, lingua color porpora con chiazze violacee, polso sottile e prossimo ad arrestarsi.

Ostruzione degli orifizi del Cuore per la presenza dei catarri.

Etiologia: eccesso di uno dei sentimenti; presenza di umidità prevaricante (Xie).

Si afferma che il Cuore possiede orifizi che permettono la comunicazione con il mondo che ci circonda. Se questi orifizi si ostruiscono, in MTC si afferma che vi è presenza di catarri Tan, che determinano la chiusura della comunicazione con l'ambiente. Questa situazione comporta sintomi particolari.

L'eccesso di uno dei sette Sentimenti genera inizialmente un Calore che, se perdura, si trasforma in Fuoco. La presenza di Fuoco nell'organismo determina la diminuzione dei liquidi organici e la produzione dei catarri Tan. Questi catarri sono invisibili, non sono concreti come i catarri che siamo abituati a conoscere, ma la loro presenza si rende evidente, perché hanno la prerogativa di alterare le funzioni dello Shen e in particolare degli orifizi del Cuore, determinando turbe mentali, incapacità a riconoscere le persone, eloquio solitario, condotta anormale. Nei casi più gravi avremo anche perdita improvvisa di coscienza, isteria ed epilessia. La lingua ha un induito bianco e grasso, il polso è a corda, profondo e scivoloso.

Se oltre ai catarri è presente in modo considerevole il Fuoco del Cuore, la sintomatologia è segnata da anomalie del comportamento: agitazione estrema fino al delirio verbale con pianti e risa immotivati, insonnia fino all'agitazione maniacale con percosse e ingiurie.

A questi sintomi si aggiungono inoltre: sete, bocca amara, lingua rossa soprattutto a livello dell'apice, con induito giallo e grasso, polso a corda, scivoloso, pieno.

MINISTRO DEL CUORE (XIN ZHU O XIN BAO LUO)

Funzioni: emana i voleri del Cuore, protegge il Cuore dalle Xie.

Un'alterazione del Ministro del Cuore determina una difficoltà alla propulsione del sangue che si manifesta con i seguenti sintomi: dolore al petto, dispnea, aritmie e palpitazioni, polso rugoso, lingua con chiazzette cianotiche tendenti al violetto.

L'alterazione della funzione del Ministro del Cuore in quanto Xin Bao Luo (Rivestimento protettivo del Cuore) è molto grave, perché il Cuore, non più protetto, diviene facilmente raggiungibile dalle energie patogene esterne. In quest'evenienza le Xie raggiungono il Cuore, lo Shen si libera e l'individuo muore.

Le sindromi dell'Intestino Tenue sono:
- Calore nell'Intestino Tenue
- Freddo Vuoto nell'Intestino Tenue
- Pieno da Freddo nell'Intestino Tenue.

Calore nell'Intestino Tenue

L'eccesso di Calore può essere conseguente a un'alimentazione errata, oppure alla presenza di Fuoco del Cuore che invade l'Intestino Tenue. La sintomatologia si caratterizza da un coinvolgimento della Vescica, viscere cui l'Intestino Tenue invia le sostanze liquide. Avremo allora come sintomi: disuria, stranguria (urinazione goccia a goccia e dolorosa), ematuria (il Fuoco ha leso i vasi sanguigni). Lingua rossa con induito giallo, polso scivoloso e rapido.

Freddo nell'Intestino Tenue

La presenza di freddo nell'Intestino Tenue è determinata da un'aggressione di Freddo esterno (Xie) oppure, più frequentemente, dall'eccessiva assunzione di alimenti freddi. Questa sindrome è frequente nei casi in cui l'organismo si trova in deficit di Yang.

La sintomatologia consiste in dolori addominali e pelvici attenuati dal calore e dalla pressione, borborigmi, diarrea pastosa, pollachiuria (urinazione frequente), poliuria chiara. Lingua pallida con induito chiaro e sottile, polso profondo e lento.

Pieno di Freddo nell'Intestino Tenue

Questa sindrome rappresenta un aggravamento della precedente.

I sintomi principali sono: dolore addominale violento, che peggiora con la pressione e il freddo e s'irradia alla regione lombare e ai genitali, volvo intestinale (attorcigliamento delle anse intestinali), occlusione intestinale con arresto del passaggio delle feci e del gas, vomito di materiale fecale, ernie inguino-scrotali, torsione del funicolo. Lingua pallida con induito sottile e rapido, polso profondo, a corda, teso.

RENI (SHEN)

Ricordiamo le funzioni dei Reni: sono dimora del Jing, producono il midollo, riempiono il cervello, controllano le ossa, sono il fondamento dello Yin e dello Yang, come dell'Acqua e del Fuoco, ricevono il Qi dai Polmoni, sono la sede dello Zhi, si manifestano ai capelli, controllano gli orifizi del basso e le orecchie

Le sindromi dei Reni sono sempre da deficit energetico e mai da eccesso, perciò descrivono un deficit di una particolare funzione di questo Organo. In particolare, il vuoto può essere: del Qi, dello Yin, dello Yang, dell'Acqua, del Fuoco, del Jing.

Le diverse sindromi dei Reni hanno come etiologia comune: vuoto costituzionale, malattie croniche, età avanzata, eccessi in generale (poche ore di sonno, troppa attività sessuale, gravidanze ravvicinate, surménage).

Vuoto di Qi dei Reni

Tra i sintomi che ricorrono in questa sindrome abbiamo: psicoastenia, lombi, ginocchia, fianchi deboli e dolenti, poliuria con urine chiare, nicturia, enuresi, eiaculazione precoce, spermatorrea, leucorrea, minacce di aborto, capelli deboli, ipoacusia (calo dell'udito), diarrea spesso all'alba.

Il SW al cap. 61 afferma che se il Qi dei Reni non regola l'Acqua: «L'Acqua si accumula e per questo il corpo è gonfio». I sintomi sono: edema, ascite, oliguria, dispnea, asma, palpitazioni. Il polso è profondo, lento, senza forza, la lingua pallida, grossa con impronte e induito bianco.

Vuoto di Rene Yin. Abbiamo visto al cap. II che quando si parla di Reni Yin o Reni Yang si intendono aspetti generali e onnicomprensivi. Così, per vuoto dei Rene Yin si intende sia un vuoto di Yin sia un vuoto di Jing e dell'Acqua dei Reni.

I sintomi principali sono: calore ai cinque centri (palmo delle mani, pianta dei piedi, regione cardiaca), astenia, febbre serotina o sensazione di avere la febbre, sudorazione notturna, lombalgia, sensazione di calore alle ossa, desiderio sessuale con scarso rendimento, eiaculazione precoce, urine scarse e cariche, irritabilità, bocca secca. Lingua rossa, secca, a specchio, polso fine e rapido.

Essendo i Reni il fondamento dello Yin e dello Yang, il vuoto di Rene Yin è spesso la causa primitiva di vuoto di Yin di altri Organi quali Fegato, Cuore, Polmone e Stomaco.

Vuoto di Rene Yang. Ricordiamo che per Rene Yang si intende sia lo Yang dei Reni sia la Yuan Qi e il Fuoco dei Reni.

La sintomatologia in caso di vuoto di Rene Yang è caratterizzata dall'alterazione delle varie funzioni dei Reni. Per questa ragione spesso si afferma che il vuoto di Rene Yang è sinonimo di vuoto di Qi dei Reni.

Inoltre, il vuoto di Rene Yang può associarsi a un declino del fuoco del Ming Men (cap. II). In questa evenienza le manifestazioni principali sono: sterilità, impotenza, acufeni, disturbi respiratori.

I sintomi principali del vuoto di Reni Yang sono: astenia, sensazione di freddo generale e in particolare a livello delle ginocchia e della regione lombare, edemi, urine abbondanti e chiare (soprattutto a emissione notturna), incontinenza, mancanza di desiderio sessuale, diarrea cronica dell'alba o dopo i rapporti sessuali, sterilità, incontinenza, impotenza, eiaculazione precoce, acufeni. Lingua pallida, umida con goccioline di acqua, polso profondo e lento.

In caso di vuoto di Rene Yang, si parla di vuoto di Yuan Qi quando sono presenti prevalentemente sintomi del Triplice Riscaldatore con alterazione del cammino dei liquidi e dei solidi e conseguente ripercussione sulla produzione di Energia e Sangue con segni di vuoto di questi ultimi. Il vuoto di Rene Yang spesso è causa primitiva del deficit di Yang di altri Organi quali Milza, Polmone, Cuore, Stomaco e anche Fegato.

Vuoto dell'Acqua dei Reni

Ricordiamo che l'Acqua dei Reni rappresenta un aspetto specifico dello Yin dei Reni e cioè la funzione di regolare i liquidi organici e, attraverso questi, di raffreddare e umettare l'organismo.

Il segno specifico del vuoto dell'Acqua dei Reni è la secchezza generalizzata. Inoltre, spesso in questa situazione si genera Fuoco che determina infiammazioni soprattutto della parte alta del corpo (il fuoco tende a salire).

Vuoto del Fuoco dei Reni

Il Fuoco dei Reni rappresenta un aspetto specifico dei Rene Yang, la sua funzione è quella di vaporizzare i liquidi e di regolarne la quantità.

In caso di carenza di Fuoco, la mancanza di vaporizzazione dell'acqua genera Umidità. Nell'evenienza in cui l'umidità non sia metabolizzata, per esempio a causa di un vuoto di Milza, si verifica un ristagno che dà luogo alla formazione dei catarri Tan. Inoltre l'umidità in eccesso può determinare la formazione di edemi. Spesso in questa sindrome sono presenti anche i segni di vuoto di Rene Yang visti prima.

Vuoto di Jing

Il Jing è conservato dai Reni e grazie alla Yuan Qi è trasformato in Qi, Yin e Yang. Questi vanno a irrorare tutto l'organismo permettendo le varie funzioni.

Spesso il vuoto di Jing è ereditario, ma è possibile che una condotta di vita scorretta lo dissipi prematuramente.

I sintomi da vuoto di Jing sono: disturbi dell'accrescimento, ritardo della chiusura della fontanella nel bambino, difficoltà di apprendimento, anomalie dello sviluppo e della pubertà, stordimento, amnesie, sterilità e cicli anovulatori, azoospermia e polluzione notturna, fragilità ossea, osteoporosi e invecchiamento precoce, caduta dei capelli, cefalea, ipoacusia, ronzii che peggiorano con il silenzio, insonnia che peggiora con la fatica, anemia. Spesso coesistono sintomi da vuoto di Yin o, più raramente, da vuoto di Yang.

Le sindromi della Vescica si distinguono in:
- Umidità-Calore nella Vescica
- Vescica vuota e Fredda
- sindromi Lin

Umidità + Calore nella Vescica

Si afferma che questa sindrome sia di origine esterna (eccessi alimentari, esposizione all'umidità-calore), ma richiede sempre una predisposizione, o meglio un Qi di Vescica debole, perché compaia.

I sintomi principali riguardano l'alterazione della funzione della Vescica di eliminare l'urina: stranguria, pollachiuria, urine di colore scuro, ematuria. Se questa situazione perdura, può dar luogo alla formazione di renella. Inoltre la presenza di umidità-calore può provocare febbre e, se coinvolge i Reni, compare anche il dolore ai lombi.

Si possono associare sintomi da deficit di Rene Yin, con calore nella parte alta del corpo e turbe dello Shen come cardiopalmo, insonnia, incubi.

La lingua presenta induito giallo e grasso, il polso è rapido.

Vescica vuota e fredda

Questa sindrome può essere conseguente, in soggetti predisposti, alla penetrazione di Freddo esterno (Xie), oppure si può verificare in caso di vuoto di Yang generale e in particolare degli Organi Reni o Milza.

I sintomi determinati dalla penetrazione di Freddo nella Vescica sono: poliuria e pollachiuria con urine chiare. Se la situazione si aggrava, compaiono i segni di interessamento della risonanza Zu Tae Yang, con una sintomatologia spesso improvvisa e violenta caratterizzata da dolori lancinanti all'ipograstrio, ritenzione di liquidi nella vescica ed ematuria. Il Freddo nella Vescica è sempre determinato da un vuoto di Yang generale, perciò presenta i sintomi che questa condizione comporta.

Sindromi Lin

Queste sindromi sono caratterizzate dalla difficoltà a urinare e si suddividono in due gruppi:

1) *Lin da pienezza:* calore, sangue, pietra.
2) *Lin da vuoto:* latte, consumo.

Lin da pienezza.

• *Lin Calore.* La caratteristica sintomatologica di questa sindrome è il bruciore uretrale e vescicale molto forte, l'arrossamento dell'uretra, la minzione difficoltosa a goccia (stranguria). Possono comparire segni di Calore generale con febbre e polso rapido. La lingua è rossa con induito giallo.

• *Lin Sangue.* Questa situazione rappresenta un aggravamento della sindrome precedente. La presenza di Calore nella Vescica determina la rottura dei vasi sanguigni, con comparsa di ematuria. La sindrome si aggrava rapidamente e compare dolore al basso ventre, febbre alta fino al coinvolgimento del Cuore, con palpitazioni, insonnia, irrequietezza e, nelle situazioni più gravi, delirio.

• *Lin pietra.* Se nella Vescica oltre al Calore penetra anche Umidità vi è la formazione dei Lin pietra, che corrispondono ai calcoli della medicina occidentale.

Lin da vuoto.

Le sindromi Lin da vuoto possono essere primitive, ma, più frequentemente, sono secondarie a un vuoto del Qi dei Reni o della Milza, oppure dovute a ripetuti attacchi di Umidità-Calore su un terreno costituzionalmente debole.

- *Lin latte.* Le urine sono lattiginose, con piuria (pus nelle urine). In questa evenienza sono compromesse alcune funzioni della Milza, in particolare quella di metabolizzare l'Umidità e quella di separare il chiaro dal torbido.
- *Lin consumo.* È la sindrome delle malattie urinarie croniche. La causa principale è la presenza di Umidità-Calore che dura per lungo tempo. La sintomatologia è caratterizzata da dolori al basso ventre continui e gravativi. Uno dei segni caratteristici di questa sindrome è la presenza di sete con nausea e anche vomito dopo aver bevuto.

Inoltre, la presenza di Umidità-Calore, quando dura nel tempo ferisce particolarmente i Rene Yin, con la comparsa dei sintomi visti sopra. Spesso la situazione si complica per il coinvolgimento degli Organi Fegato e Cuore, che in situazioni particolarmente stressanti vanno incontro a un vuoto di Yin.

MILZA (PI)

Ricordiamo che le attività della Milza sono strettamente legate a quelle dello Stomaco, così che il rapporto Milza-Stomaco esprime il legame funzionale più forte delle varie coppie Biao-Li.

La fisiologia della Milza è molto complessa, ricordiamo che le principali funzioni di questo Zang sono: governa la trasformazione e il trasporto, controlla il sangue, provvede alla trasformazione e diffusione dei liquidi, regge la carne, è la sede dello Yi, governa il centro, controlla la salita del Qi, si apre alla bocca e si manifesta alle labbra.

Le principali sindromi della Milza si suddividono in:

1) *Sindromi da vuoto:* vuoto di Qi, vuoto di Yang, collasso dello Yang; la Milza non riesce a trattenere il sangue, si verifica il crollo del Qi.

2) *Sindromi da pienezza.* Spesso sono secondarie alla penetrazione di Xie nello Stomaco, si suddividono in: presenza di Umidità-Freddo, presenza di Umidità-Calore nella Milza.

Sindromi da vuoto

Vuoto di Qi di Milza. Le cause di questa sindrome prevedono una predisposizione costituzionale, alla quale si aggiungono le condizioni esterne scatenanti, come l'alimentazione squilibrata sia nella quantità sia nella qualità, l'eccesso di fatica psicofisica, il clima eccessivamente umido.

A queste condizioni si aggiungono: malattie croniche, vomiti ripetuti, diarrea profusa, vuoto di Qi di Milza secondario a malattie da Freddo, oppure ad attacco da parte del Qi del Fegato.

Il vuoto di Qi della Milza blocca principalmente la funzione di questo Organo di trasporto e trasformazione. I sintomi principali sono: ristagno di alimenti nello Stomaco con conseguente inappetenza, gonfiore epigastrico soprattutto post-prandiale, diarrea con feci poltacee con alimenti non digeriti, dolore periombelicale ed epigastrico da vuoto. Inoltre, poiché la Milza non trasforma i liquidi, compariranno gonfiori ed edemi.

Il Jing alimentare non può essere allora distribuito e l'alterazione della funzione di trasporto e trasformazione provoca una riduzione della produzione sia di Qi sia di Xue (Sangue), perciò compaiono sintomi come: astenia generalizzata, sensazione di corpo pesante, debolezza muscolare, respiro corto, fatica a parlare. Inoltre, se il deficit è prevalentemente di Qi, il viso è pallido e luminoso; se invece prevale il vuoto di Sangue il colorito del viso è pallido opaco.

La lingua è pallida, gonfia con induito bianco, il polso è vuoto e senza forza.

Vuoto di Yang della Milza. Spesso questa sindrome è un aggravamento della sindrome precedente. Si verifica soprattutto quando il vuoto di Qi di Milza si cronicizza in seguito a una alimentazione errata (troppo fredda) o insufficiente.

Il vuoto di Yang della Milza si manifesta con sintomi di freddo; per questa ragione questa sindrome è anche conosciuta come «Freddo vuoto della Milza».

Le manifestazioni principali sono simili a quelle del vuoto di Qi di Milza, ma più gravi, cui si aggiungono: dolori epigastrici che migliorano con la pressione e il calore e peggiorano dopo i pasti, flussi mestruali lunghi con sangue rosso chiaro, freddo addominale e ai quattro arti, bocca insipida, assenza di sete, oliguria, edemi, leucorrea chiara ed abbondante.

La lingua è pallida, l'induito bianco e scivoloso. Il polso è profondo e fine, oppure rallentato e debole.

Se il vuoto di Yang della Milza è secondario a un vuoto di Yang dei Reni, il corpo mostrerà segni di vuoto globale di Yang. I sintomi principali sono: diarrea al mattino, edema degli arti inferiori, freddolosità generalizzata più accentuata ai lombi e alle ginocchia, sensazione di freddo alle ossa, astenia sessuale, alterazione delle funzioni del Triplice Riscaldatore.

La lingua è pallida con induito bianco, il polso è lento, vuoto, profondo.

Collasso dello Yang. Questa sindrome si manifesta in modo acuto, spesso in seguito alla ingestione di una bevanda fredda, ma sottintende un vuoto latente dello Yang della Milza. È, inoltre, frequente una ripercussione a livello cardiaco con segni di vuoto di Yang di Cuore.

La sintomatologia si manifesta con: epigastralgia che si manifesta subito dopo aver ingerito una bevanda fredda, palpitazioni, dolore che si irradia fino al Cuore, ipotensione arteriosa con lipotimia, sudorazione profusa, colorito pallido o bluastro, ritenzione urinaria

La Milza non trattiene il Sangue. L'alterazione della funzione della Milza di trattenere il sangue nei vasi è spesso secondaria a un vuoto di Qi o di Yang della Milza stessa; il sangue non ha più la capacità di circolare nei Canali e deborda nei muscoli e nella pelle.

Sintomatologia: emorragie sottocutanee, sanguinamenti che interessano in genere la parte bassa del corpo. Se questa situazione coinvolge lo Stomaco e gli Intestini, si ha la presenza di sangue nelle feci, oppure emorroidi sanguinanti, se invece è interessata la Vescica compare ematuria.

In presenza di vuoto di Qi di Milza i Canali Straordinari Ren Mai e Chong Mai non sono più nutriti e ciò provoca meno-metrorragie e flussi mestruali lunghi.

La lingua è pallida, gonfia, con induito bianco, il polso è vuoto.

Crollo del Qi di Milza. Il crollo di Qi di Milza rappresenta una sindrome particolare, chiamata in diversi modi: «Qi che precipita», «precipitazione dovuta al vuoto del Qi». Spesso conseguente a un vuoto di Qi di Milza, si può verificare anche in caso di vuoto della Zhong Qi (TR-M), oppure in seguito a una diarrea cronica, oppure, negli individui predisposti, in seguito a stress ripetuti.

In questa sindrome viene meno la funzione della Milza di reggere in sede i vari Organi e le strutture del corpo, come pure di far salire lo Yang puro e il Gu Qi. Vi è anche un deficit della funzione di trasporto e trasformazione e spesso sono concomitanti i vari sintomi descritti sopra per il vuoto di Qi di Milza.

Sintomatologia: vertigini, offuscamenti visivi, respiro corto, voce debole, asma, alterazione del ritmo cardiaco, gonfiore addominale, astenia, inappetenza, sudorazione spontanea, ptosi dello stomaco, prolasso rettale, emorroidi, ernie recidivanti, incontinenza.

Sindromi da pienezza

Umidità Freddo nella Milza. La presenza di Umidità-Freddo è la causa principale di questa sindrome. Questa situazione può essere conseguente a un'alimentazione errata (eccessivo consumo di alimenti freddi), oppure il soggiornare a lungo in luoghi umidi.

Questa sindrome è frequentemente un aggravamento del vuoto di Yang di Milza. In presenza di Freddo e Umidità la Milza non svolge le sue funzioni di trasporto-trasformazione e di salita-discesa del Qi.

Sintomatologia: gonfiori addominali, inappetenza, nausea e vomito, diarrea, dolori addominali, formazione di masse epigastriche, pieno di Yin all'addome e torace, dolore all'epigastrio da vuoto di Yang, ritenzione urinaria, assenza di sete, saliva collosa, aumento di tutte le secrezioni, leucorrea, eruzioni bollose, diarrea (che migliora la situazione), perdita del gusto.

La lingua è pallida, con induito bianco, spesso e grasso, trasuda per l'umidità. Il polso è pieno, scivoloso, lento; se il freddo è assai presente il polso diviene vuoto.

Umidità Calore nella Milza. L'alimentazione errata determina questa sindrome, soprattutto l'eccessivo uso di alimenti ricchi in zuccheri, grassi, o l'abuso di alcolici e formaggio.

La Milza è molto sensibile alla presenza di Umidità, non riesce a trasformarla, e l'Umidità ristagna generando a sua volta il Calore.

La sintomatologia è caratterizzata da: flatulenza, arti e corpo indolenziti e pesanti, sete (senza il desiderio di bere se prevale l'Umidità sul Calore), inappetenza, disgusto per il cibo, nausea e vomito, diarrea con bruciore e presenza di sangue nelle feci, oliguria con urine cariche, tenesmo (sensazione di peso e dolore a livello anale e del retto), febbricola con persistenza della febbre anche in seguito a sudorazione. Vi può anche essere la presenza di masse addominali tondeggianti, mobili, che si risolvono, non profonde.

Se la presenza del Calore si diffonde alle vie biliari, compaiono anche i sintomi di ittero e bocca amara.

La lingua è rossastra con induito giallo e spesso, il polso è scivoloso e rapido.

STOMACO (WEI)

Le funzioni dello Stomaco sono strettamente legate a quelle della Milza, quindi lo studio isolato di quest'Organo ha uno scopo puramente didattico.

Ricordiamo che lo Stomaco ha diverse funzioni: controlla la macerazione e maturazione del cibo, è l'origine dei fluidi, controlla la discesa del Qi.

Le principali sindromi dello Stomaco sono:

- Freddo nello Stomaco;
- ritenzione di alimenti;
- Fuoco nello Stomaco;
- vuoto di Yin di Stomaco;
- aggressione dello Stomaco da parte dello Yang del Fegato;
- ristagno di Sangue nello Stomaco.

Freddo nello Stomaco. L'accumulo di Freddo nello Stomaco è conseguente a un vuoto di Yang costituzionale, associato a un'alimentazione squilibrata, all'eccessivo consumo di alimenti di natura fredda o anche di alimenti non lavati.

Anche l'esposizione al freddo può determinare questa sindrome, che può apparire improvvisamente prima o dopo i pasti.

Il Freddo blocca il passaggio dei liquidi dallo Stomaco alla Milza, determinando ritenzione di liquidi nello Stomaco. La situazione descritta è più evidente durante la gravidanza, in cui peggiorano tutti i vuoti di Yang e tutti i pieni di Yin.

Sintomatologia: epigastrio freddo e dolente, dolori che migliorano tutti con il calore, vomito di liquidi chiari dopo il pasto, assenza di sete, borborigmi addominali.

La lingua è umida con induito bianco e spesso, il polso è lento, debole e profondo.

Ritenzione di alimenti. Questa eventualità è secondaria a un'alimentazione eccessiva come quantità, oppure all'abuso di sostanze alcoliche.

Spesso si tratta di una condizione cronica che prevede il coinvolgimento del Fegato, con un ristagno del Qi insieme con l'alterazione della funzione dello Stomaco di assorbimento, con conseguente blocco del cammino degli alimenti.

La sintomatologia è caratterizzata da distensione e dolore all'epigastrio, nausea con eruttazioni e rigurgiti acidi e fetidi, stipsi o diarrea con alimenti non digeriti, disgusto per il cibo.

La lingua mostra la presenza di induito bianco e grasso, il polso è teso e scivoloso.

Fuoco nello Stomaco. Le cause della presenza di Fuoco nello Stomaco possono essere:

1) *di origine interna:* Yang dello Stomaco costituzionalmente troppo forte; aggressione dello Stomaco da parte dello Yang di Fegato o di Rene; eccesso di uno dei sentimenti;

2) *di origine esterna:* attacco di Calore prevaricante (Xie);

3) *di origine metà interna, metà esterna:* alimentazione eccessiva, oppure troppo ricca di alimenti di natura calda o piccante.

La presenza di Fuoco nello Stomaco determina dolore postpradiale bruciante a livello dello Stomaco, sete di bevande fredde, stipsi, dimagrimento nonostante l'apporto calorico sia sufficiente, attacchi bulimici, digestione accelerata.

Se la situazione di squilibrio dura nel tempo il Fuoco dello Stomaco tende a salire nella parte alta del corpo determinando: gengivite, sanguinamento delle gengive, afte (macchie bianche circondate da un alone rossastro), alitosi, carie, stomatite (infiammazione della mucosa boccale).

La lingua è rossa con induito giallo e spesso, il polso è rapido.

Vuoto di Yin di Stomaco. Lo Yin di Stomaco è rappresentato dai liquidi Jin, che provengono dalla trasformazione degli alimenti. Questa sindrome compare spesso nella fase terminale delle malattie febbrili.

Sintomatologia: bocca e lingua secche (alterazione della funzione di salita dei liquidi della Milza), fame senza il desiderio di mangiare, stipsi, eruttazione e nausea, sensazione di presenza di masse all'epigastrio, ansia, vampate di calore, difficoltà a riposare, singhiozzo.

Lingua rossa senza induito; polso sottile e rapido.

Lo Stomaco è aggredito dallo Yang di Fegato. In questa sindrome le funzioni dello Stomaco sono alterate in seguito a un'aggressione, che viene detta «trasversale», dello

Yang del Fegato.

Sintomatologia: oltre alla presenza dei sintomi della liberazione dello Yang di Fegato, che vedremo in seguito, sono presenti nausea, dolori epigastrici, eruttazioni e rigurgiti acidi.

La lingua è di colorito normale o tendente al porpora, il polso è teso.

Ristagno di Sangue nello Stomaco. La caratteristica di questa sindrome è la presenza di ematemesi (vomito di sangue) e melena (feci nerastre per la presenza di sangue), cui si aggiungono i seguenti sintomi: inappetenza e dolore all'ipogastrio violento, trafittivo, fisso, aggravato dalla pressione e dalla ingestione di alimenti.

La lingua è porpora scuro con puntini rossi (lingua a fragola), il polso è teso e rugoso.

FEGATO (GAN)

Ricordiamo che le funzioni principali del Fegato sono: assicurare il fluire armonioso del Qi, essere la sede dello Hun, controllare la digestione, l'assimilazione e la secrezione di Bile da parte della Vescica Biliare, regolare e immagazzinare il Sangue, controllare i tendini, manifestarsi alle unghie, aprirsi agli occhi. Inoltre il Fegato ha il ruolo di difesa e protezione dell'organismo e regola il ritmo sonno-veglia.

Le sindromi del Fegato si suddividono in :

1) *sindromi da vuoto:* di Sangue, di Yang, di Yin;

2) *sindromi da pienezza:* ristagno di Qi di Fegato, fuga in alto del Fuoco del Fegato, fuga in alto dello Yang del Fegato, il Vento del Fegato agita l'interno.

Vuoto di Sangue del Fegato. Il Sangue può essere in vuoto perché non è prodotto a sufficienza, oppure perché è perso o consumato in seguito a emorragie o malattie croniche.

Il Sangue insufficiente determina i seguenti sintomi clinici: colorito del viso pallido, vertigini, acufeni che peggiorano con il silenzio, occhi secchi, emeralopia (scarsa adattabilità della vista alla luce crepuscolare), parestesie degli arti, spasmi muscolari e fascicolazioni (il vuoto di Sangue può generare il Vento), unghie fragili, ipo-amenorrea, sonno disturbato da molti sogni.

La lingua è pallida, il polso è sottile.

Vuoto di Yin di Fegato. Il vuoto di Yin di Fegato può essere primitivo o secondario a un deficit di Yin dei Reni.

I sintomi principali sono: vertigini, cefalea, senso di stordimento, emeralopia, occhi secchi, sudorazione notturna, vampate di calore, calore ai cinque centri, sete con gola secca, ipertensione arteriosa, nervosismo.

La lingua è rossa con induito scarso, il polso è fine, rapido e teso.

Inoltre, il vuoto di Yin di Fegato può determinare alcune sindromi da falsa pienezza che vedremo più avanti, e in particolare: Fuoco del Fegato, Vento interno del Fegato, salita dello Yang di Fegato.

Vuoto di Yang del Fegato. Questa sindrome è denominata da alcuni Autori «il Freddo ristagna nel Canale del Fegato». La causa è legata alla penetrazione di Freddo prevaricante esterno, che provoca un blocco della circolazione energetica con ripercussione sul Fegato. La sindrome è spesso acuta e simile nel modo di manifestarsi a quella determinata dal vuoto di Yang dei Reni o della Milza.

Nell'ultimo caso la sintomatologia migliora assumendo la posizione sdraiata.

I sintomi principali sono: dolore acuto al basso ventre, ernia inguinale, dismenorrea. La lingua è pallida con induito bianco, il polso è lento.

Sindromi da pieno

Ristagno di Qi di fegato. Il Qi di Fegato ristagna in seguito a un eccesso di collera, soprattutto se questa non è esteriorizzata. La collera altera principalmente la funzione del Fegato di regolazione della circolazione del Qi e si manifesta con: dolori al petto, al seno e al basso ventre. Se il Qi ristagna, anche la circolazione del sangue tende a bloccarsi con conseguente formazioni di masse mobili a livello addominale. Inoltre possono essere presenti segni di risalita del Qi controcorrente (Qi Ni). Se questa condizione perdura, si afferma che il «Qi di Fegato si comprime» e ciò comporta l'insorgenza di irritabilità.

Un'altra evenienza tipica di questa sindrome è la sensazione di nodo alla gola e al collo, determinata dalla coagulazione dei liquidi e formazione dei catarri Tan, che nei casi più gravi determinano la formazione di gozzo tiroideo.

In soggetti predisposti vi può essere l'aggressione detta «trasversale» del Qi di Fegato allo Stomaco, che non può effettuare il suo movimento di discesa dando luogo a nausea, vomito, inappetenza, eruttazioni acide, oppure vi può essere un'aggressione della Milza, con comparsa di inappetenza, digestione difficile e gonfiore addominale.

Fuga in alto del Fuoco del Fegato. Spesso questa sindrome è conseguenza della precedente, le cause scatenanti possono essere determinate da fumo, alcolici e alimentazione eccessivamente grassa.

Il fuoco tende a conquistare le parti alte del corpo, a diffondersi nella Vescica Biliare (Viscere associato nel rapporto interno-esterno), a disturbare lo Shen, a far deviare il sangue dal suo tragitto, a consumare i liquidi organici.

Sintomatologia: irritabilità con forti segni di squilibrio mentale, accessi di collera, vertigini, cefalea violenta, viso e occhi rossi, acufeni tipo rumore del mare, insonnia con incubi, bocca amara e secca, fuoco alla pelle (herpes zoster), stipsi, oliguria con urine cariche, epistassi, emottisi (sangue nell'espettorato), emorragie della parte alta del corpo.

La lingua è rossa con puntini rossi ai lati, il polso è a corda e rapido.

Fuga in alto dello Yang del Fegato. Questa sindrome è conseguente a un vuoto primitivo di Yin di Fegato o secondario a un vuoto dei Reni Yin. Il vuoto di Yin di Fegato primitivo è spesso conseguente a un eccesso dei sentimenti e in particolare di collera (soprattutto se non espressa), ansia o spavento. Si tratta quindi di una sindrome che apparentemente è causata da eccesso di Yang, ma in realtà è determinata da un vuoto di Yin.

Sintomatologia: vertigini, acufeni, cefalea, viso gonfio e arrossato, occhi rossi, ipertensione arteriosa, irritabilità, amnesie, palpitazioni, insonnia, iperonirismo. Se è presente vuoto di Yin dei Reni si manifesta con dolori alle ginocchia e ai lombi.

La lingua è rosso scarlatto, il polso è a corda, fine e rapido.

Il Vento del Fegato agita l'interno. La presenza di Vento del Fegato è possibile in tre sindromi già viste:

a) lo Yang di Fegato si trasforma in Vento;
b) il Fuoco al massimo grado produce il Vento;
c) il vuoto di Sangue crea il Vento.

• *Lo Yang di Fegato si trasforma in Vento.* Quando lo Yin di Fegato e lo Yin dei Reni sono completamente esauriti, lo Yang diventa troppo potente e produce il vento. «Il vento non è altro che la trasformazione dello Yang Qi del corpo» (*Lin Zhen Zhi Nan*). Inoltre, lo Yang in pienezza brucia i liquidi organici e li condensa, dando luogo alla formazione dei catarri Tan.

Sintomatologia: vertigini, cefalea, parestesie degli arti, movimenti involontari delle mani e dei piedi, spasmi, difficoltà di parola, afasia, deambulazione incerta con sensazione di instabilità, sincope, emiplegia, deviazione della bocca e degli occhi.

La lingua è rossa e trema, il polso è a corda e sottile.

• *Il Fuoco al massimo grado produce il Vento.* Il fuoco al massimo grado brucia i Canali Tendino-Muscolari, esaurisce i liquidi organici e può interessare il Ministro del Cuore.

Sintomatologia: ipertermia con agitazione, sete, convulsioni, rigidità nucale, opistotono, occhi rovesciati, coma.

La lingua è rossa con induito giallo, il polso è a corda e rapido.

• *Il vuoto di Sangue produce il Vento.* Questa sindrome corrisponde a quella già vista dell'insufficienza del Sangue del Fegato, ma mentre l'insufficienza descrive l'aspetto quantitativo del sangue, il vuoto esprime l'aspetto funzionale ed energetico del sangue.

Le energie costitutive del sangue sono il Vento e il Calore. Il Vento rappresenta la mobilità, mentre il Calore la funzione nutritiva del sangue.

Sintomatologia: crampi alle mani e ai piedi, tremori muscolari, vertigini, diminuzione dell'acuità visiva, viso pallido.

Sono inoltre presenti tutti i sintomi già visti nel caso di vuoto di sangue del Fegato.

La lingua è pallida, il polso è fine e a corda.

Abbiamo visto, al cap. III, che la Vescica Biliare è un viscere particolare e fa parte dei sei Visceri Straordinari. In questo contesto studieremo l'aspetto più materiale di questo Viscere, e cioè la sua funzione nella digestione e nel metabolismo del corpo, anche in rapporto con il Fegato, viscere accoppiato secondo il rapporto Biao-Li (Interno-Esterno).

Sindromi della Vescica Biliare:

1. Umidità-Calore del Fegato e della Vescica Biliare
2. Vuoto della Vescica Biliare.

Umidità Calore del Fegato e della Vescica Biliare

Questa sindrome può essere conseguente, in soggetti predisposti, alla penetrazione nella Vescica Biliare di energia prevaricante Calore-Umidità, oppure all'abuso di sostanze alcoliche o di cibi troppo grassi o troppo dolci.

Un'altra causa prevede l'alterazione della funzione di trasporto e trasformazione della Milza e dello Stomaco.

Sintomatologia: dolore ai fianchi e ai lati del torace, oliguria con urine cariche, febbre e brividi alternati, ittero, orchite, eczemi genitali, prurito ai genitali, leucorrea giallastra e di cattivo odore.

Se è coinvolta la Milza si aggiungono: stanchezza, anoressia, nausea, vomito, gonfiore addominale, alvo irregolare.

La lingua è rossa con induito giallo e grasso, il polso è a corda e rapido.

Vuoto della Vescica Biliare

Questa sindrome è sempre di origine interna e primitiva, spesso legata all'eccesso di un sentimento, oppure si verifica nel caso in cui un determinato sentimento persista per lungo tempo.

Ricordiamo che una delle funzioni principali della Vescica Biliare è quella di emanare determinazione e decisione; di conseguenza il dover prendere molte decisioni, oppure una decisione importante e sofferta, può determinare questa sindrome.

Il vuoto della Vescica Biliare può determinare la formazione dei catarri Tan, che turbano l'interno, alterando sia la funzione di drenaggio ed eliminazione della Vescica Biliare, sia la funzione di discesa dello Stomaco, da cui i sintomi di nausea e vomito. Inoltre, le mucosità possono invadere il Canale della Vescica Biliare in alto determinando vertigini e offuscamenti visivi.

Altri sintomi associati sono: bocca amara, irritabilità, palpitazioni, insonnia, agitazione, oppressione toracica con grandi sospiri, ipertensione arteriosa.

Lingua con induito giallo e grasso, polso a corda e scivoloso.

POLMONE (FEI)

Le funzioni del Polmone sono: governa e diffonde il Qi, è la sede del Po, abbassa, raffredda e purifica il Qi, governa la pelle e i peli, si apre al naso e governa la voce.

Le sindromi del Polmone si suddividono in:

1. *Sindromi da vuoto:* vuoto di Qi del Polmone, vuoto di Yin (liquidi organici).

2. *Sindromi da pienezza:* pieno di Secchezza (Xie), pieno

di Umidità e Tan (Xie), pieno di Calore (Xie), pieno di freddo (Xie).

3. *Sindromi particolari:* il Polmone è investito dal Qi di Fegato che attacca l'alto, sindrome Yuan Yin (Xuan Yin), sindrome Zhi Yin.

Sindromi da vuoto

Vuoto di Qi del Polmone. Il Qi del Polmone può essere in deficit per predisposizione ereditaria, oppure secondario a un vuoto di Milza con vuoto di Qi, oppure ancora secondario a un vuoto di Qi dei Reni, o di Qi del Cuore.

Se il Qi di Polmone è in vuoto, si altera la funzione di diffusione della Wei Qi (energia di difesa) e del Qi in generale.

Sintomatologia: tosse debole e stizzosa, dispnea da sforzo, astenia con sudorazione spontanea, vertigini, timore del freddo, predisposizione alle riniti, respiro corto e superficiale, voce debole, tutti i sintomi peggiorano con gli sforzi, l'eliminazione di catarro chiaro e fluido dà sollievo.

La lingua è pallida, flaccida, umida. Il polso è vuoto e debole.

Vuoto di Yin del Polmone. Questa sindrome è conseguente alla presenza di tosse cronica, eccessivo affaticamento, sudorazioni abbondanti e presenza di Fuoco. La funzione del Polmone alterata in questa sindrome è quella di purificare e abbassare il Qi.

Sintomatologia: tosse secca poco produttiva di catarro, bocca e gola secca, voce rauca, afonia, espettorazione di catarro denso striato di sangue, febbre serotina, calore ai cinque centri, sudorazione notturna, zigomi rossi.

La lingua è rossa e secca, il polso è sottile e rapido.

Pieno di Secchezza ai Polmoni. Questa sindrome può essere conseguente alla invasione di secco prevaricante in autunno in soggetti predisposti, oppure alla presenza nell'organismo di vento calore che consuma i liquidi organici.

Sintomatologia: tosse con espettorazione scarsa e collosa, secchezza di pelle, gola, lingua e bocca, dolori toracici da tosse intensa, afonia, a volte febbre con timore del freddo e del vento, cefalea.

La lingua è secca con induito sottile e secco, il polso è sottile e superficiale.

Pienezza di Umidità e di Tan. Questa condizione è determinata dalla penetrazione nel Polmone di Vento-Freddo o di Umidità, altre volte è secondaria all'alterazione della funzione del Polmone di diffondere i liquidi, oppure a un vuoto di Qi di Milza.

L'alterazione principale è legata al ristagno dei liquidi organici a livello del petto e alla conseguente formazione dei catarri Tan. Inoltre, se la Milza non è in grado di metabolizzare l'Umidità, i catarri vanno a bloccare soprattutto la funzione del Polmone di abbassamento del Qi e dei liquidi organici.

Sintomatologia: tosse con catarro, dispnea con senso di oppressione al petto, nausea, inappetenza, bocca appiccicosa, assenza di percezione dei sapori, sibili, tosse asmatiforme.

La lingua è pallida con induito bianco e grasso, il polso è teso, scivoloso e ritardato.

Pienezza di Calore. Il Calore nei Polmoni può essere conseguenza di una penetrazione di Calore prevaricante, oppure conseguente alla presenza di Vento freddo che con il tempo si trasforma in Calore. Questa sindrome è caratterizzata dalla presenza di catarri Tan, che bruciano lentamente l'interno.

Sintomatologia: nelle fasi iniziali faringodinia, in seguito compaiono tosse con respiro rumoroso (segno caratteristico di presenza di Calore), ascesso polmonare (i catarri in presenza di Calore, determinano la formazione di pus), espettorazione di catarro con sangue e pus, sete, gola arrossata, febbre con timore del freddo e del vento.

La lingua è rossa con induito giallo e secco, il polso è rapido e superficiale.

Pienezza di Freddo. Il Freddo può attaccare direttamente il Polmone, oppure le energie prevaricanti Vento-Freddo aggrediscono la superficie per vuoto di Wei Qi.

Sintomatologia: se il Freddo aggredisce la superficie avremo sensazione di freddo con mialgie diffuse, rinorrea, cefalea, assenza di sete, polso superficiale. Se invece il Polmone è attaccato direttamente dalle energie prevaricanti Vento-Freddo, è lesa la sua funzione di diffusione e di abbassamento del Qi, i liquidi si condensano e si formano i Tan che determinano: tosse con eliminazione di catarro fluido e biancastro, naso chiuso con rinorrea chiara, assenza di sete, brividi, febbre con timore del freddo, cefalea, mialgie.

La lingua è pallida con induito bianco, il polso è teso e superficiale.

Sindromi particolari

Il Polmone è invaso dal Qi di Fegato che attacca l'alto. La causa prima di questa sindrome è la compressione del Qi di Fegato che si manifesta in individui particolarmente emotivi.

Sintomatologia: dispnea, tensione ai lati del torace, dolore al petto, palpitazioni, insonnia, irritabilità, senso di nodo alla gola (presenza di catarri Tan).

La lingua mostra induito bianco, il polso è teso.

Sindrome Yuan Yin. Per Yuan Yin si intende la presenza di catarri fluidi che si accumulano a livello dei fianchi, senza interessare il torace nella sua porzione alta, e l'addome in basso. Questa sindrome è anche definita dello «Yin sospeso».

Sintomatologia: dolore toracico e agli ipocondri accentuato dalla tosse e dalla espettorazione, il dolore è scatenato dal cambiamento di posizione, sensazione di pienezza ai fianchi, dispnea con respiro corto e superficiale, allargamento degli spazi intercostali e polipnea.

La lingua è caratterizzata dalla presenza di una patina biancastra, il polso è profondo e teso.

Sindrome Zhi Yin. *Sintomatologia:* tosse, dispnea, senso di pienezza toracica, espettorazione di catarro schiumoso e fluido, edema al viso, sensibilità al freddo esterno.

La lingua mostra la presenza di induito bianco, grasso e spesso, il polso è teso e compatto.

INTESTINO CRASSO (DA CHANG)

Le funzioni principali dell'Intestino Crasso sono quelle di eliminare i residui delle trasformazioni e di trasmettere le informazioni «pure» (anche quelle neurologiche).

Le sindromi dell'Intestino Crasso sono:

1. Stasi nell'Intestino Crasso;
2. Secchezza dell'Intestino Crasso;
3. Umidità-Calore nell'Intestino Crasso.

Stasi nell'Intestino Crasso

Questa sindrome è conseguente a un vuoto di Qi dell'Intestino Crasso e in particolare della funzione di trasmettere e di propagare, spesso conseguente a una predisposizione costituzionale.

Sintomatologia: dolore addominale con gonfiore che si aggravano con la pressione, stipsi, nausea, vomito.

La lingua presenta un induito bianco e colloso, il polso è profondo e pieno.

Secchezza dell'Intestino Crasso

La secchezza nell'Intestino Crasso può essere determinata dalla mancata discesa dei liquidi dallo Stomaco, da un eccesso di calore climatico (predisposizione), oppure da una disidratazione generale del corpo.

Sintomatologia: stipsi ostinata, sapore cattivo in bocca, gola secca, vertigini e risalita del Qi impuro.

La lingua è rossa con induito giallo e secco, il polso è sottile e rugoso o rapido.

Umidità Calore nell'Intestino Crasso

Questa sindrome può essere conseguente all'attacco esterno di Umidità-Calore, oppure a eccessi alimentari.

È la malattia tipica del periodo estivo e dell'inizio dell'autunno. È conseguente alla presenza in questo periodo di Umidità-Calore atmosferico, che altera le funzioni dello Stomaco e dell'Intestino Crasso.

Sintomatologia: dolori addominali, tenesmo, diarrea profusa, a volte presenza di sangue e pus nelle feci, bocca secca, sete, urine cariche e scarse, febbre con timore del freddo.

La lingua è rossa con induito giallo e grasso, il polso è rapido e scivoloso.

TRIPLICE RISCALDATORE (SAN JIAO)

Il TR si distingue da tutti gli altri Zang-Fu perché, come visto nel cap. III, «ha un nome, ma non una forma». Ricordiamo che il TR è associato Biao-Li con il Ministro del Cuore, è inoltre l'ambasciatore dei Reni.

Le funzioni principali del TR sono: è responsabile della «via delle acque» e della via dei solidi, è la fonte della Yuan Qi e di tutto il Qi del corpo.

Abbiamo visto che il TR si suddivide in tre parti funzionali e a ognuna corrisponde una sindrome ben definita:

1. Alterazione del TR-S
2. Alterazione del TR-M
3. Alterazione del TR-I.

Alterazione del TR-S

La funzione del TR-S si esplica attraverso l'attività del Cuore e del Polmone, insieme alla capacità di ricezione degli alimenti da parte dello Stomaco.

La sindrome del TR-S si caratterizza complessivamente, sia con una turba della funzione di raccolta (di aria e alimenti, ma anche di «aspetti» affettivi e intellettuali), sia con turbe della messa in circolazione del Qi e del sangue.

La sintomatologia prevede: senso di oppressione toracica, ansia e attacchi di panico, dispnea inspiratoria, astenia psicofisica profonda (insufficiente distribuzione di Qi e sangue), ipertensione labile, aritmie, precordialgia.

Alterazione del TR-M

Il TR-M si avvale, per svolgere le sue funzioni, dello Stomaco e della Milza, e in parte anche del Fegato.

La sindrome del TR-M indica un'alterazione della funzione di trasformazione e macerazione dell'acqua e dei cereali e un insufficiente apporto di Ying Qi (energia nutritiva) all'organismo.

I sintomi principali sono: inappetenza con nausea e vomito, accumuli di grasso nell'addome con estremità magre e ipotonia muscolare, sbadigli frequenti, sonnolenza postprandiale, eruttazione fetida, ipersonnia con sonnolenza diurna, rimuginare idee (nei casi gravi, ossessioni), aerofagia.

Un'altra caratteristica di questa sindrome è la tendenza alla formazione di catarri Tan, che se si accumulano verso l'alto vanno al Polmone (bronchiti), mentre se si dirigono verso la parte bassa del corpo coinvolgono la Vescica, determinando cistiti.

Alterazione del TR-I

Il TR-I poggia le sue funzioni sugli organi Fegato e Reni, e ha il compito di eliminare i rifiuti, di mettere in riserva le sostanze utili.

Sintomatologia: astenia profonda, paura e scarsa fiducia in se stessi, insonnia o sonno leggero che non dà ristoro, assenza di fame oppure magrezza notevole con appetito regolare, dolori e gonfiori all'addome.

Inoltre sono frequenti turbe dell'alvo: stipsi con oliguria e segni di secchezza (pelle secca da eccesso di Calore), alternata a diarrea con poliuria e segni di abbondanza di liquidi (edemi e sudorazione abbondante).

Possono essere presenti: infiammazioni alla vescica o disturbi vescicali cronici, dolore lombare mediano fisso associato a disturbi dell'alvo e urinari, facilità alle intossicazioni, feci e urine maleodoranti.

IX

Le costituzioni e le tipologie

Lo studio della costituzione in MTC racchiude il senso ultimo di questa disciplina, che nasce come medicina preventiva. La conoscenza della costituzione permette di analizzare i punti di forza e di debolezza di un individuo e, di conseguenza, quali parti della sua struttura energetica rischiano di essere più facilmente squilibrate o turbate, in modo che si possano rafforzare. Allo stesso tempo, nel corso di patologie, ci si trova spesso di fronte a quadri intricati poiché è frequente che, se una parte del sistema energetico è alterato, coinvolga più meccanismi, creando dei circoli viziosi. Per esempio, è facile che un vuoto energetico di un Organo si ripercuota su altri Organi, per cui spesso è difficile risalire all'alterazione principale che tiene in piedi il circolo vizioso. In questo caso lo studio della costituzione permette di effettuare un trattamento che mira alla radice del problema, con un intervento non sintomatico, ma profondo e individuale.

Fare una diagnosi in MTC vuol dire distinguere i vuoti dai pieni, i deficit dagli eccessi, i movimenti energetici secondo il loro corso normale o secondo i movimenti controcorrente, ma, soprattutto, indagare sul significato profondo del disagio che, quel determinato individuo, esprime attraverso i vari sintomi in quel particolare momento.

Lo studio della costituzione si sofferma sull'indagine delle differenze che esistono tra uomo e uomo nella forma e nelle proporzioni del corpo, a cui debbono corrispondere modalità diverse di comportamento, sia nella vita normale sia nella malattia. Questo studio mira al riconoscimento delle qualità psichiche sulla base dei rapporti tra lo sviluppo dei diversi Organi, delle diverse strutture energetiche e il loro modo di funzionare e interagire.

La costituzione (dal latino «*cum stare*», stare assieme) rappresenta il complesso delle caratteristiche autentiche, sia somatiche sia funzionali e psichiche, proprie di ogni individuo. È la struttura energetica profonda di ognuno, difficilmente mutabile, già presente alla nascita, quindi in gran parte ereditaria, paragonabile al vero «Sé» della psicologia analitica. Gli aspetti costituzionali rappresentano l'insieme di fattori psicofisici poco influenzabili dall'ambiente, profondi e ben radicati.

Per tipologia, invece, intendiamo la manifestazione del modo di essere in rapporto alle situazioni esterne. Il termine designa una persona che si distingue per singolari attributi o atteggiamenti nel modo di essere, specialmente in quanto siano oggetto di giudizi o reazioni da parte del prossimo o, in senso lato, dell'ambiente circostante. Etimologicamente, «tipo» designa l'impronta lasciata su un oggetto dopo averlo percosso o premuto; perciò il termine ha acquistato il significato di segno, modello, esemplare, quindi di una persona che ha rapporto di significazione in relazione a una o più persone con le quali interagisce.

La tipologia è variabile, si costituisce in base agli stimoli ambientali e si definisce dopo la nascita. È più recente rispetto alla costituzione e più facilmente mutevole.

Da un punto di vista energetico, tutte le strutture in cui prevale la presenza di Yuan Qi, che si struttura nel periodo pre-natale, vanno a definire la costituzione profonda dell'individuo; tutte le funzioni, invece, che si attivano dopo la nascita hanno a che fare con la Wei Qi e la Jing Qi e determinano la tipologia, il temperamento di ognuno.

Data la complessità dell'argomento, è utile introdurre il

concetto di «loggia» energetica costituzionale, intendendo per «loggia» tutti quegli elementi che definiscono una determinata costituzione o tipologia. La loggia della costituzione riguarda molti aspetti: lo Yin e lo Yang, le quattro Stagioni, i cinque Movimenti, i sei Livelli Energetici (i tre Yin e i tre Yang) e gli otto Canali Straordinari.

I vari aspetti della costituzione si strutturano in un individuo in tempi successivi: a partire dal concepimento, alla nascita, oppure durante l'attivazione, nel post-natale, della struttura energetica a cui sono collegati.

L'unicità di ogni individuo è conseguente al fatto che la personalità di ognuno risulta dall'interazione di tutte le sue costituzioni e tipologie o temperamenti secondo i vari aspetti. Inoltre, per ogni aspetto, la costituzione non è mai data unicamente dalla presenza di un solo costituente, ma dalla prevalenza di uno sugli altri, o meglio, dal diverso peso reciproco dei vari costituenti tra loro.

Spesso, però, un componente di un aspetto predomina nettamente sugli altri, sarà quindi evidente e definirà un individuo con caratteristiche ben precise che identificano una particolare costituzione. In questa situazione, tutti i vari componenti sono in sintonia tra loro, danno caratteristiche congruenti e non divergenti.

Altrimenti, la costituzione è composita e non agevole da rilevare in tutte le sue componenti fondamentali. In questo caso, avvenimenti esterni, esperienze o situazioni possono provocare una reazione interiore, che mette in evidenza uno degli aspetti che diviene dominante. Si parla allora di tipologia, cioè di una modalità di reazione all'ambiente, che è legata alla costituzione, ma che non si identifica sempre con quest'ultima, in quanto l'aspetto tipologico è una caratteristica che si è evidenziata recentemente e suscettibile, nel caso in cui le situazioni esterne mutino, di evoluzione autonoma anche in breve tempo. Se invece la situazione ambientale non muta, o se l'individuo adotta un modello reattivo che si ripete nel tempo, l'aspetto tipologico si consolida sempre più, sino ad assumere le caratteristiche di una specifica costituzione.

Il nucleo centrale delle varie costituzioni e tipologie sono gli Zang-Fu, che si collegano ai vari meccanismi che specificano le particolarità di ognuno.

Tratteremo delle principali costituzioni in relazione:

- allo Yin e allo Yang
- al TR
- alle quattro Stagioni
- ai cinque Movimenti
- ai sei Livelli Energetici (tre Yin e tre Yang)
- ai sette Sentimenti
- agli otto Canali Straordinari.

Il *So Wen* al cap. 6 e il *Ling Shu* al cap. 5 trattano delle tipologie in base ai tre Yin e ai tre Yang; il *Ling Shu* cap. 64 tratta delle tipologie in base ai cinque Movimenti, specificandone in tutto 25 (5x5), mentre sempre il *Ling Shu*, al cap. 72, studia le tipologie in base a un'altra suddivisione in cinque: Tae Yin, Shao Yin, Tae Yang, Shao Yang e Yin-Yang equilibrato.

1 – TIPOLOGIE YIN E YANG

L'aspetto costituzionale legato allo Yin-Yang è preliminare allo studio approfondito delle altre strutture energetiche, in quanto lo Yin e lo Yang sono alla base della vita e quindi della manifestazione. Le tipologie relative alla dominanza di Yin o di Yang determinano caratteri descrittivi generali antitetici e facilmente rilevabili. È lecito fare un parallelismo descrittivo con le tipologie «introverse» ed «estroverse» di Jung.

Tipologia Yang. L'ideogramma Yang rappresenta il sole al di sopra dell'orizzonte che emana i suoi raggi, così la personalità degli individui con una dominanza Yang tende all'irraggiamento, a un movimento centrifugo dell'orientamento soggettivo, verso l'esterno; lo Yang regge il movimento e lo Yin il riposo. Per estensione del suo significato, l'ideogramma di Yang corrisponde al principio maschile, quindi, in questi individui vi è un atteggiamento mentale più razionale che intuitivo. Sono individui estroversi, dinamici, in cui domina il Qi rispetto al Sangue, tendenzialmente longilinei, calorosi, necessitano di poche ore di sonno.

Tipologia Yin. L'ideogramma Yin esprime globalmente il principio femminile, la luna (versante della collina esposto alla luna; versante ombroso). La caratteristica fondamentale degli individui in cui domini l'istanza Yin, è quella di possedere una grande capacità riflessiva (come la luna ha capacità di riflettere la luce del sole), di essere tendenzialmente introversi, con un atteggiamento energetico di tipo centripeto. Il portamento è pesante, i movimenti del corpo sono lenti, sono individui flemmatici. Fisicamente tendono ad accumulare peso, sono freddolosi e necessitano di molte ore di sonno. In questi individui domina il Sangue rispetto all'Energia; l'emotività è accentuata, basano la propria esperienza su dati soggettivi, intuitivi, sentimentali, più che obiettivi e razionali. Il tipo di pensiero sarà piuttosto diretto verso l'introversione, la raccolta di dati che passa attraverso la riflessione ed elaborazione, prima che possano orientare il comportamento; hanno quindi un tipo di pensiero lento e laborioso.

2 - TIPOLOGIA E TR

Il Triplice Riscaldatore è una funzione che raggruppa e ricapitola tutte le attività degli Zang-Fu, che orchestra e mette in relazione con le istanze più arcaiche, come la

Yuan Qi e il Ming Men.

Il *Nan Jing* al cap. 31 dice: «Gli Organi e i Visceri divisi sono dodici, uniti formano i tre Riscaldatori». Il TR può essere considerato come la trama di base sulla quale si sviluppa la vita messa in movimento al Ming Men; è la struttura che sostiene il divenire nel suo manifestarsi, la vita nel suo svolgersi, dopo la separazione e distinzione dal Principio, il Dao.

Il TR mantiene la vita, l'esistenza di ognuno, permettendo la formazione e la messa in circolazione dell'energia Zheng Qi, che riassume il complesso dei fattori che caratterizzano l'unicità di ogni individuo.

Il *So Wen* al cap. 20 recita: «La fisiologia umana ha sotto la sua dipendenza lo psichismo». Così come il corpo non può sopravvivere senza il nutrimento alimentare, la psiche morirebbe senza il nutrimento affettivo, sentimentale, spirituale e intellettuale. Le impressioni che crea l'ambiente, le sensazioni e i sentimenti che provoca la vita giungono al TR, ed è attraverso la loro integrazione che è possibile colorare, con diverse sfumature, la vitalità di ognuno. Così, il TR ha un ruolo fondamentale nella percezione, elaborazione e sintesi delle informazioni che provengono dal mondo esterno.

Il carattere Jiao indica: scaldare, cucinare, carbonizzare, arrostire, bruciare; P. L. Wieger (*Leçons étimologiques*) aggiunge alla traduzione: tristezza, preoccupazione, malinconia. Per A. Briot (*Meridiens*, n. 57-58, 1982) il carattere Jiao comporta da una parte l'immagine del fuoco e dall'altra quella dell'acqua e della pioggia; evoca quindi l'immagine dell'alambicco.

Lo studio etimologico del carattere Jiao pone il TR in relazione privilegiata con l'Acqua e il Fuoco. L'Acqua e il Fuoco sono gli agenti della vita, che altro non è che una incessante trasformazione, azione e ri-creazione. Il Fuoco, in questo contesto, rappresenta il dinamismo, l'animazione, l'aspetto Yang in rapporto all'Acqua, intesa come sostanza, aspetto Yin della manifestazione. A livello psichico, il Fuoco può essere assimilato al carattere, alla tipologia, al temperamento dell'individuo, istanza mobile e variabile; mentre l'Acqua alla costituzione, aspetto più statico e invariabile di ognuno.

Complessivamente, il TR esprime il complesso dell'unità psicofisica ed è probabilmente per questa ragione che è l'unico Viscere solitario. A livello più strettamente psichico, l'individuo con turba del TR vive con estrema sofferenza il compito di prendersi carico del proprio destino, perché ha difficoltà ad accettare la realtà e soprattutto non sa riconoscere le proprie capacità. Non manca di forza, ma trova difficoltà nel passare all'atto, alla realizzazione di sé.

Passiamo ora ad analizzare la differenziazione delle tipologie a seconda dei tre Riscaldatori.

TR Superiore. Le funzioni fondamentali del TR-S sono quelle della ricezione e della distribuzione di Energia e di Sangue. Nel *Ling Shu*, cap. 18, si dice che il TR-S è come una nebbia; questa espressione metaforica vuol significare che il TR-S diffonde una specie di nebbia che riempie ogni cosa.

L'individuo con tipologia legata al TR-S mostrerà, come tratti fondamentali, due atteggiamenti diversi. Se è prevalentemente alterata o maggiormente evidente la funzione di raccolta, vi sarà enorme difficoltà a recepire l'ambiente, sia a livello fisico, con segni di dispnea inspiratoria e anoressia, sia psichico, con difficoltà di ricezione degli elementi affettivi e intellettuali. Se invece prevale l'alterazione della funzione di distribuzione e ripartizione di Qi e Xue, l'individuo sarà tendenzialmente angosciato per ogni piccola questione. Da un punto di vista energetico, questo disturbo è legato a un eccesso di energia a livello del petto, perché questa non viene distribuita. Se la funzione si altera in modo considerevole, lo squilibrio energetico può manifestarsi a livello psichico con ansia grave e agitazione, fino ad arrivare a veri e propri attacchi di panico. La mancata o carente distribuzione di Energia e Sangue a livello periferico è causa di una profonda astenia, sia psichica sia fisica.

Se invece in un individuo con tipologia legata al TR-S vi è una condizione di buon equilibrio, la caratteristica fondamentale risiede nella capacità di recepire rapidamente l'ambiente e dare una pronta risposta ai diversi stimoli.

TR Medio. Il TR-M ha il compito di cuocere, elaborare, macerare.

Gli individui in cui domina questa tipologia mostrano, a livello fisico, disturbi digestivi, con digestione lenta e laboriosa, mentre il tratto psicologico fondamentale risiede nella difficoltà a «digerire» l'ambiente esterno, con un pensiero che tende alla ruminazione psichica, a far prevalere idee fisse, fino alla nevrosi fobico-ossessiva. Spesso si trovano in questo contesto individui che idealmente desiderano agire e operare, ma, contemporaneamente, mostrano enormi difficoltà a riordinare le idee, con conseguente incapacità a portare a compimento le proprie possibilità.

Se invece gli individui in cui domina la funzione TR-M sono equilibrati ci troviamo di fronte a personalità che hanno una grande capacità di elaborazione e di critica. Sono quindi ottimi consiglieri, abili nella valutazione obiettiva della realtà.

TR Inferiore. Il TR-I regge la funzione di separazione del puro dall'impuro, del «chiaro» dal «torbido», funzione che permette l'eliminazione dei rifiuti e la messa in riserva di sostanze utili per l'organismo.

Queste funzioni si traducono, a livello psichico, con la capacità di scindere ciò che è utile da ciò che non lo è, di riuscire cioè a trattenere le informazioni che servono ed eliminare quelle che invece sono di scarsa utilità. Gli individui con tipologia TR-I, quando sono squilibrati, non riescono a orientarsi nella vita, a capire ciò che va bene da ciò che è meglio eliminare, sono come bloccati in una situazione che crea grande disagio e paura, ma dalla quale non riescono a venir fuori.

La caratteristica fondamentale degli individui equilibrati con una dominanza del TR-I è la grande capacità di sintesi, le possibilità mnemoniche notevoli, e la grande sicurezza di sé.

3 - COSTITUZIONE E QUATTRO STAGIONI

Al concepimento, lo Shen, scintilla vitale, è presente e centrale nella struttura delle quattro Stagioni. Da qui si muove e «visita» i vari Organi man mano che questi si vanno a formare e lascia un'impronta che va a costituire, a seconda dell'Organo considerato, una determinata Ben Shen (letteralmente *Radici dello Shen*), cioè l'aspetto sottile psichico che risiede in ogni organo. Come abbiamo già visto nel capitolo II, per il Polmone la Ben Shen, l'impronta dello Shen, prende il nome di Po, per la Milza si chiamerà Yi, per il Fegato Hun, per il Rene Zhi. Infine, lo Shen torna al Cuore, che erige a sua dimora e in cui si localizza come manifestazione di vita.

Nei vari individui, ognuna di queste impronte ha diversa grandezza, diverso peso e ciò determina la costituzione profonda di ognuno, che si forma nell'embrione e si attiva completamente dopo la nascita.

Le costituzioni relative alle quattro Stagioni sono determinate dalle Ben Shen e non hanno uno stretto legame con gli Organi, se non per il fatto che ogni Ben Shen dimora in uno di loro.

Il Po si attiva immediatamente: da una parte rappresenta la volontà di esistere, dall'altra è la Ben Shen che provvede a dare la forma, consentendo lo sviluppo dell'embrione. Si manifesta alla nascita con il primo grido del neonato, che è anche il primo atto respiratorio (inizia così l'attività del Polmone).

Le altre Ben Shen si attivano alla nascita o subito dopo. Ad esempio, lo Hun si attiva quando il padre guarda il figlio e gli dà un nome, lo Shen (inteso qui come quell'aspetto specifico dello Shen generale che ha sede nel Cuore) e lo Zhi all'istante della nascita, lo Yi successivamente.

Nella nostra costituzione profonda, abbiamo tutti delle caratteristiche comuni, solo per il fatto di essere uomini; ma queste caratteristiche sono miscelate in diverse proporzioni, in dosi diverse per ognuno. Queste diversità ci permettono di avere una individualità unica e irripetibile.

Le quattro Stagioni (4+1) descrivono ritmi interni invariabili, legati agli Organi e in particolare alle Ben Shen, mentre i Visceri, in questo contesto, non entrano in gioco, probabilmente perché in rapporto più immediato con il macrocosmo. Le costituzioni in base alle quattro Stagioni non risentono della situazione esterna, ma sono determinate dalla natura stessa dell'uomo. Sono ritmi interni all'uomo, considerato come entità a sé stante, che funzionano autonomamente, in modo analogo alle stagioni, al sole e alla luna, ma avulsi da esse. Sono comuni a tutti gli uomini, ma diversi per ognuno. Per esempio, ognuno di noi vive la nascita, l'adolescenza, l'età adulta, la vecchiaia e la morte, ma ognuno la sperimenta in maniera diversa e unica.

Le Stagioni sono quattro perché, simbolicamente, quattro rappresenta le condizioni che permettono l'esistenza, con un centro che permette alla vita di apparire, di manifestarsi. Il centro, in questo caso, rappresenta la scintilla vitale ed è legato all'origine della vita, al suo sorgere; ma rappresenta anche il luogo dove tutto torna.

Le turbe legate alle quattro Stagioni, quindi, coinvolgono l'uomo nella sua profondità, alterando, sia la funzione energetica legata a ogni stagione, sia la Ben Shen che appartiene a quella determinata stagione. Rappresentano dei blocchi interni, dovuti a una difficoltà a seguire il proprio cammino, la propria strada; è come se l'uomo, secondo la filosofia taoista, per stare bene, dovesse ricrearsi costantemente, seguendo un proprio ritmo individuale interno. La costituzione relativa alle quattro Stagioni si riferisce in particolare all'aspetto più sottile dell'essere, la psiche, mentre le caratteristiche più strettamente fisiche non sono ben determinate e definite.

Estate. Nella Stagione estate, da un punto di vista energetico, abbiamo che lo Yin nasce e lo Yang è alla sua massima espressione. La Ben Shen legata alla stagione estate è lo Shen stesso. Gli individui con questa costituzione mostrano una buona capacità di giudizio, di comprensione e di discernimento. Sono persone dotate di una notevole vitalità, vivacità di sentimenti, spesso molto intelligenti, ma a volte anche presuntuose, dotate di grande acutezza mentale; se intraprendono una qualsiasi attività, la portano a termine a ogni costo.

Se questa Stagione è alterata, la tendenza mentale principale è un abbassamento del tono dell'umore, l'impossibilità a provare la gioia e uno sguardo spento, oppure un'alterazione dell'umore, con atteggiamento ipomaniacale e agitazione.

In generale, sono individui portati a seguire le scelte del Cuore piuttosto che quelle dettate dalla ragione. Sono spesso considerati dei riferimenti per gli altri.

Autunno. Durante la Stagione autunno lo Yin cresce e appare, mentre lo Yang declina. Il movimento energetico principale è quello della raccolta, la Ben Shen collegata è il Po: l'istinto vitale che dà forma all'essere, ordina l'esistenza e rappresenta l'attività inconscia.

Gli individui con dominanza della Stagione autunno sono molto istintivi, orientati nella vita dal proprio inconscio, sono diretti e poco elaborati; sanno istintivamente cosa fare e come farlo. A volte, al contrario, troviamo individui disorientati, che non riescono a prendere una forma definita, hanno tendenza a non concretizzare, a non fare ordine dentro di sé. Possono avere estrema agitazione, tendenza alla chiusura ed eccessiva introversione (l'individuo non «raccoglie» il mondo).

Inverno. Durante l'inverno lo Yang nasce e lo Yin è al massimo della sua manifestazione. Il movimento energetico collegato è il ripiegamento in profondità, la coerenza con se stessi, la Ben Shen è lo Zhi: intelligenza naturale, volontà di raggiungere una meta senza soffermarsi troppo sugli ostacoli.

Gli individui con costituzione Inverno sanno vivere senza porsi problemi inutili, sono determinati a raggiungere la meta fissata, coraggiosi, forti e giusti, preoccupati di ciò che lasceranno ai posteri. In genere, sono persone riservate, coerenti con se stesse, che tendono a nascondere i propri sentimenti, ma sono leali. Sono persone tutte di un pezzo, a volte testarde e autoritarie o anche dominatrici.

Primavera. La Stagione primavera è caratterizzata dalla crescita e apparizione dello Yang e declino dello Yin. Energeticamente, corrisponde al movimento di esteriorizzazione dell'energia, è dominata dalla Ben Shen Hun: fantasia che vola nel cielo, libertà assoluta, creatività.

Gli individui caratterizzati da questa costituzione sono «nati liberi», soffrono ogni genere di costrizione, spesso intolleranti rispetto a ogni forma di autorità, di imposizione; sono inoltre capaci di grandi sacrifici, se sono convinti di ciò che fanno. Diventano facilmente aggressivi e irascibili quando vengono costretti e non riescono a recuperare la loro libertà di movimento e di scelta. Possono avere eccessiva immaginazione, tendenza a vivere nella fantasia per eludere i limiti della realtà; amano cambiare attività e prediligono lavori variati e creativi, non ripetitivi. Chiuso nella sua «gabbietta», l'individuo primavera tende ad ammalarsi poiché non riesce a esprimersi. Sono tendenzialmente eterei, «tra le nuvole», più mentali che realizzativi; amano le grandi speculazioni e progettazioni, anche per il solo gusto di pensarle.

Centro. Il centro delle quattro Stagioni ha la funzione energetica di distribuzione dello Yin e dello Yang dal centro alla periferia, di collegamento fra le varie parti del corpo e di ritorno dell'energia dalla periferia al centro. La Ben Shen collegata al centro è lo Yi: la capacità di elaborare e immagazzinare i dati, la razionalità. Questi individui tendono ad avere idee fisse fino alle ossessioni, sono precisi, ordinati, metodici; hanno bisogno di regolarità e ordine, sono atterriti dalle novità improvvise o dai cambiamenti di programma. Amano le attività di routine, regolari, senza imprevisti, ripetitive. Sono individui molto affidabili e spesso prevedibili.

4 - TIPOLOGIA E CINQUE MOVIMENTI

I cinque Movimenti (3+2) rappresentano l'Uomo nel suo rapporto con l'Universo e in particolare l'azione del Cielo (macrocosmo) sulla Terra (Uomo), dove il numero Tre rappresenta il Cielo e il numero Due la Terra.

Il Cinque resta uno stato di pura potenzialità, se non vi è un centro, che rappresenta l'attuazione della vita. Questo centro ha la funzione di esistere senza agire: è come il centro di una ruota che non si muove, ma è fondamentale per permettere alla ruota di muoversi come deve, cioè di ruotare. La presenza del centro è determinante per permettere il funzionamento dei cinque Movimenti e simboleggia l'Imperatore.

I cinque Movimenti rappresentano l'aspetto tipologico, il temperamento dell'individuo, in quanto determinano la modalità con cui il macrocosmo ci influenza. Per questa ragione, a ogni Movimento è associata una serie di corrispondenze, come abbiamo visto nel capitolo V.

L'uomo risponde a sollecitazioni ambientali, sia in base alla propria costituzione, sia in virtù della durata e della portata della sollecitazione stessa. La dominanza di una determinata tipologia dei cinque Movimenti può variare nel corso della vita in base alle sollecitazioni esterne, oppure stabilizzarsi, quando l'aspetto tipologico va a coincidere con aspetti costituzionali legati ad altre strutture più individuali e profonde, come, ad esempio, le quattro Stagioni, le Ben Shen o i Canali Straordinari.

Le tipologie dei cinque Movimenti sono descritte in modo esteso al cap. 64 del *Ling Shu*, dove, oltre a specificare le loro caratteristiche psicofisiche, se ne approfondisce lo studio tipologico con cinque sottogruppi particolari per ogni singolo Movimento, definendo così 25 tipologie.

La descrizione delle varie tipologie in base ai cinque Movimenti evidenzia anche caratteristiche fisiche ben determinate e precise, portando a uno studio dettagliato della fisiognomica. Può sembrare incongruo il fatto che i cinque Movimenti, che sono meccanismi che rappresentano gli scambi tra uomo e macrocosmo e di conseguenza mutevoli nel tempo, siano poi legati a specifici tratti fisici, che tendono a essere piuttosto fissi. In realtà, abbiamo già sottolineato il fatto che la nostra modalità di circolazione nel mondo, il nostro modo di essere psicofisico è strettamente determinato dagli stimoli ambientali e che questi possono modificare, anche in modo significativo, i nostri aspetti fisici e costituzionali.

Legno. La tinta del viso è olivastra, la forma del corpo è longilinea, tende alla magrezza, la statura è elevata e il portamento molto eretto. La testa è piccola, il viso lungo e la fronte alta. Le sopracciglia sono sottili, a strapiombo sugli occhi, belli e aggraziati. Il naso è lungo, le labbra rosse, i capelli sono radi e la barba disordinata. Le spalle sono larghe, il dorso dritto e rigido. I quattro arti sono lunghi e funzionano bene, le estremità sono sottili, piccole e agili, la pelle è morbida, le linee della mano sono sottili e brillanti. Vi è una giusta proporzione tra l'ossatura e la muscolatura. La sua natura è mite, la sua virtù è l'armonia, le sue qualità sono la bellezza e l'eleganza. È un soggetto che ha talento, è ansioso e non vigoroso se il suo cuore si affatica. È preoccupato e si dedica con tutte le forze ai suoi affari, è un lavoratore che sicuramente riuscirà, ma senza arrivare a grandi onori o a grandi fortune. La sua emozione è la collera. Ha uno spirito creativo e artistico, immaginazione sviluppata, ama la poesia e la libertà. Sta meglio in primavera e in estate, mentre non sopporta il periodo autunnale e l'inverno.

La mano è ben proporzionata tra le sue varie parti, la colorazione è normale e glabra. Il palmo della mano e le dita sono coperti da numerosi solchi che sono paralleli a livello dell'eminenza tenar e ipotenar, come anche sulle dita. I nodi interfalangei danno un aspetto nodoso caratteristico, con allargamenti e deformazioni sul dorso della mano. Le unghie sono proporzionate alla mano, bombate normalmente, sono dure e solide, con lunule importanti, oppure, in caso di deficit del Legno, deboli e fragili.

Fuoco. La tinta del viso è rossa e brillante. La parte bassa del corpo è larga, la testa piccola e a punta, il viso affilato e minuto, più largo nella parte bassa. Le ossa, gli zigomi in particolare, sono sporgenti, il naso arcuato, i lobi delle orecchie staccati e il mento a punta. La barba e i capelli sono radi, di tinta rossastra o castana, la muscolatura è ben sviluppata. I piedi e le mani sono piccoli. L'andatura è composta, spedita e tranquilla, si muove senza ondeggiare né lateralmente, né verticalmente, camminando le spalle dondolano. È una persona molto vitale. La sua natura è il calore, la sua virtù è la luminosità, la sua qualità è la prosperità.

Il Fuoco è rosso e attivo, brucia e si trasforma rapidamente, ha molta energia. L'individuo Fuoco ha quindi molta energia, a volte è anche troppo attivo. Previdente, sembra spesso preoccupato e riflette molto. Ha buona capacità di valutazione della realtà e segue bene i suoi affari, ma è diffidente e suscettibile, non si confida, non delega e ha la tendenza a strafare. Ama l'eleganza e ha una bella andatura. Il carattere è impetuoso, ha il temperamento che conviene a un militare o a un uomo d'azione. Ama la primavera e l'estate. L'emozione dominante è la gioia.

La mano è lunga e ovale. Le dita sono sottili, agili, molto mobili, si allargano molto e si muovono con giochi di arabeschi, simili a quelli che fanno le fiamme di un fuoco.

La colorazione globale delle mani è buona, con rossore alle pieghe dei palmi e a livello delle pieghe ventrali delle articolazioni interfalangee e, in modo caratteristico, ai polpastrelli. Le unghie sono eleganti, lunghe e forti, ben proporzionate.

Terra. Nell'individuo Terra la tinta del viso tende al giallastro, il corpo è grasso, la carne solida. L'alto e il basso sono ben proporzionati. La testa è grossa, il viso tondo e massiccio. I tratti sono marcati, in particolare a livello del naso, dell'orecchio e della bocca. Le sopracciglia sono folte, gli occhi grandi. Ha belle spalle, dorso grosso, carnoso, tondo come il guscio di una tartaruga. Gli arti non sono grandi, ma carnosi, i piedi e le mani piccoli e minuti, con le dita corte e quadrate, il palmo della mano è quadrato e spesso. Il ventre è largo e piatto (come il ventre di una tartaruga). L'andatura è calma, il passo è trascinato, i piedi vengono sollevati appena. La virtù della Terra è di imbibire e penetrare, la sua qualità è l'abbondanza, la sua azione è la lenta trasformazione. Il tipo Terra è calmo e generoso, non ricerca né potere né onori, ama stare nel suo ambiente familiare. È portato alla riflessione e alla meditazione. Simbolizza il realismo, il senso del lavoro, la fecondità laboriosa, la circospezione. È un buon uomo d'affari. L'emozione che domina è la preoccupazione.

La mano è corta, tozza, a spatola, ha la forma di un quadrato, le dita sono corte, grassocce, molto corte e piene.

Metallo. Nel tipo Metallo il colorito del viso è bianco. Il corpo è spigoloso, la testa è piccola e il viso quadrato, le sopracciglia graziose, gli occhi belli. Le orecchie sono regolari e dritte, le labbra rosse, armoniose, i denti bianchi. Le spalle sono strette, la corporatura (lombi e dorso) è minuta e arrotondata. Le mani sono minute, regolari e rettangolari. I piedi, minuti, hanno il malleolo esterno prominente. Il ventre è minuto e regolare. La sua natura è la freschezza, la sua virtù è la chiarezza, la purezza. Le sue qualità sono la fermezza e il senso di realizzazione. Di natura impaziente, è allo stesso tempo calmo e impaziente. Sa prendere le responsabilità ed è adatto per la carriera politica. È solido, costante, semplice e minuzioso. La sua emozione prevalente è la sollecitudine che può trasformarsi in tristezza e malinconia. Ha uno spiccato senso della giustizia.

La mano è regolare e si iscrive in un ovale, poco più larga alla base rispetto alla punta delle quattro dita. Il palmo è lungo, molto spesso, le dita sono lunghe, ma, in proporzione, meno rispetto al palmo; le dita e il palmo hanno la tendenza a equilibrarsi. Mani e dita sono arrotondate senza troppe linee. Il colore può essere bianco, pallido, la pelle tende a essere secca e ruvida. Le unghie sono bombate, le dita possono assumere la forma a bacchetta di tamburo.

Acqua. Il colorito del viso è nerastro, scuro. La corporatura è grossa, rotondeggiante, grassa. La testa è grossa, i capelli sono lucidi, il viso è irregolare, non levigato. Il naso, gli occhi, le orecchie e la bocca sono grandi, il mento appuntito e rettangolare; le spalle sono invece strette. Il dorso è più lungo del normale, anche la parte bassa (dai lombi ai glutei) è allungata. Le dita e il palmo delle mani sono tondi e grassi. La pelle è morbida e soffice. Il ventre, come le natiche, è tondo e grosso. Ama il movimento e gli arti funzionano bene. La sua natura è legata al freddo, la sua virtù è la severità, il rigore, l'assenza di passioni. Il suo modo di agire genera un timore rispettoso. L'emozione che domina è la paura.

Quando guarda davanti a sé è come se guardasse verso l'alto, quando guarda dietro è come se guardasse verso il basso. Spesso non è onesto, si mostra irrispettoso, senza scrupoli, incline a imbrogliare gli altri.

La mano è corta, a spatola, le dita sono corte. Palmo e dita sono tonde, molto piene. Il colorito è scuro. La mano sembra essere imbibita di acqua, è molle. L'unghia è corta, la forma è quella di un trapezio, con la base più piccola verso la radice.

5 - COSTITUZIONE E LIVELLI ENERGETICI

I tre Yin e i tre Yang (detti anche le sei Energie o i sei Livelli), rappresentano simbolicamente la risposta della Terra (Uomo) al Cielo (macrocosmo). Poiché il Cielo (3) è il riflesso dell'unità, quando agisce sulla Terra (2), si addiziona a lei, dando, come risultato un numero dispari (3+2=5, i 5 Movimenti). Questo poiché i numeri dispari primari riflettono, a livello simbolico, l'unità, in quanto, a differenza di quelli pari, non si possono dividere.

I sei Livelli Energetici (numero pari), che rappresentano la risposta della Terra al Cielo, simboleggiano invece la molteplicità, che nella cultura cinese viene indicata dalla moltiplicazione, (3x2=6); dove il 2 rappresenta la dualità, lo Yin e lo Yang, il 3 il ternario, Cielo-Uomo-Terra, e la moltiplicazione esprime il prodotto della reazione della Terra all'azione del Cielo. Globalmente, il 6 esprime l'Uomo orientato nel tempo e nello spazio. I Cinesi considerano l'Uomo sempre orientato, poiché perdere l'orientamento equivale a perdere la vita; per poter vivere è fondamentale la capacità di scegliere una meta, conoscendo sia se stessi sia la via per raggiungerla e il punto di partenza. L'uomo, nella cultura cinese, è sempre considerato orientato con il volto rivolto verso sud e con le mani in alto, ai lati del capo.

Nel *So Wen*, al cap. 67, si parla dell'orientamento dei sei Livelli Energetici:

- L'alto ed il basso (Zenit e Nadir) si chiamano rispettivamente Tae Yang e Shao Yin.
- L'avanti e il dietro (Sud e Nord) si chiamano rispettivamente Yang Ming e Tae Yin.
- La superficie e la profondità (Est e Ovest) si chiamano rispettivamente Shao Yang e Jue Yin.

Inoltre, il numero sei, nella simbologia cinese, fa riferimento ai «tubi sonori»: per far musica, anticamente si usavano dei tubi in cui passava l'aria per ricavarne delle note. Nel sei è espresso, quindi, il concetto di risonanza, la connotazione di qualcosa che risuona. Complessivamente il numero sei è il simbolo del macrocosmo, e anche il simbolo delle varie direzioni dello spazio: Nord, Sud, Est, Ovest, Zenit, Nadir. Le sei Energie, le sei risonanze, sono qualificazioni celesti e vengono denominate: Tae Yin, Tae Yang, Shao Yin, Shao Yang, Jue Yin e Yang Ming. Queste denominazioni si applicano a diverse classificazioni, in particolare, nel corpo umano corrispondono ai Canali Principali (sei dell'alto e sei del basso).

Dallo studio del *Ling Shu* (cap. 5) e del *So Wen* (capp. 6,

24, 79), si ricava il temperamento dei vari individui in cui prevale una determinata modalità energetica di risposta al macrocosmo. Complessivamente, la fisiologia profonda delle risonanze energetiche è legata alla stretta corrispondenza tra più meccanismi: circolazione dell'energia all'interno del corpo, movimento e atteggiamento dell'individuo nei confronti del mondo esterno.

Analizziamo ora singolarmente le caratteristiche dei sei Livelli.

Tae Yang. Il livello Tae Yang ha la funzione energetica di apertura. L'ideogramma di apertura raffigura una porta con qualcosa che si apre e comunica il senso di aprirsi, uscire, espandersi, ingrandire, cominciare. Il Tae Yang è lo Yang che si apre nell'uomo, è lo Yang che spande il Qi in tutta la superficie del corpo, è il movimento dell'estate, il Sud. Considerando che lo Yang va verso lo Yin, è anche vero che la risonanza Tae Yang rappresenta lo Yang che si apre verso lo Yin, è lo Yang che si espande verso l'uomo e che si apre. Il livello Tae Yang ha più Sangue che Qi e rappresenta la regola, la legge che ognuno di noi dovrebbe avere dentro di sé per poter trovare la propria strada, la propria direzione. Il Canale Zu Tae Yang, attraverso il suo decorso lungo la schiena dà sostegno alla colonna per la postura eretta; inoltre, a livello di questo Canale, si trovano i punti che regolano tutti gli Organi e i Visceri del corpo (punti Shu del dorso).

Queste funzioni sono riassunte dal fatto che il Tae Yang rappresenta il padre, il Cielo, che dà una regola al figlio, che dà una direzione, un destino. Il Tae Yang assicura all'uomo una buona organizzazione e compiutezza; come testimoniano i Visceri che gli corrispondono: la Vescica con un ruolo di organizzazione territoriale; l'Intestino Tenue con quello di portare a termine le trasformazioni e mutazioni. L'individuo con una dominanza Tae Yang è ben strutturato, ha una postura molto eretta, è ben orientato, sa dove vuole arrivare, a volte non sa delimitare i propri spazi e, per questa ragione, viene ritenuto invadente oppure insensibile (o con la sensibilità «di un elefante»).

Avere una funzione Tae Yang equilibrata, vuol dire aver avuto un buon rapporto con la propria figura paterna ed essere riusciti a integrarla, divenendo un «buon padre di se stesso». Il padre ha la funzione di dare delle regole, che possono essere contestate e sostituite nei loro contenuti, ma in qualche modo guidano. Nel caso in cui ciò non dovesse avvenire, l'individuo è sbandato, senza riferimenti e regole, in balia delle situazioni che gli si presentano.

Shao Yang. Il livello energetico Shao Yang ha una funzione di perno, di cerniera, rappresenta la cerniera che permette, per esempio, a una porta di aprirsi e di chiudersi. Il livello Shao Yang ha più Qi che Sangue, il Qi indica movimento, così questo livello corrisponde all'errare del soffio Yang, superficiale, in tutte le direzioni e in tutte le parti del corpo. Il dinamismo dello Yang si ritrova nella relazione importante che stabilisce questo livello con il Movimento Fuoco: è come l'inviato regolatore, un messaggero a immagine del Triplice Riscaldatore. Si dice che il Triplice Riscaldatore e il Ming Men sono come un unico soffio che comunica, essendo il Triplice Riscaldatore il messaggero in tutto il corpo del Fuoco contenuto nel Ming Men. L'ideogramma che definisce l'errare è You Pu, dove You ha il significato di nuotare, galleggiare, errare; mentre Pu indica un territorio, la giurisdizione di un territorio. Il ruolo del livello Shao Yang è quello di collegare le varie zone del corpo, ma anche quello di regolare il flusso energetico dello Yang, è la cerniera e, come le cerniere del corpo (le articolazioni), permette il movimento in tutte le direzioni. Queste funzioni sono in comune con quelle della Vescica Biliare, che nell'organismo ha un ruolo che possiamo definire simile a quello di un arbitro.

Gli individui in cui domina la risonanza Shao Yang sono

molto dinamici, vitali, irrequieti, hanno la necessità di muoversi in più direzioni, di cambiare spesso ambienti e luoghi. Se armonici, circolano bene nel mondo, sono molto comunicativi, affettuosi con gli altri, hanno un grande senso della giustizia. I disturbi che lamentano spesso sono variabili e contradditori.

Yang Ming. Il livello energetico Yang Ming ha la funzione di raccogliere e portare il soffio verso l'interno e di chiuderlo. L'ideogramma di chiusura mostra due porte con un battente tra le due che le serra e significa: chiudere, riunire, raccogliere tutto verso l'interno. Lo Yang Ming è l'unico livello ad avere tanto Sangue e tanta Energia.

Al cap. 79 del *So Wen*, si dice che lo Yang Ming è il legame. L'ideogramma che lo definisce è Wei (lo stesso che descrive i due Canali Straordinari Yin e Yang Wei), che significa fibra, filamento, legare, legame, attaccare, unire; ha anche il senso di regola, ma nel senso della regola che dà la coesione, l'organizzazione, come la corda principale che tiene insieme la rete da pesca.

Lo Yang Ming, lo Yang che c'è prima di arrivare allo Yin, ha anche la funzione di protezione (è davanti e protegge), permette la chiusura dei soffi dirigendoli verso la profondità; contiene il Qi, lo custodisce, lo raduna. Yang Ming è il legame che assicura la protezione e permette di mantenere il corpo. È situato nella parte anteriore del corpo, è lo Yang luminoso, o chiarore dello Yang, corrisponde al centro e governa la Terra, alla quale tornano i diecimila (nel senso di tutti) esseri. Proteggendo l'esteriore, permette che i soffi si raccolgano in profondità al fine di purificarsi, trasformarsi, fruttificare; così come, a livello dei Visceri, fanno lo Stomaco e l'Intestino Crasso. È come se lo Yang Ming, avendo a che fare con le parti più oscure dell'Uomo, permetta l'elaborazione e la trasformazione profonda di un individuo, così come avviene per gli alimenti introdotti ed elaborati da questi Visceri.

L'individuo Yang Ming ha una grande necessità di riflettere, di raccogliersi, di creare un legame con se stesso, riuscendo così a integrare bene i nuovi dati immessi. Sono persone con una grande capacità di introspezione, sembra quasi che cerchino un'alleanza con la parte più profonda di se stessi per poter sviluppare le proprie potenzialità. Per Andres, la frase che definisce la tipologia Yang Ming è: «Seppellisci la tua esistenza nella terra dell'oscurità, perché il grano non produce in abbondanza, se non viene seppellito».

Tutto ciò che proviene dall'esterno può essere metabolizzato, se vi è alleanza con noi stessi. Se questo livello si altera, l'individuo mostra una grande difficoltà ad apprendere e assimilare il mondo, tende a proteggersi eccessivamente, per esempio, ponendo una distanza fra sé e il mondo anche a livello fisico: aumentando notevolmente di peso, creando barriere a livello della pelle con acne grave, oppure, negli uomini, facendosi crescere la barba, come per nascondersi.

Tae Yin. Tae Yin è la risonanza che apre lo Yin verso lo Yang, contiene più Energia che Sangue. Tae Yin è la superficie dello Yin; lo Yin che si apre verso lo Yang. Rappresenta la madre, la donna che si apre alla forza fecondante del Cielo. Affinché la Terra possa produrre, deve essere ricettiva alla pioggia del Cielo, che la umidifica e rende fertile. La sessualità, in molte descrizioni cinesi, fa riferimento a questa risonanza, in quanto viene descritta come gioco che avviene tra i vapori che salgono dalla Terra e vanno a formare le nuvole (apertura, Milza, Zu Tae Yin) e la pioggia che scende dal Cielo (fecondazione, Polmone, Shou Tae Yin), per fecondare la Terra. Il livello Tae Yin armonizza la capacità di aprirsi all'altro: la donna si apre alla forza fecondante del Cielo («la Terra accoglie la pioggia»); l'uomo si apre alla proposta della Terra («il Cielo accoglie i vapori emanati dalla Terra»). Spesso, negli individui con dominanza Tae Yin, vi è la tendenza alla chiusura eccessiva, alla difficoltà di comunicazione. Nelle donne, a livello fisico, spesso si crea un'ipertonia dei muscoli lungo il decorso del Canale Zu Tae Yin a livello della coscia che, essendo adduttori, determinano una visibile chiusura delle cosce nelle posture usuali.

Jue Yin. Il livello energetico Jue Yin ha più Sangue che Energia. Da un punto di vista energetico è la fine dello Yin, che va verso l'annullamento per lasciar poi riapparire lo Yang, è la chiusura di un ciclo che annuncia la nascita del successivo, rappresenta l'intermediario tra lo Yin che svanisce e lo Yang che appare.

L'individuo con una dominanza Jue Yin è un bravo servitore, abbassa sempre la testa, è accomodante, si arrende facilmente, non ha la capacità di lottare. Saprebbe combattere, ma non si ribella e tende a sottomettersi, come, per esempio, alcune donne nelle famiglie patriarcali. La componente Zu Jue Yin (Fegato) si evidenzia con la capacità che hanno questi individui di ideare e creare, di fantasticare. Spesso, nelle situazioni di disagio, si possono verificare svenimenti o mancamenti, che rappresentano un modo inconscio di sfuggire al disagio.

Shao Yin. Il livello Shao Yin ha la funzione di cerniera, di perno dello Yin, è una risonanza dove circola più Energia che Sangue. Rappresenta lo Yin più profondo, quindi la nostra zona più intima.

L'idea che emana questa risonanza è quella di qualcosa che arriva nella profondità dell'essere e poi risale. Rappresenta la femmina, il femminile (non la madre), la risposta a un impulso, la capacità di sedurre, tipica del genere femminile.

Il livello Shao Yin è anche la vitalità più profonda dell'Uomo, la tensione che dirige verso l'attuazione di un progetto, la motivazione che risiede nel profondo del Cuore.

Gli individui Shao Yin sono molto vitali, seduttivi (soprattutto se donne) senza bisogno di darsi da fare, senza muoversi; usano la vera seduzione, quella basata sul richiamo. L'individuo con dominanza Shao Yin ha la forza del Rene e l'eleganza del Cuore ed è difficile da conquistare. La sua forza interiore lo guida verso la meta ispirata dall'interiorità; si dice che la risonanza Shao Yin costituisce la distanza più breve tra il punto di partenza e la realizzazione di un desiderio.

6 - TIPOLOGIE E SETTE SENTIMENTI

I sette Sentimenti, pur essendo legati alla tipologia più che alla costituzione, possono interferire con essa modificandola. Per i Cinesi, i sentimenti sono legati alla volontà, non sono quindi un aspetto passivo che noi subiamo, ma danno una direzione al Qi e ciò determina un ruolo specifico nella vita. Inoltre, ai sentimenti vengono assegnati dei valori creati e mantenuti dalla società in cui viviamo: per esempio, i «capi» spesso sono arrabbiati. Vedremo che a ogni sentimento corrisponde un preciso movimento energetico che ci indirizza nel mondo. È importante quindi considerare che spesso ciò che proviamo è condizionato da ciò che abbiamo imparato.

Il numero sette, nella simbologia cinese rappresenta le sei direzioni nello spazio (Zenit, Nadir, Nord, Sud, Est, Ovest) più il Centro, indica pertanto un orientamento che va dall'interno, dal centro dell'uomo, verso l'esterno.

In cinese, i sette Sentimenti si chiamano Qi Qing, dove Qi significa sette e Qing comprende i seguenti significati: sentimenti, espressione della nostra interiorità che viene da dentro, vero, concreto, reale, desiderio. Desiderio è qui inteso come tendenza profonda, per cui la sua mancanza significa morte interiore; smettere di desiderare è smettere di vivere.

Il persistere a lungo di uno stesso sentimento, anche in presenza di altri, ma con una netta preminenza, finisce con il risuonare su diversi meccanismi costituzionali e, a lungo andare, riesce a influenzare la costituzione, orientandola in una nuova direzione.

Supponiamo per esempio, che un individuo nato con costituzione Po, si trovi però, nel mondo, in molte situazioni che suscitano l'emozione paura, che è legata al movimento Acqua. Nell'intento di vincere questa paura che sta via via assumendo caratteristiche costituzionali, questa persona svilupperà un sentimento, come reazione, diventando, ad esempio, aggressivo. Sceglie quindi di usare la collera come energia di risposta agli eventi esterni; cercherà un tipo di attività, uno stile di vita, che gli permettano questo tipo di reazione. Se questa situazione perdura per molto tempo, l'individuo, pur essendo nato con una costituzione Po, svilupperà una tipologia Legno, oppure si determinerà una turba dello Hun.

La qualità della vita è determinata dalla qualità dei sentimenti che viviamo, così una persona arrabbiata vive in un mondo arrabbiato e una persona paurosa vive in un mondo minaccioso.

Vediamo le direzioni, gli orientamenti del Qi, legati ai sette Sentimenti.

Gioia. Il sentimento di gioia permette il fluire armonioso del Qi, è lo stato desiderabile in cui vivere. La gioia è in grado di sbloccare e armonizzare la circolazione del Qi perturbata dagli altri sentimenti. L'individuo con una dominanza di gioia è solare, vivace, allegro, vitale e ottimista. La gioia disperde e sospende il Qi: quando siamo felici siamo distratti da tutti gli altri sentimenti, allo stesso tempo desideriamo che la felicità sia presente per sempre, per cui è come se volessimo rimanere «sospesi» in questa situazione il più a lungo possibile.

L'ideogramma di gioia è Xi che vuol dire: rallegrarsi,

gioia, felicità, lieto, evento felice (nascita, nozze, gravidanza), amare, aver piacere a.

La gioia, come tutte le cose, può essere nociva se viene vissuta in modo eccessivo e per lungo tempo. In questo caso si determina una lentezza nella circolazione dell'energia vitale, che conduce a un deterioramento dell'attività mentale e spirituale e a confusione mentale.

Collera. La collera fa salire in alto il Qi e spesso trascina anche il Sangue.

L'ideogramma che definisce la collera è Nu che significa: collera, furore, rabbia, scatenato, sforzarsi, fare uno sforzo violento.

Il persistere di questo sentimento porta l'individuo ad avere non solo i segni fisici di questa salita del Qi (occhi arrossati, epistassi, cefalee), ma anche sentirsi superiore, presuntuoso, a usare la sua carica energetica per cercare di raggiungere sempre i massimi livelli. Alcune persone imparano a sentire se stesse in un certo modo per mantenere un determinato stato sociale. La collera si contrappone alla paura, è quindi un sentimento che è utile stimolare nelle persone spaventate, per bilanciare il movimento energetico legato alla paura che è verso il basso.

Ansietà. L'ansietà, la preoccupazione eccessiva, l'inquietudine, è definita You che significa: triste, malinconico, di lunga durata, pensare e meditare, dispiacere, tristezza, sofferenza, malumore, lutto.

A livello energetico, l'ansietà determina una ostruzione nella circolazione del Qi, che resta bloccato soprattutto a livello del Triplice Riscaldatore Superiore, ove si riscontra un pieno. Questo ristagno, se perdura a lungo, genera dapprima Calore e poi Fuoco.

L'individuo in cui domina questo sentimento è come bloccato, l'atteggiamento è frettoloso, ma inconcludente, più centrato sui propri disagi che su situazioni ed eventi esterni. Spesso egocentrico, tende a richiamare l'attenzione su di sé, richiedendo continuamente cure; tende ad avere un atteggiamento ipocondriaco, oppure mostra un forte desiderio di solitudine.

Pensiero ossessivo. Il pensiero ossessivo è un pensiero che «gira a vuoto», è un eccesso di preoccupazione, che si impossessa della mente e la blocca. Il pensiero ossessivo blocca e trattiene il Qi; questo stato si manifesta con lo stare sempre sovrappensiero.

Nell'ideogramma Si sono contenuti i concetti di: pensare con affetto, pensiero, idea, meditare, riflettere.

Se il pensiero ossessivo dura a lungo, il soffio è annodato, si determina cioè un ristagno generale di Qi. Negli individui in cui predomina questo sentimento viene meno la capacità sia di utilizzare tutte le conoscenze e le potenzialità sia di acquisire nuove conoscenze. Tutto deve essere ripetitivo e sempre uguale, qualsiasi cambiamento di programma crea agitazione, disagio, irrequietezza, l'ideazione è particolarmente lenta. L'atteggiamento mentale è razionale, logico, freddo, le intuizioni e i sentimenti hanno poco spazio, tutto deve essere calcolato minuziosamente, vi è una notevole rigidità mentale e difficoltà a memorizzare, a fare progetti diversi dalle pianificazioni monotone e ripetitive.

Tristezza. Il sentimento di tristezza fa sì che il Qi non venga distribuito, determinando a volte un blocco della funzione di distribuzione del Triplice Riscaldatore Superiore.

Nell'ideogramma che descrive la tristezza, Bei, sono contenute le idee di: afflitto, addolorato, compassione.

La prevalenza di questo sentimento determina un notevole consumo di energia vitale e causa un blocco del TR-S. Il ristagno energetico, con il tempo, determina la formazione di Fuoco patologico, che brucia Energia e Sangue.

Questo conduce soprattutto a un vuoto di Polmone e Cuore, che aggrava il ristagno stesso, e poi a Fuoco, cosicché si instaura un circolo vizioso dal quale è difficile uscire.

L'individuo in cui prevale questo sentimento ha lo sguardo spento e il viso poco espressivo, ha poca energia, tende a lasciarsi andare, non ha iniziative ed è come se volesse lasciarsi morire, perde l'istinto di sopravvivenza. Non riesce a vedere un futuro diverso dal presente; è estremamente pessimista, tutto diviene pesante, difficile, impossibile.

Paura. La paura determina una discesa dei soffi verso la parte bassa del corpo, si ha rottura del funzionamento dell'asse Shao Yin, Cuore-Rene, che è l'asse vitale Acqua-Fuoco. La paura inoltre, congela, blocca l'energia.

L'ideogramma Kong esprime i significati di: temere, avere paura, è possibile che, intimidire.

La dominanza del sentimento di paura abbassa il Qi verso il basso; è un movimento contrario a quello che provoca la collera. La paura fa sì che l'individuo si senta inferiore, oppure vittima della società, spesso tende a svolgere ruoli più umili rispetto a quelli che potrebbe rivestire, ha bisogno di essere continuamente incoraggiato e sostenuto. Se deve affrontare delle prove, tende sempre a sottrarsi; non si mette in gioco perché, non credendo nelle sue possibilità, teme di essere deluso.

Terrore. Il sentimento di terrore provoca una dispersione di energia, che va da tutte le parti del corpo, come un branco di gazzelle messe in fuga da un leone. Il terrore si identifica con gli attacchi di panico della nostra nosografia psichiatrica.

Nell'ideogramma di Jing sono contenute le idee di: spavento, terrore, essere in preda al panico; allarmarsi, essere sul chi vive.

La caratteristica principale delle persone nelle quali

domina il sentimento di terrore è che queste non riescono a orientarsi, sono come «disperse nel mondo». Spesso iniziano un lavoro, poi lo lasciano per intraprenderne un altro, e così via. Anche nei rapporti interpersonali fanno confusione tra le conoscenze e le amicizie, non sanno tenere un loro posto, una loro collocazione sociale ben precisa, hanno la necessità di muoversi in continuazione, come se ciò potesse in qualche modo disperdere l'eccesso di energia che va in tutte le direzioni. Manca un centro che organizzi la vita: sono individui estremamente disordinati in qualsiasi attività.

7 - LA COSTITUZIONE SECONDO I CANALI STRAORDINARI

Gli otto Canali Straordinari hanno un ruolo fondamentale nel passaggio dal Cielo Anteriore al Cielo Posteriore, nel passaggio cioè dal caos alla vita. Per questa ragione determinano costituzioni profonde e radicate, difficilmente mutevoli, rappresentano una sorta di «cristallizzazione dell'essere» (Di Stanislao). In particolare, ricordano all'uomo che la vita è dinamismo e che ogni giorno, ogni istante dobbiamo ricrearci sul piano fisico, mentale, energetico e spirituale. Dobbiamo evolvere, se vogliamo vivere in modo sano e autentico.

Gli otto Canali Straordinari, inoltre, sono responsabili della Yuan Qi, che è, come visto al cap. III, un'energia costituzionale.

Per il fatto di essere in numero di otto i Canali Straordinari, come visto al cap. IV, ribadiscono all'uomo la possibilità di attuare le potenzialità presenti alla nascita.

Jeffrey Yuan usa delle metafore per illustrare il ruolo dei Canali Straordinari nella formazione delle varie istanze umane, paragonando la loro azione sullo sviluppo individuale alla costruzione di un edificio, partendo da quelli della prima generazione fino ad arrivare a quelli della terza:

- il canale Chong Mai rappresenta il progetto, è l'architetto, l'ingegnere, ed esprime quali sono i nostri bisogni strutturali;
- il Ren Mai rappresenta i bisogni strutturali;
- il Du Mai rappresenta la costruzione dell'edificio, la realizzazione, l'esecuzione del progetto.

A questo punto, a partire cioè dal momento della nascita, l'edificio costruito viene «abitato»; entrano allora in azione gli altri Canali Straordinari, che si attivano in un secondo tempo e rappresentano la crescita, l'evoluzione dell'uomo e le trasformazioni che si attuano con il passare del tempo:

- I canali Wei fanno riferimento al processo di invecchiamento e alle trasformazioni che questo provoca; nella metafora dell'edificio rappresentano il suo deterioramento dovuto al passaggio delle persone che lo abitano.
- I canali Qiao rappresentano il modo in cui vedo il mondo, il mio punto di vista.
- Il canale Dai Mai simboleggia ciò che mettiamo da parte e che rimane anche se non lo usiamo, rappresenta tutto ciò a cui restiamo legati e che non riusciamo a eliminare. Per tornare all'analogia dell'edificio, le persone che entrano criticano ciò che trovano, suggeriscono dei cambiamenti, tutto questo equivale alle parti del nostro corpo, o della nostra mente, che non ci piacciono. Si prende l'oggetto criticato e lo si ripone nel garage. Il Dai Mai può essere paragonato alla funzione del «rimosso» secondo la visione freudiana più classica.

Vediamo ora la costituzione tipica di ogni Canale Straordinario.

Du Mai. Il Du Mai è il canale che riassume tutto lo Yang del corpo.

Da un punto di vista fisico, l'individuo con dominanza Du Mai presenta l'attitudine a stare dritto, spesso con ipertrofia dei muscoli paravertebrali. Sono individui che difficilmente chinano la testa. Lo sguardo è luminoso, magnetico. Ricordiamo che nel pensiero taoista alzare la testa indica il vedere l'orizzonte, guardare di fronte a sé, avere degli scopi.

Le caratteristiche psicologiche sono dominate da un estremo magnetismo: l'individuo Du Mai è un «gran regista», è un individuo forte, solido, ha l'attitudine a dominare e a coordinare i gruppi. Il Du Mai è «colui che ha l'occhio attento e che mantiene le cose con la mano destra». L'atteggiamento mentale è sempre rivolto alla conquista e alla ricerca di mete. Ama le sfide mentali e argomenta in modo acuto, tenendo capo ai discorsi con grande capacità logica e razionale. Il linguaggio è forbito, dà facilmente ordine alle proprie idee e spesso riesce a condizionare e a convincere gli altri attraverso il linguaggio.

Il Du Mai è legato al «nome», inteso come identità; sente di avere una vocazione, una specifica missione da compiere. Sono individui in cui, sin dalla tenera età, si percepiscono grosse potenzialità.

Il tipo Du Mai ha bisogno di controllare, governare, è un tipo carismatico che gli altri seguono spontaneamente, in quanto viene riconosciuto come riferimento. Pretende molto (troppo) da se stesso e dagli altri. Si vuole perfetto ed efficace nel realizzare i progetti sia suoi sia di altri. Un altro tratto dominante dell'individuo Du Mai è che spesso ha una inesauribile sete di conoscenza, con un sentimento costante di insoddisfazione.

Se il Du Mai è in eccesso patologico, si sviluppa un senso di onnipotenza, megalomania; l'individuo non ha limiti nei progetti e nelle aspirazioni, nel concetto di sé. Ad esempio, se giunge alla follia si crede Napoleone o cose simili. Raramente questi individui mostrano segni di deficit. Questo può però verificarsi nel caso di crollo di grandi ideali che fanno cadere progetti a lungo termine e aspettative: questa situazione, a livello fisico, può manifestarsi con la tendenza alla cifosi.

Ren Mai. Il Ren Mai è il canale che ricapitola tutti i fenomeni Yin del corpo; è legato all'organizzazione della vita nel senso più materiale del termine. La funzione principale del canale Ren Mai è di portare, nutrire e organizzare internamente l'organismo.

Gli individui Ren Mai tendono a un atteggiamento cifotico, con retrazione dei muscoli pettorali e addome prominente.

La caratteristica psicologica dominante è l'estrema intuitività, ricettività. Il sentimento prevalente è l'ansia, soprattutto nei confronti degli individui da cui dipendono. Hanno spesso paura di perdere ciò che hanno. Spesso gli individui con una dominanza Ren Mai, fin dalla più tenera età, mostrano un eccessivo attaccamento alla madre; crescendo poi diventano individui molto dipendenti dagli altri, quando entrano in relazione con qualcuno hanno un atteggiamento soffocante, vogliono avere il controllo totale sugli altri. Di Stanislao definisce questo atteggiamento come «vampirismo psicologico». Ciò rende bene l'idea delle caratteristiche di questa tipologia in caso di vuoto energetico.

Spesso gli individui Ren Mai hanno difficoltà ad assumersi le responsabilità della gestione materiale della propria vita (fare la spesa, cucinare, organizzare la casa) e spesso necessitano di trovare qualcuno a cui delegare il proprio accudimento. Nei confronti degli altri manifestano un atteggiamento ambivalente di odio e amore. Il tipo Ren Mai si perde facilmente in un bicchiere d'acqua, tende all'autocommiserazione, a essere sempre malato o con problemi sempre diversi, con una visione della realtà negativa e pessimistica.

Se invece è equilibrato, il soggetto si vuole bene, si coccola, sa prendersi cura di sé; infatti, in questi individui la caratteristica dominante è l'affettività, hanno un profondo rispetto della famiglia e fiducia nel prossimo, anche se sono spesso molto possessivi.

Chong Mai. Il Chong Mai è all'origine della vita e della trasformazione che mantiene la vita. Rappresenta «il progettista», la funzione di progetto potenziale dell'esistenza: definisce gli elementi costitutivi necessari alla vita che poi vengono strutturati dalle funzioni del Ren Mai (mattoni) e del Du Mai (strutture portanti).

Questi soggetti mostrano spesso una potenzialità che non arriva a manifestarsi: in caso di vuoto energetico, si presentano fermi, con lentezza di pensiero e di movimento, come una potenzialità che non sgorga, non sorge (*chong*, vuol dire «assalto» del soffio della vitalità, che è proprio ciò che viene meno in questo caso).

Hanno difficoltà a cambiare, rigidità psicologica e spesso riferiscono la sensazione di essere vecchi. L'incapacità di cambiare causa una difficoltà a evolversi, genera la convinzione che tutto sia fermo e che non ci sia più nulla da fare o da imparare (atteggiamento tipico dell'anziano).

Il tipo Chong Mai non si trasforma, va in crisi se deve cambiare; ama un ruolo ben definito, costante e immutabile. Allo stesso modo vive con difficoltà le varie trasformazioni fisiologiche, come la pubertà, la gravidanza, la menopausa, e quelle sociali, come il matrimonio, il cambio di lavoro eccetera.

È legato alla tradizione della sua terra, degli antenati, della sua stirpe, soprattutto in riferimento alle abitudini di vita (modi di mangiare, vestirsi eccetera) più che al legame fisico con la terra d'origine (radicamento).

È altresì persona molto piacevole a tavola, conviviale, legata al gruppo e alla compagnia delle persone che frequenta. A livello fisico, l'individuo Chong Mai tende all'aumento di peso, soprattutto a livello dei glutei e delle gambe, all'iperandroginismo con aumento della pelosità, a volte all'alopecia con cute seborroica.

Dai Mai. Il Dai Mai è un canale che dà la forza («sostiene i Reni»); è in relazione alla funzione della cintura che in molte civiltà costituiva un elemento irrinunciabile per i guerrieri, che la indossavano prima di un combattimento o un viaggio proprio per raccogliere le forze e orientarle verso una direzione precisa. Il Dai Mai, oltre a questa centrale funzione di sostegno, permette anche gli scambi tra alto e basso e avanti e dietro.

L'individuo Dai Mai presenta la parte alta del corpo più tonica e sviluppata rispetto a quella bassa, spesso vi è ipertonia dei muscoli cervicali con scomparsa della lordosi fisiologica; vi è anche lassità dei legamenti con conseguente facilità di distorsioni alle caviglie. Hanno gli arti inferiori di temperatura più bassa rispetto a quelli superiori e, quando si siedono, possono percepire la caratteristica sensazione di stare seduto nell'acqua o su una panchina di marmo.

Secondo J. M. Kespi, a livello psichico svolge principalmente due funzioni: orientare (il Dai Mai simboleggia la Stella Polare) e spingere l'energia in una determinata direzione.

Per queste ragioni gli individui con patologia Dai Mai hanno la sensazione di essere «dispersi» nel mondo, hanno un atteggiamento incoerente: prima fanno una cosa, poi un'altra, non danno una direzione alle proprie azioni. Sono individui che tendono a soffrire di attacchi di ansia fino al panico («i soffi sono dispersi»).

Dai Mai è soprannominato «Heng», che significa «equilibrio, ripartizione dei carichi, far sì che le cose siano in equilibrio». Questo nome rende bene l'idea delle caratteristiche generali della sua costituzione in cui prevalgono il sentimento di giustizia, la grande sensibilità e la coerenza. Quando sono turbati, divengono ipercritici, sono convinti di sapere come cambiare il mondo, sanno sempre come migliorare qualsiasi cosa: regole, persone, ambienti eccetera. Sono imprevedibili, non si orientano, ma percepiscono l'atmosfera dell'ambiente in cui si trovano e ne risentono facilmente in caso di tensioni.

Yang Wei Mai. Il canale Yang Wei, da un punto di vista energetico, armonizza gli spazi Yang e quindi il collegamento tra la superficie e la profondità.

È legato al Cielo (Wei vuol dire «corda di fili intrecciati»): ha in sé la vitalità del Cielo, che può essere in difetto, in eccesso o anche in alternanza tra i due. Infatti, una caratteristica fondamentale di questa costituzione è l'alternanza: di caldo e freddo, di depressione ed eccitazione (fino alla psicosi bipolare), di stati emotivi (alternanza rapida e frequente di umori) e di sintomi fisici (dolori che cambiano sede).

Da un punto di vista fisico, sono soggetti con forme tondeggianti, con apparenza serena, ma lo sguardo spesso esprime sofferenze e rinunce, sono misurati nei modi, spesso hanno disturbi articolari che risentono dei cambiamenti di tempo, almeno due giorni prima.

Psicologicamente, i soggetti di questa tipologia sono estremamente sensibili agli eventi del mondo e alle offese, hanno spesso personalità istrionica e camaleontica: caratteristici sono i cambiamenti con cui si adattano a diversi ambienti e situazioni. Sono fragili, facilmente perdono la propria identità e possono essere plagiati, spesso soffrono di claustrofobia.

I soggetti Yang Wei subiscono il condizionamento dell'ambiente esterno, non sanno prenderne le distanze: s'immedesimano nei problemi delle persone che li circondano e li vivono in prima persona, vivono gli accadimenti dei film, della televisione e dei libri come se fossero successi a loro.

Lo Yang Wei rappresenta molto bene il conflitto che è

insito nel dover scegliere. Scegliere è indispensabile alla vita, ma ne costituisce anche una continua e progressiva limitazione. Con il passare degli anni scegliamo un lavoro specifico, un compagno/a, degli interessi specifici, degli sport piuttosto che altri, alcune parti della mente e del corpo tendono ad atrofizzarsi, tendiamo ad arroccarci in quel che sappiamo fare e non siamo più liberi come prima. Questa dinamica nella filosofia taoista viene chiamata «la perdita dell'innocenza». Lo Yang Wei rappresenta la lotta tra l'Acqua e il Fuoco: l'Acqua rappresenta qui la vitalità, il Jing potente con cui veniamo al mondo; il Fuoco indica il processo di vivere, che da un lato ci consente di crescere, di acquisire consapevolezza attraverso le esperienze della vita, ma che dall'altro la consuma, la «brucia».

Yin Wei Mai. Soggetti fisicamente armoniosi, stenici ed eleganti, presentano movimenti armonici ma nervosi, con evidente costruzione artificiosa.

I soggetti Yin Wei hanno un comportamento strettamente connesso con la propria emotività, conservano profondamente i propri sentimenti dai quali non riescono a prendere le distanze. Sono mobili all'esterno, ma bloccati all'interno, inoltre, poiché lo Yin Wei regola l'emotività, non sa prendere le distanze da se stesso, così come lo Yang Wei non le prende dal mondo esterno, infatti sono attenti a ciò che gli succede dentro, ascoltano troppo se stessi.

Spesso hanno un atteggiamento ipocondriaco, con dolori al cuore trafittivi (blocco di Yin e Xue), tendono a trattenere la collera e a interiorizzare i sentimenti, con attacchi di ira rari ed esplosivi come tentativo di liberare l'interno. Sono soggetti introversi (tipologia Yin), se si arrabbiano tengono tutto dentro, incassano e non reagiscono mai, resistono senza far capire la loro disapprovazione, ma quando la loro ira esplode è un disastro, al contrario dei soggetti Yang Wei che manifestano subito la loro rabbia.

La sintomatologia è spesso violenta e anarchica, a causa

della perdita di legame con il principio organizzatore, per cui «non possono domare l'acqua che scorre», non dominano la corrente della vita, sono spesso contrariati, provano disappunto, sono confusi. Sono anche sprovvisti del senso di autoironia.

Generalmente le donne vivono amori segreti per persone che non vedono da anni, idealizzano e fantasticano questi amori, tengono diari segreti e nessuno può avere accesso a questi loro spazi. Spesso hanno una vita interiore fantastica, ma difficilmente accedono alla propria vita interiore reale, parlano molto di sé ma dicono in realtà molto poco.

I segni tipici del tipo Yin Wei sono, a livello fisico ed energetico, dolori al cuore, cefalea «a casco» e rigidità del collo, a livello psicologico l'aver sempre segreti e tenere le distanze da sé.

Yang Qiao Mai. Sul piano fisico, i soggetti si presentano alti, slanciati, longilinei e rigidi, calorosi, con tensione dei muscoli posturali, collo lungo, sguardo indagatore, andatura elegante, camminano sulla punta dei piedi come se volessero tornare al Cielo. A volte è anche presente lo strabismo (legame con gli occhi) e spesso il lato esterno (Yang) del corpo è contratto.

I canali Qiao sono strettamente collegati agli occhi, al modo simbolico in cui si vede il mondo e in particolare a come vorremo che il mondo fosse. Se si scopre che il mondo è molto diverso da come lo si desidera, si possono avere atteggiamenti di ribellione, che a livello fisico si manifestano con ipercinesi del corpo: dai tic ai tremori, fino all'epilessia.

Il canale Yang Qiao è molto legato agli organi di senso, agli stimoli esterni, alle tentazioni che il mondo offre e che lo dirigono. Per questo i soggetti Yang Qiao sono curiosi e vogliono andare oltre il lato apparente delle cose.

Qiao rappresenta il calore che rientra nell'oscurità; se ciò non avviene, psicologicamente possono comparire atteggiamenti ipomaniacali, tendenza alle ossessioni, disturbi dell'identità sessuale e rigidità mentale. Il soggetto Yang Qiao ha bisogno di sentirsi radicato (legame con i piedi, da cui il Canale ha origine) in un luogo, o meglio in se stesso. Per questo è un individuo che può stare molto male dopo un semplice cambiamento di casa. Ha anche bisogno di ritmi regolari; dover star sveglio la notte o dormire il giorno gli può provocare grossi problemi.

Tipicamente hanno sempre pesantezza alle palpebre, riposano bene con gli occhi chiusi, non importa in che posizione, ma a occhi chiusi.

Poiché sono legati alla risposta della Terra al Cielo, non prendono iniziative ma attendono di essere oggetto di iniziative, a cui poter rispondere. Ad esempio, non corteggiano ma sanno trovare il modo di farsi corteggiare.

Yin Qiao Mai. I soggetti si presentano anche loro alti, slanciati, col collo lungo, caviglie sottili, a volte occhi arrossati e ptosi palpebrale (legame con gli occhi); spesso hanno contrazioni della parte interna (Yin) della gamba.

Diversamente dallo Yang Qiao che indica come noi guardiamo il mondo (lo Yang è esterno rispetto allo Yin), lo Yin Qiao ha una relazione con gli occhi nel senso di «guardarsi dentro». Lo Yin Qiao rappresenta l'apertura degli occhi alla luce: «Il Dao, la Via, può essere trovato solo in se stessi e chiunque può scoprirlo guardandosi dentro».

Se l'individuo con dominanza Yin Qiao ha problemi, sviluppa una difficoltà a confrontarsi con se stesso, rifiuta di guardarsi allo specchio, desidera dormire e si deprime. La caratteristica principale di questi individui è la scarsa stima di sé, non vedersi capaci di svolgere un ruolo, non amare la propria immagine.

Per lo Yin Qiao è importante essere radicati in un luogo o in sé, il legame con la terra natale, la ricerca delle proprie radici, come abbiamo visto anche per lo Yang Qiao.

Caratteristiche sono la rigidità, la severità mentale più

con se stessi che con gli altri, la curiosità innata; in caso di alterazione si ha ipersonnia, depressione con forte astenia.

Spesso i soggetti Yin Qiao hanno difficoltà ad accettare psicologicamente l'altro sesso, da cui può derivare omosessualità latente o manifesta. In generale si dice che i Qiao (sia Yin che Yang) armonizzano, facendo «sposare» gli aspetti femminili e maschili di ognuno di noi e quindi inducendosi ad accettarli anche fuori di noi.

X

La diagnosi per osservazione e auscultazione

Dopo aver avuto modo di studiare tutti gli elementi essenziali della fisiologia energetica dell'essere umano e aver analizzato le modalità di manifestazione di un disturbo anche in base alla costituzione individuale, siamo pronti per affrontare l'ultimo elemento portante, quello della diagnosi.

La MTC, per giungere a formulare una diagnosi energetica, si basa sulla raccolta di una notevole massa di informazioni, che comprendono sia segni sia sintomi. Per segni si intendono elementi che non si configurano ancora come disturbo o squilibrio, ma sono più collegabili alle caratteristiche individuali (ad esempio, una preferenza per climi caldi o freddi), mentre con sintomi si intendono indicazioni che già rivelano un disturbo nell'equilibrio energetico (una febbre, una difficoltà digestiva o un dolore). In realtà il confine fra i due è talvolta labile: questo è il motivo per cui vegono considerati e analizzati insieme. È anche importante sottolineare come nessun segno o sintomo preso isolatamente sia di per sé significativo, ma come sia solo l'insieme dei segni e dei sintomi contemporaneamente presenti che potrà guidarci nella diagnosi.

L'obiettivo della raccolta di tutti questi dati è di giungere, da un lato, alla comprensione della struttura energetica globale della persona e, dall'altro, alla riunione dei sintomi e segni in un quadro di squilibrio e disarmonia, che ovviamente è correlato a quella struttura energetica globale.

La MTC sviluppa la sua diagnosi attraverso quattro tecniche complementari l'una all'altra:

1) Guardare o osservare
2) Ascoltare e odorare
3) Domandare
4) Toccare.

La sequenza diagnostica suggerita dai testi classici è proprio nell'ordine sopra esposto, iniziando cioè dal guardare per terminare con il toccare. Si tratta però di un criterio di massima, che dovrà adattarsi ai bisogni del momento e alla situazione specifica del paziente.

GUARDARE

Con questo termine si intende tutto ciò che si riesce a cogliere attraverso l'osservazione visiva della persona e riguarda innanzitutto tre aspetti:

- Valutazione dello Shen, cioè della vitalità e tono energetico
- Valutazione della struttura fisica
- Valutazione della struttura psichica e caratteriale.

Questi tre aspetti generali sono il primo punto su cui porre l'attenzione, un elemento molto importante per capire, al di là del disturbo specifico della persona, il suo stato generale di benessere e poter quindi formulare una prognosi più o meno favorevole sul decorso della sua malattia.

Lo Shen di un individuo si manifesta attraverso la sua vitalità, la luminosità dello sguardo, la chiarezza mentale, il respiro armonioso e un senso di solidità globale.

La struttura fisica riflette, se analizzata opportunamente con gli strumenti indicati nel capitolo precedente, sia indicazioni del quadro energetico di base dell'individuo (costituzione) sia fattori che su tale costituzione sono venuti agendo nel tempo modellandola e modificandola, indicandoci così punti di forza e debolezza del singolo individuo. A questo argomento abbiamo dedicato il capitolo sulle costituzioni.

Il carattere come esso traspare dai movimenti, il tono della voce, il colore della pelle, la vitalità di una parte specifica del corpo, ci possono fornire indicazioni che potremo leggere in termini più generali o più specifici, secondo i vari criteri già analizzati (vedi le varie costituzioni e l'inquadramento secondo gli otto criteri).

L'altro aspetto che è oggetto del guardare consiste nell'osservazione sistematica di eventuali segni presenti sulle varie parti del corpo (testa, tronco, arti ed estremità) e di elementi specifici che si manifestino in superficie (colore e consistenza di pelle, peli, unghie, denti, organi di senso e così via) e in particolare l'osservazione della lingua, che in MTC è il criterio più importante fra quelli della diagnosi visiva.

Inizieremo analizzando le indicazioni fornite dall'osservazione generale della struttura della persona, per poi passare a vedere i segni specifici delle varie parti del corpo, concludendo infine con la diagnosi della lingua.

Osservazione di aspetti specifici del corpo

I colori. La comparsa di uno specifico colore indica alcune possibili patologie, indipendentemente dalla zona in cui esso si manifesta, anche se poi questa è un altro elemento importante ai fini della diagnosi. I colori sono più evidenti al viso e sulla lingua in particolare, ma possono essere letti in tutte le zone del corpo. Vediamo il significato generale di ogni colore.

Rosso	Indica Calore ed Eccesso, attenzione però che può trattarsi di vero o falso Calore. Ad esempio, tutta la faccia rossa indica vero Calore, mentre un viso pallido con guance rosse un falso Calore.
Rosso scuro	Indica stagnazione di Sangue.
Giallo	Indica Umidità e, di solito, deficit di Milza, ma a volte anche altro; sulla lingua indica Calore.
Bianco	Indica deficit di Yang o di Sangue, e Freddo.
Nero	È correlato al deficit dei Reni, ma la gravità dipende da dove si manifesta: nero sotto gli occhi può essere deficit temporaneo e superficiale, mentre nero alla base della lingua è segno di prossimità alla morte!

Talvolta un dato colore può indicare cose diverse a seconda del luogo e dal modo in cui si manifesta, si dovranno allora analizzare i segni concomitanti per comprendere la natura dello squilibrio in atto.

Il viso. Fra tutte le parti del corpo riveste particolarmente

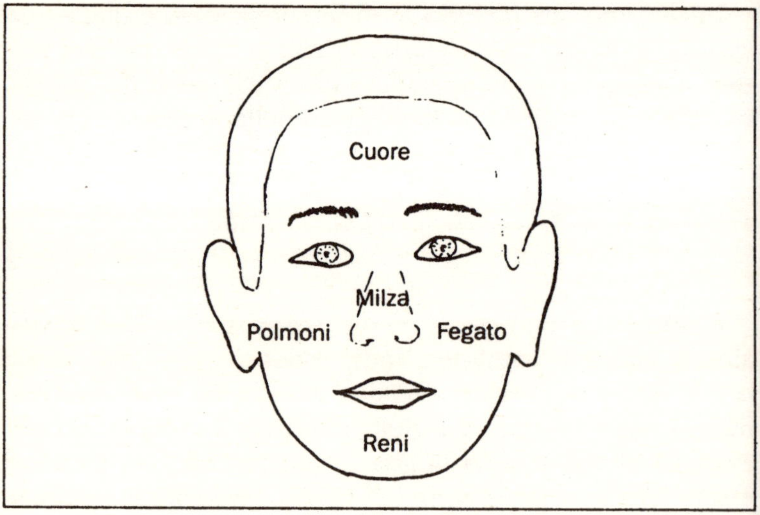

importanza l'osservazione del viso. Sappiamo infatti dalla fisiologia degli Zang che ognuno di essi è collegato a un organo di senso che costituisce la sua «finestra sull'esterno»; la lettura dei segni che essi presentano ci aiuta quindi a diagnosticare lo stato dei vari Organi, anche se in realtà ogni organo di senso riflette la condizione di più Zang.

• *Il viso nel suo insieme.* Dell'osservazione del viso nel suo complesso parlano sia il SW (cap. 32) sia il LS (cap. 49).

Il SW si rifà ai cinque Movimenti, individuando sul viso un'area corrispondente a ognuno dei cinque Zang secondo la disposizione «a cerchio» con Cuore in alto, Reni in basso, Milza al centro e Polmone e Fegato ai lati.

Il LS sembra basarsi, per la divisione in zone, sulla distinzione dei tre Riscaldatori (Superiore – Medio – Inferiore), infatti troviamo nel punto più alto (fronte e spazio fra sopracciglia) le aree di gola, Polmone e Cuore, nella zona centrale (naso) abbiamo Fegato, Vescica Biliare, Milza e Stomaco, mentre nella parte bassa (dalla base delle

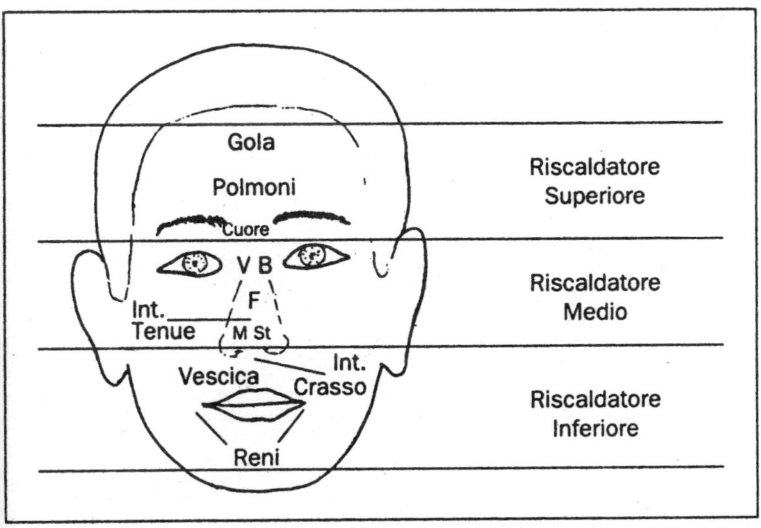

narici al mento) si trovano gli Intestini, la Vescica e i Reni.

Le due differenti classificazioni di aree di diagnosi non sono, a nostro avviso, contraddittorie, sembra piuttosto che tendano a porre l'enfasi su aspetti differenti: i cinque Movimenti e gli Zang per il SW e invece i tre Riscaldatori per il LS. La loro interpretazione andrà comunque sempre abbinata agli altri segni emergenti dalla diagnosi.

• *Gli occhi.* La luminosità e limpidezza dello sguardo indicano lo stato di Shen e Jing.

«Il Jing dei cinque Organi e sei Visceri sale agli occhi» (LS, cap. 8). Abbiamo già detto che occhi limpidi e vivi indicano una condizione di buona vitalità dell'individuo, mentre occhi spenti o offuscati indicano problemi psicologici presenti da lungo tempo. Della connessione poi della funzione visiva con la condizione del Fegato, si è già trattato parlando della fisiologia degli Zang e ne riparleremo nel capitolo successivo. Inoltre le varie parti dell'occhio possono indicare la condizione di singoli Organi, come riportato nella figura seguente.

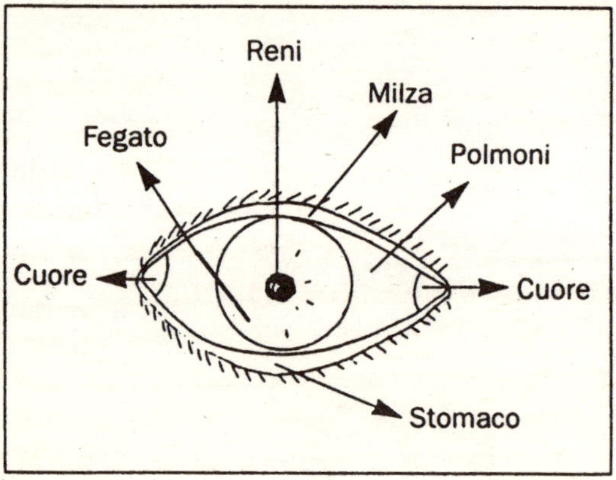

Questo significa che la presenza di colori anomali nelle varie zone può indicare una turba nel corrispondente Organo. Ad esempio:

• Sclere rosse indicano Calore nei Polmoni

• Giallo all'interno delle palpebre indica calore nel Movimento Terra (cioè ittero)

• Interno delle palpebre bianco (nello stato di salute dovrebbe essere rosso chiaro) indica possibile anemia (M è connessa con la produzione del Sangue)

• Forte rossore al cantus interno ed esterno indica Calore nel Cuore.

• *Naso.* In senso funzionale sappiamo che è collegato al Polmone, il quale sarà quindi facilmente coinvolto in problemi respiratori. Ma è legato anche all'IC, poiché il suo Canale termina proprio a lato del naso. Sapendo anche quanto lo Yang Ming sia legato alla liberazione del Calore esterno eccessivo, possiamo comprendere come, ad esempio, una vibrazione spontanea delle narici con febbre, indichi Calore estremo negli strati superficiali del corpo.

Un altro aspetto associato al naso è il muco, che, a seconda delle sue caratteristiche, può darci utili indicazioni. Avremo così:

Muco chiaro e liquido →	Segno di Freddo
Muco giallo e appiccicoso →	Segno di Calore
Vibrazione delle narici con febbre →	Calore estremo.

• *Orecchie.* Sono correlate al Rene, soprattutto per quanto riguarda forma e dimensione; ma anche al livello energetico Shao Yang, poiché i canali di VB e TR decorrono tutti attorno alle orecchie. Ad esempio, gli acufeni (il ronzio nelle orecchie) possono dipendere sia da deficit di Rene sia da eccesso a livello di Shao Yang.

• *Bocca e labbra.* Sono correlate soprattutto a ST e M. Delle labbra carnose e rosee e con un giusto grado di umidità indicano un buon funzionamento di questi due Organi. Le principali forme patologiche sono invece:

Labbra secche e rosse → Calore in ST e M, o consumo di liquidi, anche come conseguenza di un Calore rimasto a lungo all'interno del corpo

Labbra pallide → Vuoto di Sangue.

• *Denti e gengive.* I denti sono ossa e quindi collegati ai Reni, mentre le gengive sono collegate allo Stomaco. Tutta l'area della bocca e naso è, in effetti, strettamente collegata allo Yang Ming (Canali di ST e IC), poiché questo Canale la percorre tutta. Denti saldi e sani e gengive rosee e ferme, indicano quindi un buon funzionamento dei rispettivi Zang.

Le principali turbe possono essere:

Sanguinamento delle gengive → indica Calore estremo nello Stomaco

Gengive gonfie e dolenti → indica Calore (vero o falso) nello Stomaco

Gengive pallide → indicano deficit di Sangue.

La lingua. L'analisi della lingua è in MTC l'elemento più importante della diagnosi mediante osservazione e uno degli aspetti fondamentali della diagnosi globale. La diagnosi della lingua comprende vari aspetti che possono essere sintetizzati in:

1. Osservazione delle varie zone della lingua corrispondenti ai vari Zang-Fu (topografia della lingua).

2. Osservazione della lingua nel suo insieme, che comprende 4 aspetti: colore del corpo linguale, forma del corpo linguale, induito o patina, grado di umidità.

• *Precauzioni e attenzioni.* La lingua deve essere osservata alla luce naturale, meglio se di mattina, evitando fonti di luce elettrica. Se si usa una luce fluorescente che sia ad ampio spettro.

Non è bene prolungare il tempo di protusione della lingua per la sua osservazione, poiché la lingua potrebbe cambiare di colore o assumere tremori che non sono patologici, ma dovuti allo sforzo della persona. Piuttosto, se la prima osservazione non è stata sufficiente, si può richiedere di estrarla più volte con una pausa fra un'estrazione e l'altra.

Ricordarsi di chiedere se sono state assunte sostanze particolari prima dell'ispezione, che possono alterarne le caratteristiche (fumo, caffè, liquerizia, aceto... o anche cibi come pepe e curry). Anche l'assunzione di certi medicinali ne può modificare l'aspetto; ad esempio gli antibiotici tendono a rendere la patina più spessa o che tende a pelarsi.

• *La lingua normale.* Prima di analizzare gli aspetti patologici di una lingua è bene dedicare qualche parola a descrivere la lingua di una persona che si trova in buona salute. Una lingua normale ha un aspetto fiorente, colore rosso chiaro, il tessuto è morbido ma compatto ed elastico. È leggermente umida, a indicare che i fluidi della digestione sono presenti, ma non in modo eccessivo. Sarà mobile, ma senza tremori. L'induito sarà sottile e bianco.

Ricordiamo, che la lingua è l'apertura del Cuore e che quindi una lingua che risulti viva e con un buon colorito ci indicherà un buono stato generale del Cuore e dell'organismo in generale.

Va anche precisato che, anche se ora analizzeremo le singole caratteristiche della lingua, ai fini della diagnosi sarà necessario vedere la loro combinazione. Ad esempio, una lingua con colore rosso intenso indicherà del Calore, ma questo potrà essere da Eccesso, se accompagnata alla presenza di induito, o da deficit, se questo sarà assente. Trattando dei vari elementi saremo quindi costretti a fare sempre riferimento agli altri.

1. Topografia della lingua. Le varie parti della lingua sono ricollegabili, ai fini diagnostici, ai vari Zang-Fu. Anche se esistono, come sempre, differenze nell'attribuzione di tali aree a specifici Organi e Visceri, queste non sono molto rilevanti e la figura che segue può essere ritenuta la struttura di base su cui tutti, più o meno, concordano.

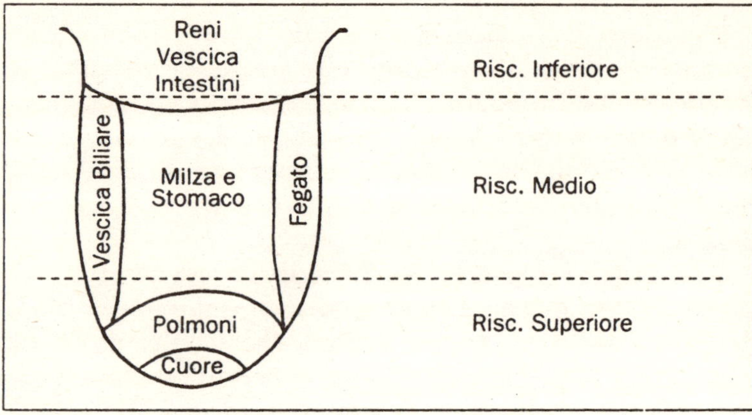

La comparsa di segni particolari in una di queste aree secondo le categorie già viste (colori, foruncoli, screpolature...), potrà indicarci una turba dell'Organo corrispondente. Ad esempio, una punta di lingua molto rossa con piccoli puntini di colore rosso intenso può farci pensare a Calore a livello del Cuore, un induito giallo e spesso nella parte centrale del corpo linguale a Calore nello Stomaco (vedi più avanti il significato dei colori della patina linguale), lo stesso giallo alla base della lingua a un'infiammazione agli intestini, e così via.

2 – Osservazione della lingua nel suo complesso.

• *Corpo linguale.* Le osservazioni del corpo linguale ci danno principalmente indicazioni di aspetti più profondi, infatti il colore e gli altri elementi del corpo linguale cambiano lentamente nel tempo, a differenza dei fattori dell'induito che possono subire variazioni anche repentine e determinate da fattori specifici anche esterni. Si dice anche che il corpo linguale fornisce indicazioni più correlate a turbe del Sangue (e cioè della profondità), mentre l'induito fa riferimento a turbe del Qi (e quindi più legate alla superficie) o anche che il corpo linguale dà indicazioni su malattie croniche dell'interno.

Colore del corpo linguale. La lettura del colore del corpo linguale non è essenzialmente differente da quella già vista per i colori in genere, con però alcune particolarità:

• Indica soprattutto la condizione degli Zang e del Sangue, cioè di aspetti specificatamente Yin

• Il colore normale dovrebbe essere rosso chiaro

• I colori patologici invece possono essere:

pallido → indica deficit (solitamente da Freddo) che può essere di
- → Yang se sarà anche umida
- → Sangue se anche secca

molto rossa → indica Calore, che può essere da
- → Pieno se con induito
- → Vuoto (di Yin) se senza induito.

rosso scura → è condizione simile alla precedente, ma più grave: il Calore ha raggiunto strati più profondi (Qi e Sangue) e vi può essere attacco allo Yin di vari Zang

violacea → indica stasi di Sangue che può essere da
- → Freddo se quasi bluastra e umida
- → Calore se più rossastra e secca

bluastra → indica un Freddo interno che produce stasi di Sangue.

La condizione di eccesso è legata a malattie esterne che penetrano in profondità, mentre la condizione di deficit è legata allo Yin e indica malattie croniche.

Forma della lingua. È molto legata al Sangue e all'identificazione della condizione di deficit o eccesso. Si possono distinguere le seguenti condizioni:

- Sottile → indica un deficit cronico. Potrà trattarsi di deficit di Qi o Sangue se molto pallida o deficit di Yin se rossa (il rossore è qui dovuto alla «fuga di Yang»)
- gonfia → indica ritenzione di Umidità che si accumula sulla lingua. Può dipendere da deficit dello Yang (abbinata a colore pallido) che non riesce a trasformare e metabolizzare a sufficienza i liquidi, ma anche da calore che «spinge» i liquidi fin sulla lingua, in tale caso la lingua sarà rossa. Un caso un po' particolare, ma non inusuale, è la lingua gonfia a metà longitudinalmente. Indica un deficit (di Qi e Sangue) dei Canali dal lato del gonfiore, la cui base è però sempre un deficit di M e ST. Si accompagna

spesso a dolori, parestesie o debolezza dal lato interessato
- rigida → una lingua che non riesce a muoversi liberamente, a volte è anche dura. Indica Calore (con colore che sarà rosso o rosso scuro) o Vento interno (con colore normale o pallido). Il Calore riguarda essenzialmente il Ministro del Cuore con liberazione di Fuoco di Cuore. Il Vento interno può riguardare vari Organi, spesso si tratta di Vento di Fegato, come nel caso del colpo apoplettico o ictus
- deviata → indica Vento interno, che colpisce lo Yin, se deviata a destra, e lo Yang, se a sinistra
- tremolante → indica liberazione di Vento interno, di solito di Fegato, questo Vento può però collegarsi anche a un deficit del Sangue che non trattiene lo Yang Calore
- flaccida → indica deficit dei fluidi corporei
- fissurata → indica Calore che può essere reale o da deficit dello Yin.

Per quanto riguarda la lingua fissurata, e cioè la lingua con solchi profondi che la percorrono, le indicazioni variano comunque molto a seconda della zona in cui si manifestano e alla loro estensione: brevi solchi irregolari indicano deficit di ST (Yin); solchi orrizzontali indicano deficit dello Yin;

un lungo solco centrale se
- ↗ raggiunge la punta: problemi di Calore al Cuore anche gravi
- ↘ non raggiunge la punta: deficit di ST (Yin).

- retratta → indica che il Freddo ha colpito il livello di tendini e muscoli, oppure un grande Calore che ha consumato lo Yin (liquidi). In questo secondo caso il colore sarà rosso
- incavata (si estende regolarmente, ma poi si incurva per arrotolarsi) → indica deficit dei Reni, del Rene Yang se molto umida e quasi gonfia (segni di deficit dello Yang), del Rene Yin se secca e di colore normale.

• *Induito o patina linguale.* L'induito è una produzione del Qi dello ST, cui è strettamente correlato oltre che ai Fu in genere, grazie al suo processo di digestione di cibi e liquidi che produce un residuo «torbido», che va a costituire l'induito linguale. L'induito è quindi fisiologico se è sottile, bianco, leggermente umido (senza però essere viscoso), trasparente e uniformemente distribuito su tutta la superficie della lingua. Per induito sottile si intende un induito che consente di distinguere chiaramente al di sotto il corpo linguale, se questo non si verifica allora l'induito è detto spesso.

Le forme patologiche includono: induito spesso, assenza totale o a chiazze dell'induito, induito senza «radice» (o falso induito), colori patologici.

Generalmente parlando, un induito leggero ci indica che il disturbo presente, quale esso sia, è benigno e superficiale (è tipico negli attacchi di energie esterne superficiali), mentre un induito molto spesso ci indica che il fattore patologico è penetrato in profondità e la malattia è quindi più grave.

- *Vero o falso induito*: se il Qi di ST funziona bene, l'induito sarà come la tenera erba del prato: sottile, ma con radice. È quello che si dice un vero induito o induito con radice. In questo caso, se l'induito viene raschiato ne rimane comunque una base. Se invece si spazzola via con estrema facilità, questo ci indicherà un deficit del Qi di ST.
- *Induito spesso*: indica la presenza di un fattore patologico (esterno o interno), quanto più è spesso tanto più grave sarà la condizione del fattore patologico.
- *Assenza totale di induito*: indica deficit dello Yin (di ST), che può anche essere abbinata a un corpo linguale di colore rosso (deficit di Yin di Reni). Ci può essere un danno ai liquidi nel loro complesso, anche per azione del Calore in eccesso.

Distribuzione dell'induito: un induito normale è uniformemente diffuso su tutto il corpo della lingua, può invece accadere che sia presente a chiazze o solo in certe aree. Se siamo in presenza di una malattia dell'interno (rilevabile dagli altri fattori diagnostici), le aree di assenza dell'induito potranno essere lette secondo la topografia della lingua. Nel caso invece di un fattore patologico superficiale esterno, è anche possibile che la presenza di induito ai lati e/o sul davanti indichi che il fattore patologico è molto superficiale, mentre un suo successivo spostarsi verso il centro o il fondo indichi un approfondimento del disturbo.

Colori patologici:

Bianco → è la condizione fisiologica, se è anche sottile e trasparente, oppure può indicare un deficit moderato o una turba da freddo ma superficiale; sempre comunque turbe lievi e di superficie

Giallo → indica Calore pienezza, spesso all'interno, ma è anche tipico delle malattie febbrili

Grigio → indica eccesso di
- → Freddo, se con lingua umida
- → Calore che lede i liquidi, se con lingua secca.

• *Grado di umidità.* È correlata alla condizione dei Fluidi Corporei. Una lingua normale deve essere leggermente umida; se lo è in modo eccessivo, indica un accumulo di fluidi, generato da un deficit dello Yang che non riesce a metabolizzarli. Una lingua secca indicherà, al contrario, Calore che potrà essere vero (se abbinato a presenza di induito) o falso, cioè da deficit dello Yin (se con assenza di induito).

L'induito può essere anche grasso, indica allora accumulo di Flegma, Umidità-Calore o Umidità-Freddo. Se domina il Calore, l'induito avrà colore giallo; se domina il Freddo il colore sarà bianco.

Simile all'induito grasso è quello che viene detto «sporco torbido»: si distingue per il fatto che l'induito sembra senza radice e ha l'apparenza di formaggio di soia. Solitamente indica Calore nello Stomaco, che porta alla risalita alla lingua delle torbidità accumulatesi in questo Viscere. In questi casi, ovviamente, l'induito avrà colore giallo, a indicare il Calore. È però possibile anche avere induito sporco torbido di colore bianco o anche grigio: solitamente correlato a deficit di Polmone con possibile presenza di ascessi polmonari o turbe della Milza.

La pelle. In base allo schema dei cinque Movimenti, la pelle è collegata ai Polmoni, ma è anche luogo di manifestazione delle condizioni del Sangue. Infatti la pelle non è solo la prima difesa da attacchi esterni, ma anche il luogo in cui turbe dell'interno possono liberarsi in superficie, in particolare il Calore interno. Ad esempio, nei casi di «Calore nel Sangue», questo può liberarsi all'esterno, con segni di rossore, bruciore e prurito della pelle.

La pelle ci comunica un'infinità di segni e indicazioni. Essendo il rivestimento fisico del corpo, è un aspetto essenziale di comunicazione dell'interno con l'esterno e viceversa. Per questo motivo è frequente che turbe dell'interno si «sfoghino «sulla pelle, nel tentativo di trovare una via di uscita all'esterno; così come è possibile che turbe che dall'esterno vogliono penetrare nel corpo, si «blocchino» a livello della pelle. Bisognerà quindi, innanzitutto, capire se siamo in presenza di un fattore esterno che vuole penetrare all'interno o un sintomo interno che si sta liberando all'esterno.

Un esempio del primo caso è l'eccessiva o assente sudorazione (dilatazione o meno dei pori della pelle), che indicherà quale energia perversa esterna sta penetrando (solitamente Vento o Freddo); mentre un esempio del secondo sono certi sfoghi rossi accompagnati da bruciore, come nell'orticaria, che indicano una turba interna da Calore e stasi di Sangue. Un altro caso ancora sono gli edemi della pelle, che indicano una stasi dei liquidi imputabile a vari Zang: potrà dipendere da una insufficienza del Rene Yang che non «vaporizza» con il suo calore i liquidi (in tal caso, dopo la pressione, sulla zona tenderà a rimanere l'impronta del dito) o anche da una stasi in genere del Qi che non «muove» i liquidi (in tal caso non dovrebbe esserci segno lasciato alla pressione).

Dovremo sempre però interpretare il segno specifico correlandolo a tutti gli altri dati raccolti, solo così potremo azzardarci a trarre conclusioni. La secchezza della pelle, ad esempio, potrà indicare un relativo eccesso dello Yang Calore che consuma troppo i liquidi, ma anche una condizione di deficit dello Yin, in generale o più specificatamente del Sangue del Fegato o dell'Organo Polmone, che non ne produce a sufficienza. Però, nel primo caso, l'eccesso di Yang darà una forte sete, che sarà invece assente nel secondo.

Anche tutti i piccoli segni che si presentano sulla pelle (ponfi, macule, foruncoli, nei, papule...) possono essere letti in modo specifico; per non rischiare di perderci però in un'analisi troppo minuziosa, possiamo tenere a mente le indicazioni generali già fornite e applicarle alle manifestazioni cutanee, osservando se sono caratterizzate da colore giallo, bianco o rosso, se danno bruciore piuttosto che prurito, se compaiono o scompaiono rapidamente o se invece tendono a perdurare e anche ovviamente se si manifestano lungo il decorso di uno specifico Canale o in una zona particolare del corpo. Abbiamo già visto come leggere tutti questi tipi di indicazioni in base agli otto criteri di diagnosi, ai cinque Movimenti e alle sei Energie e, più genericamente, all'equilibrio Yin-Yang dell'organismo.

Le unghie. Sono sotto la dipendenza del Fegato, che dà vitalità alle unghie, mentre se è turbato rende le unghie pallide, secche o molli e fragili.

Le turbe delle unghie possono riguardare: forma, brillantezza, solidità, struttura e colore. Ognuno di questi aspetti mette in risalto il rapporto del F con ognuno degli altri quattro Organi.

• *Forma*: esprime il rapporto Legno-Metallo

Unghie concave: Pienezza del Metallo con conseguente Vuoto di Legno

Unghie eccessivamente convesse: Pienezza del Fegato che «disprezza» il Metallo

• *Brillantezza*: esprime il rapporto Legno-Fuoco

Unghie opache: Vuoto di Fegato che porta a Vuoto di Cuore

Unghie troppo brillanti: Pieno di Fuoco che genera Pieno di Fegato

• *Solidità*: esprime il rapporto Legno-Terra

Unghie troppo dure: Pieno di Fegato che blocca la Terra

Unghie fragili e friabili incarnite: Pieno di Terra che si rivolta al Fegato

• *Struttura*: esprime il rapporto Legno-Acqua

Unghie striate: Vuoto di Acqua

Crescita bloccata con piccole escrescenze: Freddo che attacca l'Acqua

• *Colori*: si ricollegano ai vari Organi in base all'attribuzione di questi ai vari Movimenti (gialle in turbe della Milza, nere per turbe dei Reni e così via).

Ascoltare

Questo tema, trattato principalmente nel cap. 74 del SW, cap. 4 del LS e cap. 61 del *Nan Jing*, riguarda l'attenzione ai vari rumori e suoni della persona quali: tono della voce, caratteristiche del respiro, sospiri, tosse, sbadigli, eruttazioni e singhiozzo.

La voce. Non sempre è facile inquadrare il timbro e tipo di voce in categorie ben definite; comunque i testi classici collegano diversi tipi di voce ai cinque Movimenti:

	Legno	**Fuoco**	**Terra**	**Metallo**	**Acqua**
Voce	Quadrata	Lunga e armoniosa	Grossa ma moderata	Forte	Quieta
Patologia	Urlante	Ridente	Cantilenante	Piagnucolante	Lamentosa

La perdita di voce è collegabile a deficit dei Polmoni, ma anche al Cuore se dovuta a fattori emotivi e, se improvvisa, anche a Vento-Calore. Naturalmente, una voce sonora, piena e forte indica Yang (e Calore), una voce debole e sottile indica Yin (e Freddo).

Parlare incessantemente indica una turba di Calore ed eccesso del Cuore, mentre il parlare a stento Freddo.

• **Il respiro.** Dovrebbe essere calmo, profondo, quasi impercettibile. Un respiro rumoroso e rapido indica condizione di Pieno. Un respiro debole e fine indica condizione di Vuoto.

Poiché il Polmone è il comandante del Qi e i Reni «ricevono» il Qi dal Polmone, turbe del respiro sono quasi sempre collegate a Polmone e Rene.

Sbadigli → indicano vuoto dell'interno

Sospiri → indicano pieno dell'interno (di solito stagnazione del Qi di F spesso correlata a depressione), che si libera, in parte, attraverso il respiro.

Singhiozzo ed eruttazioni: è l'energia dello ST che va controcorrente, risalendo anziché scendendo.

Tosse. Non è collegabile solo al Polmone, anche se questo è l'organo fondamentalmente collegato alla tosse. Il *So Wen* dice che tutti gli Organi possono causare tosse: oltre al Polmone è spesso coinvolto il Rene, ma anche il Fegato e gli altri.

Si possono distinguere due tipi di tosse: da Pieno e da Vuoto.

Tosse da Pieno	Tosse da Vuoto
forte	debole
catarro giallo e appiccicoso (Calore)	catarro bianco
respiro forte	respiro leggero

Odorare

Fra tutti gli elementi, è quello su cui meno poniamo enfasi per vari motivi. Innanzitutto nel nostro modo di vita tendiamo molto a coprire gli odori del corpo (deodoranti per pelle e piedi, lavaggi frequentissimi con saponi profumati, uso di profumi e dopobarba, caramelle e pastiglie per l'alitosi eccetera) cosicché, a meno che un odore non sia insopprimibile, è difficile che ci sia data la possibilità di percepirlo facilmente. Inoltre, la continua esposizione a odori e profumi ha portato a un'atrofia della nostra funzione olfattiva, «bombardata» da sensazioni forti. Quando però gli odori sono veramente forti ci possono dare indicazioni utili. In genere ogni odore forte e cattivo indica Calore, e in particolare:

Alitosi (cattivo odore in bocca): Calore nello Stomaco

Forte odore delle urine (che di solito sono giallo scure): Calore e Umidità

Feci con forte odore: Calore agli Intestini

Leucorrea odorosa: Calore al Riscaldatore Inferiore e Utero in particolare.

Si può fare riferimento anche ai cinque Odori dei cinque Movimenti, collegandoli ai rispettivi Organi come indicato nel capitolo VII.

Abbiamo così terminato l'esame dei primi due criteri della diagnosi secondo la MTC. A questo punto possiamo passare ad analizzare e sintetizzare tutte le informazioni che ci vengono dal colloquio con la persona.

XI

La diagnosi attraverso domande: l'anamnesi

«Fare una diagnosi senza domandare è una follia» (SW, cap. 77). È parte importante della diagnosi e comprende domande concernenti essenzialmente tre aree fondamentali:

a) il quadro specifico del disturbo lamentato dal paziente

b) le condizioni generali e la storia del paziente: condizioni familiari, sviluppo, ambiente e condizione sociale

c) il quadro generale di disarmonia.

QUADRO SPECIFICO LAMENTATO DAL PAZIENTE

È quello che viene anche definito il «racconto spontaneo del paziente»; si invita la persona a parlare del motivo per cui è venuta da noi. Se parla poco potremo stimolarla con domande specifiche, che ci consentano di comprendere al meglio la natura e la storia del suo disturbo, andando ad appurare in particolare le seguenti aree:

- localizzazione e natura del disturbo
- quando si è presentato la prima volta e la sua storia sino a oggi
- presenza o assenza di periodicità o ritmicità

• particolari orari della giornata, stagioni o climi che lo aggravano o migliorano

• particolari eventi personali verificatisi in concomitanza del primo apparire del disturbo

• sintomi concomitanti che accompagnano il disturbo principale.

Provvediamo anche a compilare i dati anagrafici e sociali generali: nome e cognome – indirizzo – età – sesso – peso – altezza.

Questi ultimi sono dati che possono sembrare banali, ma, oltre a essere indispensabili se vogliamo conservare uno schedario di tutti i nostri pazienti, possono essere anche utili per ricordarci meglio, a distanza di tempo, chi fosse quella data persona.

CONDIZIONI GENERALI E STORIA DEL PAZIENTE

Avendo coperto in questo modo le aree relative al disturbo specifico del paziente, è necessario espandere le domande per formare un quadro globale della situazione individuale della persona, investigando anche aree che non sono necessariamente legate a disturbi, ma piuttosto alle caratteristiche individuali della persona. Questa analisi comprenderà quindi indicazioni su preferenze e avversioni di: clima – stagioni – colori – freddo e caldo – sapori – cibi (dolce e salato soprattutto). Si dovrà inoltre investigare sulla storia clinica del paziente, comprendente tutte le altre malattie e terapie avvenute nel corso del tempo:

• condizioni di nascita
• allattamento
• malattie della crescita
• gravi malattie contratte
• operazioni (inclusi aborti)

- traumi fisici e psichici
- terapie intraprese (farmacologiche e non, incluse psicoterapie)
- malattie ereditarie e familiari.

Potremo poi, se la persona lo consente, spaziare su altre aree più legate alla sua vita privata: condizioni familiari (matrimoni, divorzi, figli, parti) – attività lavorativa – attività fisica (sport eccetera) – tempo libero – luogo e ambiente di vita – problemi familiari o economici.

Lo schema delle domande non è qualcosa che deve essere «riempito» al primo incontro come una sorta di «modulo burocratico», ma piuttosto una traccia utile per indagare in profondità su tutti gli elementi che possono aiutarci a formare un quadro della persona e dei suoi disturbi. Normalmente sono necessarie più sedute prima che il quadro sia completo. A volte, dopo uno o più trattamenti, il paziente ha spontaneamente dei ricordi di cose prima non dette. Man mano che la confidenza aumenta e si sviluppa l'intimità, si possono aggiungere dettagli preziosi, non solo alla diagnosi, ma anche umanamente.

Chiedergli di parlare del suo disturbo è un buon modo di cominciare; questo, di solito, mette il paziente a suo agio, perché rappresenta qualcosa di cui parla volentieri, altrimenti non sarebbe lì da noi in quel momento. E poi da qui ci si può espandere, seguendo comunque una traccia, meglio se scritta, per evitare di dimenticare aspetti importanti. Il tutto deve essere svolto con estremo rispetto per la vita privata della persona: approfondendo l'investigazione se il paziente lo consente, fermandoci là dove incontriamo anche una leggera resistenza. Alcuni argomenti verranno affrontati spontaneamente dal paziente, mentre altri verranno sottaciuti; se ci accorgeremo di omissioni e resistenze, dovremo prenderne atto senza mai forzare, ma pronti ad affrontarli quando verificheremo che si sono create le condizioni opportune.

In MTC, il quadro mediante anamnesi può diventare molto lungo e complesso; noi ci limitiamo pertanto all'investigazione di dieci aree, che sono quelle tradizionalmente utilizzate e note come «la canzone delle dieci domande di Zhang Jing», poiché la loro esposizione in cinese era in rima e cantata, per una più facile memorizzazione. Le aree sono grosso modo le seguenti:

1. Caldo e Freddo, 2. Sudorazione, 3. Dolori, 4. Testa e corpo in genere, 5. Torace e addome, 6. Alimentazione (fame e sete), 7. Feci e urine, 8. Sonno, 9. Disfunzioni sessuali e ginecologiche, 10. Altri sintomi specifici emersi (turbe di occhi, viso, denti, orecchie, bocca...).

Nella nostra trattazione, le due voci «Testa e corpo» e «Torace e addome» non vengono analizzate separatamente, ma sono incluse nella trattazione delle altre otto, soprattutto alla voce «Dolori».

La trattazione di queste dieci aree è piuttosto impegnativa, anche se abbiamo cercato di renderla interessante e fluida, utilizzando esempi e richiami alla pratica. Potrebbe essere utile scorrerla una prima volta per coglierne il senso generale e tornarvi poi, sia dopo la lettura del libro, sia come strumento di consultazione da applicare in casi concreti.

Caldo e Freddo

«Quando lo Yang prevale, si ha Calore, quando lo Yin prevale, si ha Freddo» (SW, cap. 5).

Abbiamo già parlato del significato di Caldo e Freddo, trattando degli otto criteri diagnostici. Sotto questa voce rientra una vasta gamma di sintomi che si possono riferire sia a invasione di energia esterna (Caldo o Freddo) sia a fattori interni. Inoltre, può riguardare sia una condizione momentanea (ad es. il freddo che si ha nella prima fase dell'influenza), sia una condizione cronica dell'organismo (es. paziente freddoloso). Ovviamente il significato diagnostico di questi segni sarà molto differente in un caso e nell'altro.

Freddo o Calore esterno. Ciò che contraddistinguerà entrambi i casi sarà la presenza di segni all'esterno del corpo, alcuni di essi saranno in comune, mentre altri serviranno per differenziare le due sindromi.

Freddo esterno	Calore esterno
Forte avversione al freddo	Leggera avversione al freddo
Febbre non alta	Febbre molto alta
Assenza di sudorazione (poiché il freddo blocca i pori)	Sudorazione (poiché il calore dilata i pori)
Brividi di freddo	Assenza di brividi

Sarà sempre l'insieme dei sintomi e degli altri elementi diagnostici (lingua, polsi, postura...) a indurci a una conclusione e mai il singolo segno. Ad esempio, la forte febbre potrebbe indicare anche un Calore interno, anziché esterno, così come la sudorazione potrebbe indicare sindromi da deficit interno (vedi, più avanti, la sudorazione spontanea diurna o la sudorazione notturna) e non da eccesso esterno.

Calore e Freddo di origine interna. «Quando lo Yin prevale si ha una malattia Yang, quando lo Yang prevale si ha una malattia Yin».

Ha essenzialmente a che fare con l'equilibrio Yin-Yang del corpo e potrà riguardare sia il deficit che l'eccesso. Nel caso del deficit, la presenza di segni tipici dell'uno indica il deficit dell'altro aspetto, per cui avremo segni interni di Calore in presenza di un deficit dello Yin e segni di Freddo in presenza di un deficit dello Yang. Abbiamo già visto questa distinzione trattando delle otto regole diagnostiche e anche parlando della fisiologia degli Zang-Fu.

Vediamo comunque di chiarire con un esempio. Un deficit del Rene Yang, che è la fonte del calore organico e di tutti i processi di trasformazione dell'organismo, porterà a un relativo (falso) eccesso dell'aspetto Yin dei Reni con segni quali: freddo ai lombi e alle ginocchia, freddolosità diffusa, diarrea fredda (cioè con cibo indigerito) o anche sperma freddo (cioè azoospermia).

Un deficit invece del Rene Yin, che è la base di tutto lo Yin del corpo e del suo nutrimento e sostentamento, darà segni di relativo Calore (falso) quali: febbricola, rossore solo alle guance, calore ai «cinque centri» (palmo delle mani, pianta dei piedi e centro del petto), cioè segni locali e poco consistenti di calore. L'eccesso di Calore o Freddo interno sarà invece correlato a una reale condizione di eccesso di uno Zang-Fu o di una sua componente.

Volendo sintetizzare al massimo possiamo dire che:

Freddo = eccesso di Yin o deficit di Yang

Calore = eccesso di Yang o deficit di Yin.

Ricordiamoci inoltre il significato clinico di calore o freddo in date parti del corpo:

- *freddo alle ginocchia e lombi*: deficit di Reni (soprattutto Yang)
- *freddo alle estremità*: Milza, Cuore, Polmone
- *freddo alle mani*: P e C
- *freddo ai piedi*: M
- *calore ai cinque centri*: falso Calore (o Calore vuoto) da deficit dello Yin
- *calore sopra ombelico e freddo sotto*: poca energia nel RI e troppa nel RS e RM, situazione molto diffusa nella nostra cultura caratterizzata da molta attività mentale e poca attività fisica.

Febbre. La febbre è una forma particolare di manifestazione di Calore.

• *Febbre alta senza segni di Freddo*: Calore interno, anche dovuto a Freddo che è penetrato e, cronicizzandosi, si è trasformato in Calore

• *febbricola*: deficit di Yin (soprattutto se pomeridiana e serale)

• *febbre alternata a brividi*: se con ritmi regolati indica malaria, se invece con ritmi irregolari indica il contrasto, a livello intermedio, dello Yang (Shao Yang) fra il Qi vitale e il fattore patogeno esterno.

Sudorazione

Il sudore è legato al Cuore, in quanto è la sua secrezione, e al Polmone, che governa la pelle e quindi l'apertura e chiusura dei pori. Ma il sudore è anche uno dei segni generali di un buon equilibrio di Yin e Yang del corpo; infatti richiede che ci sia un sufficiente Yin perché possa essere prodotto, ma necessita della spinta dello Yang perché possa essere facilmente eliminato. Infatti, abbiamo appena visto come uno dei segni di attacco del Freddo sia l'assenza di sudorazione, poiché lo Yang non ha la forza per aprire i pori. E quando diciamo Yang, qui si intende soprattutto il Qi difensivo dell'organismo (Wei Qi).

Ma in patologia la sudorazione è un'eccellente via di eliminazione di energie patogene esterne, infatti è, senza ombra di dubbio, una «eliminazione verso l'esterno». D'altro canto essa può divenire anche una via di dispersione all'esterno delle energie vitali dell'individuo. Ecco perché in terapia la sudorazione si applica solo quando la malattia è superficiale. Quindi, un certo livello di sudorazione, soprattutto sotto sforzo o in climi caldi, è segno di buon funzionamento dell'organismo, esistono però situazioni patologiche. La sudorazione può essere patologica per eccesso o per difetto e riguardare l'intero corpo o solo una parte di esso, dando inoltre indicazioni differenti a seconda del periodo del giorno in cui si manifesta.

Sudorazione generale da sindromi interne.

• Sudorazione diurna spontanea (senza cioè che vi sia stato sforzo fisico). Il Qi protettivo non funziona bene nel regolare l'apertura e la chiusura dei pori, indica Yang o Qi in deficit.

• Sudorazione notturna (soprattutto se fredda) indica una carenza dello Yin. Qui i pori si aprono per un relativo eccesso dello Yang all'interno, che fa evaporare i liquidi. Di solito si accompagna ad altri segni di deficit dello Yin, quali calore ai cinque centri, guance rosse e febbricola.

• Sudorazione profusa e continua:

da eccesso (Calore interno) con: sete, faccia rossa e desiderio di liquidi freddi

da deficit (dello Yang) con: sudore freddo, aspetto pallido e arti freddi. Non è buon segno, poiché indica un esaurimento della vitalità profonda custodita dai Reni.

Sudorazione generale da sindromi esterne.

Ne abbiamo già parlato trattando di Freddo e Calore esterni. Nel caso di Freddo esterno si ha assenza di sudorazione, poiché il Freddo blocca i pori. Nel caso di Calore (o anche Vento) esterno si ha sudorazione, poiché il Calore dilata i pori. Si possono però avere anche casi di sudorazioni da causa interna, legate a un deficit del Qi protettivo, che non è più in grado di regolare apertura e chiusura dei pori.

Sudorazione locale.

Solo alla testa:	Calore nello ST o Calore-Umidità
Solo alle braccia e gambe:	deficit di Terra (ST e M)

Solo alle mani:	deficit di Qi del Polmone
Ai cinque centri:	deficit dello Yin
Sulla fronte e oleosa (a «gocce»):	collasso dello Yang

Quest'ultimo segno indica spesso un grave deficit dello Yang, per cui si parla di collasso dello Yang, cioè del rischio del suo crollo. È, ad esempio, spesso presente in disturbi, anche costituzionali, dell'organo fisico cuore.

Dolori

Anche se facciamo tutti fatica ad ammetterlo, il dolore è un segno prezioso, che ci consente spesso di prenderci cura di noi stessi e di un disturbo prima che questo vada a danneggiare le strutture energetiche interne. Per questo il SW dice che «il danno al Qi è dolore» (SW, cap. 5), indicando che il dolore è, perlomeno all'inizio, una turba solo dell'energia, senza compromissione della struttura fisica. Il dolore è il primo segno che qualcosa non funziona, che il libero fluire dell'energia è impedito. L'analisi dei dolori lamentati dalla persona è quindi molto importante ed è opportuno indagare con meticolosità, poiché spesso il paziente tende a dimenticare i dolori che si sono cronicizzati nel tempo e che considera ormai come parte di sé. Il dolore indica quasi sempre, nella sua fase iniziale, una condizione di stagnazione (di Qi o di Sangue).

Possono essere catalogati in base a: a) Tipo di dolore, b) Manifestazione graduale o improvvisa, c) Momento del giorno, d) Periodicità, e) Localizzazione.

Tipo di dolore.

- Dolore a «pugnalata»: stasi di sangue
- Dolore con senso di dilatazione: stagnazione del Qi locale, quando è agli occhi indica Fuoco di Fegato che sale

• Dolore errante, non fisso: collegato a Vento, poiché è caratterizzato da movimento, vedi anche quanto detto a proposito delle sei Energie esterne e, più avanti, per le sindromi «Bi».

• Dolore fisso: è legato al Freddo o a stasi in genere poiché il Freddo blocca, arresta

• Dolore con senso di freddo: è dovuto alla penetrazione di Freddo esterno o alla mancanza di Calore interno (Deficit di Qi)

• Dolore bruciante (urente): Calore da eccesso di Yang (esterno) o deficit dello Yin (interno)

• Dolore da colica (come un coltello conficcato e poi ruotato nel corpo): eccesso

• Dolore sordo: deficit (di Yin o di Yang)

• Dolore con senso di pesantezza: Umidità.

Manifestazione graduale o improvvisa.

I dolori con manifestazione violenta e improvvisa indicano, solitamente, uno stato acuto di eccesso, mentre quelli con insorgenza graduale una turba da deficit.

Periodo del giorno

Ne parleremo diffusamente più avanti trattando del mal di testa: se si manifestano di giorno riguarderanno più lo Yang, se di notte più lo Yin. Inoltre, il manifestarsi di un dolore in un'ora specifica del giorno sarà riconducibile a turbe di Canale o Organo e Viscere, secondo lo schema di circolazione dell'Energia nelle 24 ore.

Periodicità

La periodicità ci può dare utili indicazioni sull'origine del disturbo. Le indicazioni varieranno in funzione del tipo di periodicità, a titolo di esempio possiamo citare:

• Stagionale, riconducibile alla sensibilità a certi fattori climatici o debolezze legate ai cinque Movimenti

• A una certa ora del giorno, da collegare al ciclo nicte-

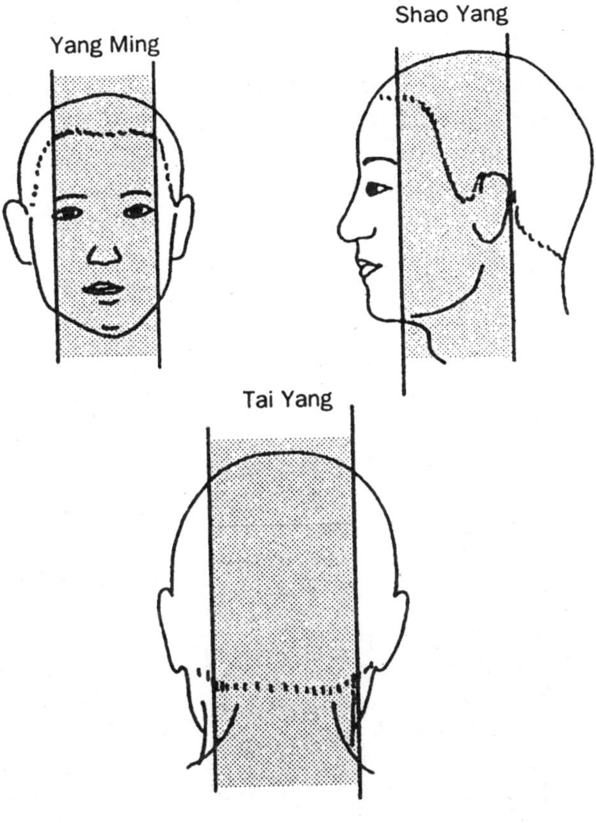

Fig. 33 – I tre tipi di mal di testa.

meriale dell'energia nelle 24 ore

• Mestruale, indicherà un disturbo di questa funzione (vedi, più avanti, il paragrafo dedicato alla ginecologia).

Localizzazione del dolore. Comprende: testa, torace e addome, le articolazioni (sindromi «Bi»), dolori diffusi a tutto il corpo (pantalgia).

• *Mal di testa.* In senso lato, possiamo dire che il mal di testa è un sintomo Yang, poiché si manifesta nella zona più Yang del corpo e indica quasi sempre un tentativo, più o meno riuscito, di liberare verso l'esterno una turba dell'interno o di contenere in superficie un disturbo, evitando che penetri più in profondità.

Di per sé, è un sintomo piuttosto generico e aspecifico; per comprendere a cosa possa essere legato è necessario analizzare sia la sua localizzazione sia la sua natura. Per quanto riguarda la natura del dolore (fisso, erratico, intermittente, con senso di pesantezza, da freddo o con bruciore) vale quanto abbiamo appena detto per il dolore in genere. Per quanto concerne invece la localizzazione, si distinguono innanzitutto tre aree: frontale, laterale e posteriore (o nucale), corrispondenti a un coinvolgimento dei tre livelli dello Yang (Tae Yang, Shao Yang e Yang Ming). Vediamole una per una.

- *Frontale*: Yang Ming (ma può anche essere correlato alla VB, vedi la localizzazione del punto VB 14)
- *Laterale*: Shao Yang
- *Posteriore*: Tai Yang
- *Sommità*: Fegato
- *Con cerchio a tutta la testa*: IC (ricordiamo che un ramo secondario di questo Canale circonda appunto tutta la fronte e nuca).

Al di là della localizzazione, per comprendere le cause del mal di testa sarà sempre necessario analizzare i sintomi concomitanti e gli altri elementi diagnostici in nostro possesso. Questo per due motivi:

1. La localizzazione non è sempre così certa e definita; è frequente infatti che le persone riportino di avere un dolore che magari è localizzato alla fronte, ma che si irradia verso l'orecchio, diffondendosi talvolta però anche alla base della nuca e altre volte alla sommità del capo.

2. A volte, il mal di testa indica il coinvolgimento superficiale di un dato Organo, ma la causa profonda può aver sede in un altro. Ad esempio, certi mal di testa «Shao Yang», con sintomi concomitanti di occhi arrossati, nervosismo e agitazione e dolore di natura errante e battente, portano alla diagnosi di una turba del sistema Fegato-Vescica Biliare con, in particolare, un eccesso del Fegato Yang. Andando a effettuare un certo numero di trattamenti, potremmo però osservare un miglioramento nella sintomatologia che non è però costante e duraturo, per cui il problema di fondo non sembra essersi risolto. Questo potrà dipendere dal fatto che l'eccesso di Fegato Yang nasconde in realtà un deficit del Fegato Yin, legato, a sua volta, a un deficit del Rene Yin. Allora, finché non andremo a tonificare i Reni, non riusciremo a ottenere una risoluzione definitiva del problema.

Tutte le suddivisioni e le classificazioni viste nel capitolo X (Vuoto e Pieno, Interno e Esterno, Caldo e Freddo, Yin e Yang, sei Energie climatiche e così via), possono essere impiegate per l'analisi e divisione di tutti i sintomi che stiamo studiando in questo capitolo. Ne elencheremo alcune riferite al mal di testa, per fornire un criterio che poi ognuno potrà autonomamente estendere a tutte le altre situazioni.

- *Periodo del giorno*: di giorno deficit dello Yang o del Qi, di sera: deficit di Yin o di Sangue
- *Periodicità*
- *Legato al mestruo*: vedi più avanti il paragrafo dedicato ai disturbi ginecologici
- *Da «week-end»*: se peggiora con il riposo, indica un

eccesso o stasi dello Yang del corpo, è frequente in persone con un'energia Yang piuttosto vigorosa, un Qi che richiede una continua attività per essere tenuto in movimento. Non appena questi individui si riposano, come nel fine settimana o anche durante le vacanze, il loro eccesso di energia ristagna, dando luogo a mal di testa. È sindrome molto comune in persone che lavorano molto e in campi di grossa responsabilità e attività, come uomini d'affari o personalità dello spettacolo. Se migliora con il riposo, indica un deficit di Qi o Yang: siamo esattamente nel caso opposto al precedente, qui abbiamo una condizione sottostante di deficit dell'energia organica dell'individuo, che viene «messa da parte» durante tutta la settimana, poiché non ci si può permettere di essere stanchi e che esplode invece nel fine settimana, quando ci concediamo un po' di requie.

• Se il mal di testa *peggiora con uno specifico clima* (Freddo, Umidità e Vento di solito), indicherà ovviamente un'invasione organica della corrispondente energia cosmica. Mal di testa accompagnato a senso di pesantezza è invece da ricollegarsi all'energia Umidità.

• *Torace e addome.* Il torace costituisce il Riscaldatore Superiore e quindi i dolori in questa area sono collegabili agli Organi Cuore e Polmoni. Possono indicare sia una condizione di deficit sia di eccesso dei corrispondenti Zang. Avremo poi dei sintomi concomitanti, che per il deficit di Polmone potranno essere un respiro corto e superficiale, anche abbinato ad asma, e per il Cuore le palpitazioni. Per l'eccesso possono essere: l'oppressione toracica, dolori trafittivi e sensazione di calore nella zona. Vediamo il significato del dolore nelle varie zone di torace e addome.

Ipocondrio. I lati del torace, e l'ipocondrio in particolare, sono molto collegati a F e VB, in base al decorso dei rispettivi Canali Energetici. Potrà trattarsi di deficit o di eccesso, anche se la causa più frequente è la stasi di Qi del Fegato; in quest'ultimo caso, avremo allora anche un senso di dilatazione o gonfiore della zona.

Addome e schiena. Addome e schiena rivestono un'importanza diagnostica fondamentale, poiché sono luogo elettivo di lettura di turbe che riguardano tutti gli Zang-Fu, che sono fisicamente collocati in quell'area. Di questi aspetti tratteremo succintamente nell'ultima parte di questo capitolo, dedicata alla diagnosi mediante palpazione.

Addome. Per quanto riguarda l'addome, distingueremo il dolore in base ai criteri già visti. Ad esempio, un dolore che migliora o peggiora con la pressione come segno rispettivamente di deficit o di eccesso, un dolore migliorato o aggravato da Calore o Freddo, indicherà il coinvolgimento di queste energie e un dolore con gonfiore sarà legato a Umidità.

Schiena e zona lombare in particolare. Non stiamo più a ripetere le indicazioni derivanti da tipo, natura e durata del dolore. Facciamo notare però che la schiena, oltre a essere zona su cui si riflette, come per l'addome, la condizione dei vari Zang-Fu, rappresenta anche la prima difesa dell'organismo dai fattori esterni, sia climatici sia emozionali. È una sorta di «corazza» che indossiamo quando ci sentiamo minacciati e che dovremmo poterci togliere quando il pericolo è cessato. Spesso purtroppo anziché un abito da mettere e togliere diviene una «seconda pelle» da cui non riusciamo più a liberarci.

Può accadere ad esempio che di fronte a una situazione difficile (un litigio con il coniuge, con il capufficio, un figlio o genitore) reagiamo irrigidendo e contraendo la schiena, e le spalle in particolare, facciamo corazza e offriamo ai «colpi del destino» la parte meno debole: la schiena appunto. Risolta poi la situazione, passato il pericolo, lasciamo andare la nostra tensione, ci rilassiamo.

Se però la situazione fonte di tensione e preoccupazione permane a lungo o se queste situazioni si moltiplicano succedendosi o anche sovrapponendosi le une alle altre, ecco che anche il nostro stato di tensione diviene cronico. Iniziamo allora a manifestare dei dolori in qualche parte della schiena, che nel frattempo è divenuta alla pressione dura, rigida e contratta.

Tutto questo per evidenziare come i dolori alla schiena possano riflettere non solo turbe di Organi e Visceri, ma anche della funzione esterna difensiva che è legata, in questo caso, molto ai Canali Tendino-Muscolari analizzati nel capitolo V.

Il mal di schiena più frequente è quello lombo-sacrale, l'Organo principale coinvolto sono i Reni, come sappiamo dalla fisiologia di questo Zang, ma altri fattori possono essere coinvolti a seconda dei sintomi correlati. Può essere legato all'energia Umidità (senso di pesantezza e peggioramento con clima umido e piovoso) o a una stasi di Sangue (dolore a localizzazione fissa, coltellata con impossibilità a muoversi). Può riguardare i Canali di V e VB che attraversano appunto quella zona, soprattutto se il dolore si irradia lungo tali Canali. Può interessare il Viscere Intestino Crasso, che presenta un'area e un punto di diagnosi e un trattamento proprio a quel livello (a lato della 4° vertebra lombare); in tal caso, avremo facilmente dei concomitanti segni di turba intestinale, soprattutto la stitichezza. Pertanto, essendo la schiena legata energeticamente a molteplici funzioni, fattori, Organi e Canali, risulta sempre molto difficile interpretare il mal di schiena, se non correlandolo all'insieme degli altri fattori diagnostici.

• *Articolazioni – «Sindromi Bi».* I dolori articolari rientrano, in MTC, nelle «sindromi Bi» e cioè da ostruzione (Bi significa appunto ostruzione, blocco), dovute a invasione esterna di Freddo, Umidità e Vento, per il crearsi di un'ostruzione al libero fluire dell'energia lungo i Canali, che si concentra ed evidenzia alle articolazioni. Le articolazioni infatti, sul piano fisico, sono luoghi in cui il corpo «si restringe» e in cui quindi il flusso dell'energia è più impetuoso; un po' come il decorso di un fiume che nelle rapide ha un letto più stretto e quindi l'acqua deve scorrere più rapidamente. Proprio qui sarà più facile creare una diga e ostruirne la circolazione. Ecco quindi il motivo per cui le ostruzioni colpiscono prevalentemente le articolazioni, che sono le «rapide» del decorso dei Canali Energetici del corpo. Non a caso questo tipo di disturbi è così frequente dopo una certa età, quando il flusso energetico è di per sé più difficoltoso e si consiglia allora il movimento fisico moderato. In questi casi, in MTC, parliamo di «sindromi Bi», che includono ciò che in medicina occidentale va sotto il nome di artriti, artrosi e anche reumatismi. Sono caratterizzate dalla presenza concomitante di tre energie patologiche esterne: Vento, Freddo e Umidità. È frequente però che si abbia il predominio di una delle tre, avremo allora la loro differenziazione in:

- Bi da Freddo, con dolori violenti a localizzazione fissa, migliorati dal caldo e peggiorati dal freddo
- Bi da Umidità, con dolori non acuti a localizzazione fissa e abbinati a senso di pesantezza. Il dolore è a livello articolare e tende a penetrare in profondità, poiché l'Umidità è un'Energia pesante. Allo stadio cronico, può portare alla modifica delle strutture ossee, si hanno allora le deformazioni articolari (delle dita soprattutto)
- Bi da Vento, con dolore che varia sia come localizzazione, sia come intensità e non dà luogo a deformazione; è il tipo più lieve dei tre.

Nel trattamento dovremo agire localmente sulla zona dolente e i corrispondenti Canali Energetici che la interessano, ma, a seconda del tipo di sindrome Bi, agiremo sugli Organi coinvolti in base alla sintomatologia e alle indicazioni della diagnosi globale. In particolare avremo le seguenti corrispondenze:

Bi da Freddo Reni
Bi da Umidità Milza

Bi da Vento Fegato, soprattutto deficit del Sangue di F (per trattarli si dovrà infatti tonificare il Fegato, ma anche il Sangue).

Esiste anche il *Bi da Calore.* Quando l'Umidità, abbinata anche al Freddo, ristagna a lungo nelle articolazioni, si trasforma in Calore (vedi a tal proposito quanto detto delle energie che penetrando all'interno di un organismo si trasformano tutte in Calore); avremo allora segni di infiammazione, forte dolore, gonfiore, arrossamento e tumefazione. Questo tipo di Calore può poi agire sul Sangue e quindi sul Cuore, portando a una sua grave turba, quello che in medicina occidentale viene detta endocardite reumatica.

• *Dolori diffusi a tutto il corpo (pantalgia).* Indicano attacco di Freddo esterno, o deficit di Qi e Sangue. Nel caso di attacco da Freddo esterno (ad esempio, i dolori diffusi che precedono o seguono un'influenza) il dolore avrà comparsa rapida e sparirà altrettanto velocemente al termine del disturbo che l'ha provocato. Nel caso invece di deficit interno (di Qi o di Sangue), l'insorgere sarà graduale e non violento, ma la sua eliminazione molto più difficile.

Parestesia. L'abbiamo inclusa in coda al trattamento dei dolori, anche se la parestesia non necessariamente si abbina a dolore, riferendosi piuttosto a un'alterazione della sensibilità di una data zona del corpo. Indica un insufficiente nutrimento energetico di una data zona, che può dipendere sia da un deficit sia da una stasi e coinvolgere solo i Canali Energetici della zona (turba di superficie) o gli Organi e Visceri.

La parestesia di alcune zone può poi essere letta in modo specifico:

• braccia e gambe (o solo mani e piedi) di entrambi i lati: deficit di Sangue

• braccio e mano di un solo lato: Vento interno o Flegma (può indicare possibilità di «colpo di Vento» = infarto, soprattutto se riguarda le prime tre dita).

Alimentazione

Sappiamo dalla fisiologia degli Zang-Fu che l'alimentazione è strettamente legata a ST e M. Turbe dell'alimentazione possono riguardare: sete, cibo e appetito, sapori.

Sete. L'assenza o presenza di sete riflette la condizione dei liquidi organici. La sua assenza durante una malattia indica che questa non ha portato a consumo dei liquidi ed è quindi un segno tipico delle malattie da Freddo.

La forte sete, al contrario, indica quasi sempre un consumo dei liquidi organici, dovuto alla presenza di Calore patologico. Diciamo «quasi sempre», poiché è anche possibile che una forte sete sia dovuta a ristagno all'interno dei liquidi per insufficienza del Qi, che dovrebbe muoverli. In quest'ultimo caso, potremo avere, ad esempio, forte sete, ma non di liquidi freddi, poiché non c'è Calore; avremo inoltre gonfiore, edema o anche scarsa urinazione.

Vediamo ora i vari tipi di sete e le loro indicazioni specifiche.

- *Assenza di sete*: indica che non vengono consumati (metabolizzati) i liquidi del corpo (spesso legato a Freddo e Umidità interni).
- *Forte sete con desiderio di bere, ha sete e beve molta acqua*: indica consumo eccessivo dei liquidi corporei, spesso si accompagna ad altri segni di Calore (sudorazione, bocca secca e febbre) e indica Calore interno (spesso nello ST, ma anche nel F).
- *Sete senza desiderio di bere*, e cioè ha sete ma non desiderio di bere e se beve lo fa a piccoli sorsi e in quantità moderata: si tratta di un modesto consumo di liquidi corporei (modesto Calore). Può anche indicare stagnazione, se associata ad altri segni.

Cibo e appetito. Un buon appetito e una buona digestione sono l'espressione di un corretto funzionamento di Milza e Stomaco. Turbe in questa funzione possono però riguardare anche il Fegato, che «invade» M e ST bloccandone la funzionalità, o il Rene Yang, che non «nutre» lo Yang della Milza.

• *Inappetenza*: se con stanchezza, debolezza, dilatazione addominale e feci molli, indica deficit di M e ST; se con oppressione dell'epigastrio e senso di pesantezza, indica Umidità nella M, sempre però derivante da una condizione sottostante di deficit organico della Milza stessa.

• *Fame nervosa (bulimia)*: Calore allo ST (spesso unito ad altri segni di calore quali sete e sudorazione); se la forte fame è associata a una cattiva digestione e le feci sono molli e pastose, può indicare squilibrio nel Movimento Terra, con un eccesso di ST e una debolezza della M. Inoltre, il desiderio per cibi a temperatura alta indicherà Freddo, mentre quello per cibi a temperatura fredda Calore.

• *Anoressia*: grave deficit di Yin (di ST e R), che porta poi a un deficit anche dello Yang; si parla allora anche di deficit dello Yin e Yang del «Cielo Posteriore». Manca qui il nutrimento della Madre (Terra); questa carenza porta al deficit dello Yin nel suo aspetto di «nutrimento», e così lo Yin non può nutrire lo Yang, che rimane inattivo e non è in grado di muovere lo Yin.

Nell'anoressica dominano Freddo e Secchezza. La Secchezza, stiamo attenti, non è qui dovuta a un eccesso di Calore che consuma i liquidi, bensì a un deficit dello Yin che non li produce. È la fertilità calda e umida della Madre Terra, simbolo della fecondità, che viene meno. Il Freddo quindi è da deficit dello Yang. Spesso però le anoressiche amano climi caldi, ma asciutti, poiché il deficit globale del Tae Yin (Milza e Polmoni) porta facilmente a invasione da Umidità, che è quindi fortemente temuta.

L'anoressica ha bisogno di Calore, di quel calore affettivo che le è mancato nelle fasi cruciali della sua vita, e che purtroppo è quasi impossibile restituirle.

Il deficit di Yin di ST porta a manifestazioni di apparente Fuoco di ST (ha fame ma non mangia e se mangia vomita). Il deficit di Rene Yin (con segni quali acufeni, amnesia, insonnia...) porta a eccesso relativo del Fuoco con vari possibili segni di Calore (falso).

Sapori in bocca.

- *Amaro* indica pieno di F o C, se dovuta al Fegato permane costante, mentre se da Cuore tende a essere presente solo al mattino o dopo una brutta notte.
- *Dolciastro* deficit di M
- *Acido* deficit di St e F
- *Salato* deficit di Rene (Yin)
- *Metallico* P, spesso in stato di deficit
- *Assenza di sapori* deficit di M («Milza e Stomaco... emanano i cinque sapori», SW 8).

Feci e urine

Feci. Gli Organi principali coinvolti sono M e ST, che in MTC rappresentano la digestione in senso globale, e gli Intestini. L'IT ha il compito di «separare il puro dal torbido», ciò che va assimilato da ciò che si dovrà eliminare; l'IC ha la funzione di ultima fase del processo digestivo, ovvero la separazione di solidi e liquidi e l'eliminazione degli scarti.

I due disturbi tipici dell'evacuazioni sono la stipsi (o stitichezza) e la diarrea. In senso lato, possiamo collegare la diarrea a turbe delle funzioni della M e la stitichezza a turbe dello ST. Spesso la diarrea viene considerata una patologia Yin e la stitichezza un segno Yang, ma la realtà ci mostra come ognuna di queste due turbe (stipsi e diarrea) possa avere natura Yin o Yang a seconda dei segni particolari che le contraddistinguono.

• *Stipsi.* Condizione in cui le feci vengono evacuate con difficoltà e a lunghi intervalli di tempo (da ogni 2-3 giorni a una volta per settimana e più). Si possono distinguere vari tipi di stipsi:

1. *da Calore interno*: avremo allora chiari segni che indicano la presenza di Calore, quali sete, induito giallo e viso arrossato. In questo caso la causa è un accumulo di Calore nell'ST e nell'IC, con consumo di liquidi e conseguente secchezza a livello di Intestino Crasso. Con altre parole, possiamo anche dire che l'eccesso dello Yang (Calore) ha portato al deficit dello Yin (i Liquidi). Si dovrà quindi riequilibrare lo Yin e lo Yang.

2. *da Freddo*: avremo tipici segni di Freddo, quali urine abbondanti e chiare, insofferenza al freddo e dolore all'addome esacerbato dal freddo. La causa è un deficit dello Yang di ST e/o R, si dovrà quindi tonificare lo Yang;

3. *da deficit (di Qi, Sangue e Yin)*: avremo feci secche, oltre a segni generali di vuoto, quali pallore e palpitazioni (deficit di Sangue), respiro corto e debolezza (deficit di Qi), vertigini e ronzii (deficit dello Yin).

4. *da stagnazione del Qi (soprattutto del F)*: eruttazioni, pienezza dell'addome, dolori all'ipocondrio, borgorigmi e feci piccole e secche.

L'alternanza di stipsi e diarrea indica stagnazione del Qi di F che invade la Milza.

• *Diarrea.* Si riferisce a eccessiva e incontrollabile frequenza dell'espulsione delle feci (tre o più volte al giorno), che sono molli fino a essere acquose e possono contenere cibi indigesti. È legata a turbe della Milza nella funzione di trasformazione e trasporto e turbe di IC nel trasporto dei liquidi. Anche la diarrea può essere differenziata in base alle cause:

1. *da Freddo-Umidità*: con segni di Freddo in genere e con dolore addominale, feci acquose e assenza di odore delle feci;

2. *da Calore-Umidità (soprattutto legato a Calore-Umidità*

nell'IC): segni di Calore in genere oltre a bruciore anale e cattivo odore delle feci;

3. *da deficit di Milza*: cibo indigesto nelle feci (la M e lo ST, essendo in deficit, non riescono a digerire il cibo), feci non eccezionalmente molli, ma con evacuazioni molto frequenti e incoercibili, oppressione e pienezza dell'addome dopo i pasti (problemi digestivi che indicano il deficit della Milza);

4. *da deficit dei Reni*: diarrea cronica che si manifesta di primo mattino e tutti i giorni regolarmente («diarrea della quinta ora») e poi segni di deficit di Rene Yang, quali insofferenza al freddo, arti e lombi freddi. In questo caso, il deficit di Rene Yang non consente di scaldare la Milza, che non può così trasformare e trasportare, dando luogo all'accumulazione di Freddo e Umidità all'interno.

La diarrea cronica è legata soprattutto a deficit di Milza Yang e Rene Yang.

Anche la stagnazione di Qi del F può causare diarrea, con segni quali flatulenza e dilatazione addominale.

Si possono infine avere feci di consistenza normale, ma molto difficili da evacuare; questo indica che il Qi è in deficit e non riesce a spingere le feci per eliminarle. È un caso abbastanza frequente negli anziani, correlato a un generale calo del livello energetico, ma si può verificare a tutte le età per un deficit d'energia, per esempio, conseguente a una lunga malattia.

Urine. Le urine sono molto legate all'equilibrio dei liquidi nel corpo umano, ma anche al Qi, poiché è il Qi che «muove» i liquidi, così come muove le feci. Quindi i Polmoni (maestri del Qi), la Milza (legata all'Umidità) e i Reni (Movimento Acqua) sono gli Organi più legati a turbe della funzione urinaria. Vediamo le turbe urinarie in funzione di quantità, colore e frequenza dell'urinazione.

- *Quantità e colore*

1. Urine scarse e scure (giallo-rossicce) indicano sindro-

me da Calore. Tuttavia, dopo abbondante sudorazione, ad esempio d'estate, è normale che le urine siano scarse e scure; così come d'inverno tendono a essere piu' abbondanti e chiare.

2. Urine scarse, ma non scure, indicano deficit del Rene Yin.

3. Urine chiare e abbondanti indicano Freddo, dovuto a deficit di Rene Yang, se legate ai segni di deficit di Rene Yang che già conosciamo (freddo alle ginocchia, colorito pallido eccetera).

Le urine chiare e abbondanti indicano, solitamente, deficit di Rene Yang, che non riesce a metabolizzare i liquidi che si accumulano. Quando il Rene Yang è molto indebolito, non riesce nemmeno a muovere i liquidi e le urine allora sono scarse, ma chiare e l'urinazione è difficoltosa.

4. Urine torbide, soprattutto se con urinazione frequente e di colore scuro, indicano Umidità-Calore nella Vescica; ma possono anche indicare deficit di Rene e/o Milza, se in presenza di altri segni tipici di turbe di questi Organi.

• *Frequenza*

1. Urinazione frequente: se è soprattutto notturna e con urine abbondanti e chiare, indica deficit di Rene (Yang); se scarsa, indica deficit di Qi; se dolente e con urine scure, indica Calore-Umidità nella Vescica.

2. Disuria (difficoltà a urinare e urine scarse): può avere diverse origini, che si comprendono solo osservando i sintomi concomitanti:

• deficit del Rene Yang: lo Yang non muove i liquidi, molto frequente negli anziani, con insofferenza per il freddo e lombi dolenti;

• deficit di Milza Yang con: debolezza, inappetenza e talvolta anoressia (la Milza non trasforma i liquidi);

• stagnazione del Qi dei Polmoni (sintomo concomitante occhi gonfi);

• Calore-Umidità nella Vescica, con urine scure e urinazione spesso dolorosa (il dolore, se prima di urinare indica stagnazione nel RI, se dopo l'urinazione deficit di Qi).

3. Enuresi (perdita del controllo della vescica nel sonno) e incontinenza: sono legate a deficit del Rene per mancato consolidamento del Qi dei Reni. L'enuresi è normale nei bimbi fino a tre anni. L'incontinenza si può verificare anche in condizioni fisiche molto gravi (delirio, coma eccetera). Ricordiamo che anche grosse turbe emotive, per esempio forte paura fisica, possono provocare la perdita da parte dei Reni del controllo degli orifizi del basso, che sono appunto retti da questo Organo.

Sonno

L'equilibrio tra sonno e veglia è una delle molteplici manifestazioni del bilanciamento Yin-Yang; naturalmente la veglia è una condizione Yang e il sonno una condizione Yin. In senso lato, possiamo dire che quando lo Yang non cede allo Yin avremo insonnia e quando lo Yang è in deficit avremo l'ipersonnia.

Insonnia. Il sonno è molto legato alla condizione di Sangue e di Yin. Sangue e Yin sono dimora dello Shen: senza di loro questi non ha «radici» e di notte, momento dello Yin, galleggia e vaga, causando insonnia. Volendo, si possono distinguere anche qui delle condizioni di eccesso e di deficit.

• *Eccesso.* L'eccesso si manifesta con Calore o Fuoco di Cuore, cui fa comunque riscontro una condizione di deficit del Sangue o Yin di Cuore. Avremo difficoltà ad addormentarci, con agitazione, angoscia e pensieri continui. Il sonno sarà agitato e superficiale, accompagnato da vari segni generici di Calore. Ci potrà essere un coinvolgimento anche degli Organi VB e F, con sonno turbato da sogni e incubi (segni di Fuoco di F).

• *Deficit.* In questo caso, al deficit dello Yin di Cuore non fa riscontro un eccesso della sua componente Yang. Domineranno quindi i segni di deficit, tipiche le palpitazioni cardiache, che potranno riguardare altri Organi oltre al Cuore; i più coinvolti sono R, F e M.

Sia nel caso di deficit sia in quello di eccesso, la base del trattamento consisterà nel tonificare il Sangue e lo Yin di Cuore, agendo soprattutto sugli Organi Milza, Cuore, Fegato e Reni. A ciò si abbinerà un lavoro specifico in base ai segni particolari di quella insonnia. Si possono infatti avere vari tipi di insonnia con diverse modalità e significati:

1. Difficoltà ad addormentarsi, ma poi si dorme bene: deficit del Sangue del Cuore, ma anche problemi nell'asse Cuore-Rene (con segni di deficit di Cuore, quali le palpitazioni, e di Rene con dolori ai lombi e alle ginocchia).
2. Difficoltà ad addormentarsi e frequenti risvegli durante la notte: deficit dello Yin del Cuore.
3. Risveglio più volte nel sonno: deficit del Rene Yin oppure deficit di Milza e Cuore.
4. Risveglio molto presto al mattino senza potersi riaddormentare: deficit della VB, ma fisiologico negli anziani per il declino di Qi e Sangue.
5. Sonno turbato da sogni o incubi: Fuoco di F (o VB) o di C.

Sonnolenza. È dovuta a un deficit dello Yang e collegata agli Organi Cuore, Rene e Milza.

1. Sonnolenza dopo i pasti: deficit del Qi di Milza (con sintomi aggiunti possibili: pesantezza degli arti, vertigini, stanchezza eccetera).
2. Sonnolenza generale con grande fiacchezza e avversione al freddo: deficit di Rene Yang.

L'equilibrio sonno-veglia è molto legato anche alla cop-

L'origine organica dei sogni	
Segni di eccesso	**Sogni tipici**
dello Yin	Attraversare luoghi con acqua, guadi e stagni con una certa paura
dello Yang	Fuochi, ustioni e bruciature
di Yin e Yang	Grandi massacri
energia in alto	Volare
energia in basso	Cadere
Fegato	Collera e ira
Polmone	Paure, lamenti, ci si sente ondeggiare come portato dal vento
Cuore	Risa o timore
Milza	Gente che canta, sensazione di corpo pesante e difficoltà a muoversi
Rene	Rigidità dorsale, blocco dorsale
Fame	Rubare o prendere
Sazietà	Fare offerte
Segni di deficit	**Sogni tipici**
Cuore	Montagne di fuoco
Fegato	Foreste e boschi
Milza	Luoghi umidi, stagni, zone desolate e battute dal vento e dalla pioggia
Rene	Immergersi nell'acqua
Stomaco	Cibi e bevande
Int. Crasso	Campi lavorati, campagne
Int. Tenue	Strade affollate, incroci con tanta gente
Vescica Biliare	Suicidio
Vescica e Retto	Urine o feci
Polmone	Volare o visioni di metalli straordinari
alle gambe	Si vuole camminare ma non si riesce a muoversi

pia di Canali Straordinari Yin e Yang Qiao, come è stato esposto nel capitolo V.

Sogni. I sogni sono, in MTC, una manifestazione dello Shen dei vari Organi, del loro psichismo e della loro spiritualità. Nei testi classici sono soprattutto i sogni ricorrenti ad avere un significato specifico e vengono, ancora una volta, classificati secondo le categorie di deficit ed eccesso. Riportiamo a pag. 419 una tabella dei vari sogni e del loro significato secondo quanto formulato nei testi classici (SW, capp. 17 e 80), anche se penso si possa concordare sul fatto che l'interpretazione dei sogni è qualcosa di più complesso e meno schematico di quanto sotto esposto.

Altri sintomi comuni

• *Vertigini.* Anche per le vertigini si possono distinguere quelle da eccesso e quelle da deficit.

Quelle da eccesso sono dovute a eccesso di F Yang o Fuoco di F che sale in alto, con segni quali: occhi secchi, acufeni, viso arrossato, agitazione e irritabilità e anche pesantezza alla sommità del capo (la pesantezza indica già una complicazione di Umidità-Calore).

Quelle da deficit sono legate a deficit di Qi o di Yin di Rene e Fegato, con segni di: stanchezza, aspetto pallido (deficit di Qi e Sangue), lombi indolenziti, apatia, ginocchia fredde (Rene Yin o Fegato Yin). Può anche dipendere da deficit di Sangue di Cuore e Milza, Organi rispettivamente distributore e produttore del Sangue, con palpitazioni e insonnia (segni di turba di Cuore), astenia, inappetenza e labbra pallide (segni di turba di Milza).

• *Palpitazioni.* È il sintomo tipico di deficit di Cuore. Può però presentarsi anche nel caso di Fuoco di Cuore, con segni concomitanti di irritabilità, viso arrossato e ulcerazioni in bocca.

• *Irritabilità e agitazione.* Indica turbe del Cuore, che possono essere da deficit, se accompagnate ad altri segni di deficit, quali, ad esempio, la sudorazione notturna, o da eccesso, se con segni di eccesso, come le ulcerazioni in bocca.

• *Oppressione toracica.* Indica turbe del RS e potrà quindi riferirsi a Polmone e/o Cuore, a seconda di altri segni tipici che potranno essere: per il Polmone, tosse, dispnea e respiro corto, per il Cuore, palpitazione e dolori al petto. Può anche essere legata a stagnazione di Qi del Fegato, se con dolori all'ipocondrio.

• Senso di pienezza e gonfiore all'*ipocondrio* indica stagnazione di F e VB.

• Senso di pienezza e gonfiore all'*addome* è correlata a M e ST e Umidità in genere.

• *Borborigmi*: sono legati a M e ST, ma anche a Rene Yang, che non attiva la Milza, e Fegato (disarmonia F/M).

• *Edema* (stasi di liquidi sotto la pelle): si distingue l'edema Yang e quello Yin.

L'edema Yang è da eccesso ed è causato da fattori esterni e stagnazione del Qi dei Polmoni, che non scende. Appare dapprima nella parte alta (Polmone) e poi si espande al resto del corpo.

L'edema Yin è da deficit dello Yang di Milza e Rene, che non riescono a metabolizzare i liquidi. Si manifesta soprattutto nella parte bassa (addome e arti inferiori), con segni concomitanti tipici di deficit di Yang di Milza e Rene: inappetenza, feci molle, pienezza epigastrica (M), debolezza lombare e alle ginocchia, arti freddi (R).

• *Impotenza*: è principalmente collegata a deficit del Rene Yang, con sintomi collaterali quali lombalgia, arti e lombi freddi. Tenendo a mente l'importanza dei fattori emotivi nell'impotenza funzionale, possiamo collegarla anche a Cuore e Fegato, che sono gli Organi più coinvolti nelle turbe emotive. Se si associa ad agitazione e irritabilità o depressione indica il coinvolgimento del Fegato, mentre se si associa a respiro corto e sudorazione quello del Cuore.

• *Sintomi degli organi di senso.* Ne abbiamo già trattato parlando della fisiologia dei vari Organi al capitolo II. Li riprendiamo qui per riassumere e sintetizzare i dati esposti in precedenza.

Orecchie. Sono collegate ai Reni (le orecchie sono «le finestre sull'esterno» dei Reni) e al livello Shao Yang (i canali di VB e TR decorrono tutto intorno alle orecchie). I tipici disturbi sono gli acufeni e la sordità. Anche qui si distingue una condizione di eccesso e una di deficit. Nel caso di eccesso, sono coinvolti VB, F e TR e l'acufene sarà caratterizzato da suono acuto, come quello di un fischietto, con comparsa improvvisa, peggiorato dalla pressione manuale sull'orecchio. Nel caso di deficit, sono coinvolti i Reni e si avrà una comparsa graduale, migliorata dalla pressione e suono di bassa frequenza. Sono i più difficili da curare poiché legati all'energia dei Reni. Sono anche i tipici acufeni e la tipica sordità dell'età avanzata. L'otite indica Calore all'orecchio o Calore-Umidità, spesso legato agli Organi F e VB.

Occhi. I suoi disturbi sono soprattutto legati a squilibri del F e del Sangue.

Prurito agli occhi: se leggero indica deficit di Sangue; se forte, indica Calore o Vento Calore.

Secchezza: deficit di Sangue e/o dello Yin (F e R).

Vista offuscata e «pallini»: deficit del Sangue di F.

Fotofobia (forte fastidio per la luce): deficit del Sangue di F.

Cecità serale (emeralopia): deficit del Sangue di F.

Naso. È legato ai Polmoni, ma, poiché il Canale Yang Ming (ST e IC) decorre a lato del naso, anche il Calore dello ST può dare turbe del naso, che si manifesteranno con concomitanti segni generali di Calore (sete, rossore eccetera).

Rinite: Calore nel Polmone e nello Stomaco.

Epistassi: è legata a Calore che sale in alto. Si può trattare di vero Calore di Polmone o Stomaco, o falso Calore da deficit di Yin. Nel caso di Calore in P e ST avremo febbre, tosse, lingua rossa, sete e stipsi, mentre nel caso di deficit di Yin (Rene Yin) avremo vampate di Calore alle guance, bocca secca, ma senza sete, calore ai cinque centri e sudore notturno.

Bocca. Della presenza di sapori particolari in bocca abbiamo già detto al paragrafo «Cibo e appetito». Ulcerazioni ed herpes sono tutti segni di Calore. Le labbra devono essere rosee e sufficientemente umide: indicano la condizione della Milza. Labbra secche e screpolate indicano secchezza, labbre pallide deficit del Sangue.

Sintomi ginecologici

Fisiologia femminile. Prima di analizzare le principali turbe ginecologiche, vediamo brevemente le caratteristiche essenziali della fisiologia e patologia femminile, che sono da ricollegarsi essenzialmente a:

Utero

Qi e Sangue in genere

Canali Straordinari Ren Mai e Chong Mai (e in misura minore Du Mai)

Organi Milza, Fegato e Reni, ma anche Cuore.

• *Utero.* È il Viscere Straordinario responsabile sia del mestruo sia del nutrimento del feto durante la gravidanza. L'Utero è strettamente correlato ai tre Canali Straordinari che sorgono direttamente dai Reni: Vaso Concezione (Ren Mai), Vaso Governatore (Du Mai) e Chong Mai. Qi e Sangue sono la base materiale di mestruo, nutrimento del feto e allattamento, mentre gli Zang-Fu sono il fondamento per la produzione di Qi e Sangue.

• *Chong Mai e Ren Mai.* Chong Mai è il «mare del Sangue» ed è quindi strettamente legato alla diffusione di quest'ultimo. Prima del mestruo, questo Canale si «riempirà» di Sangue, che verrà liberato con il flusso. Si dice pertanto che, mentre prima del mestruo Chong Mai ha un'esuberanza fisiologica di Sangue e un deficit relativo di Qi, al suo esaurimento la sua condizione energetica sarà opposta, con un eccesso relativo di Qi rispetto al Sangue.

Ren Mai è il «mare dello Yin» ed è quindi specificatamente correlato a tutto lo Yin della donna: fertilità, utero e Sangue.

• *Sangue e Qi.* Il Sangue è ovviamente correlato al mestruo, ne è la condizione di base, se non c'è sufficiente Sangue il mestruo non può aver luogo. Inoltre, Sangue vuol dire nutrimento, ricordiamo infatti che Sangue è, in MTC, l'aspetto nutritivo del Qi ed è quindi fondamentale anche per le altre funzioni essenzialmente femminili, quali l'accoglienza e nutrimento del feto e l'allattamento.

Ma anche il Qi svolge un ruolo importante, poiché «il Qi muove il Sangue». Questo aspetto è particolarmente importante nella regolazione del ciclo mestruale, infatti, anche in presenza di un buon apporto di Sangue, ci possono essere turbe mestruali correlate o a deficit del Qi o, caso più frequente, a stasi del Qi. Vedremo la sua importanza trattando, fra poco, di dismenorrea, oligomenorrea o anche amenorrea.

• *Organi Milza, Fegato e Rene.* La Milza è l'Organo principale nella produzione del Sangue e inoltre provvede a mantenerne la forma, nel senso che evita le emorragie. È fondamentale nel mestruo, ma anche per poter portare avanti la gravidanza; gli aborti spontanei sono da ricollegare proprio a M e F che non riescono a nutrire e mantenere il feto. Inoltre, M e ST insieme, in quanto Movimento Terra, provvedono a nutrire il feto e favorire l'allattamento. Notiamo a tal proposito che il Canale di ST passa proprio sul seno e sul capezzolo e che punti di ST sono utilizzati per problemi connessi all'allattamento.

Il Fegato è legato all'armoniosa diffusione di Qi e Sangue. Inoltre regola la quantità di Sangue in circolo in un dato momento. Ricordiamo anche che il suo Canale raggiunge e penetra gli organi genitali. Inoltre il F è molto legato alle turbe emotive e queste portano facilmente alla stasi di Qi, che può a sua volta essere responsabile del blocco nella diffusione del Sangue, dando luogo a dismenorrea od oligomenorrea.

Il Rene è il fondamento di Yin e Yang dell'organismo, base di fecondità, origine dei tre Canali Straordinari summenzionati; inoltre sappiamo che l'Utero è considerato parte dei Reni. Appare quindi ovvia la sua importanza ai fini di una corretta fisiologia femminile.

Patologia femminile.

• *Mestruo.* Il mestruo è la manifestazione più femminile e incarna l'aspetto ricettivo, Yin, della donna, la sua fecondità. Il flusso mestruale è dovuto al «fiorire» del Qi dei Reni, che dà l'energia necessaria affinché il mestruo abbia luogo e in particolare all'arrivo di un aspetto particolare dell'energia, detto in MTC «Tiankui». Tiankui è molto simile all'energia del Rene Yin; possiamo dire che è l'aspetto del Rene Yin che consente lo sviluppo della fecondità femminile. Infatti, si dice che Tiankui arriva con il menarca (primo mestruo) e termina con la menopausa (cessazione del mestruo). Rappresenta la fecondità femminile, non più allo stato potenziale come essa era prima del mestruo, ma divenuta attiva. I veicoli attraverso cui Tiankui si diffonde sono i Canali Straordinari Ren Mai e Chong Mai, che quindi devono essere liberi da ostruzioni e vigorosi, affinché il mestruo possa aver luogo.

Naturalmente il mestruo suppone che ci sia sufficiente Sangue e che il Qi lo muova adeguatamente e quindi che gli Organi M, F e R funzionino bene.

Quando si presentano tutte queste condizioni, attorno all'età di 14 anni, Tiankui consentirà l'arrivo del primo mestruo, che proseguirà per più di 40 anni fino all'esaurimento di Tiankui e alla cessazione quindi del flusso mestruale.

Se tutto funziona adeguatamente, il ciclo durerà circa 28-29 giorni, avrà cadenza regolare, il flusso sarà piuttosto abbondante, di colore rosso scuro, più chiaro all'inizio e alla fine, senza coaguli né cattivi odori.

L'arrivo della menopausa indica una riduzione dello Yin della donna, per cui lo Yang sembrerà in eccesso, dando luogo ai tipici segni di falso Calore. Il maestro Jeffrey Yuan evidenzia anche come la donna che non ha più le mestruazioni diriga il suo Sangue non più all'esterno, ma all'interno, non più verso le cose del mondo e la riproduzione, ma verso «le cose dello Spirito», per la sua crescita personale (ricordiamo che il Sangue è il veicolo di diffusione dello Shen). La fertilità diviene allora «fertilità spirituale».

Le patologie mestruali possono riguardare la stagnazione di Qi e di Sangue, il deficit di Qi e il Calore nel Sangue. Le turbe possono riferirsi a:

1. *Lunghezza del ciclo*: ciclo corto, ciclo lungo, ciclo irregolare
2. *Caratteristiche del flusso mestruale*: oligomenorrea, amenorrea, dismenorrea, colore e qualità
3. *Leucorrea* (perdite durante il ciclo)
4. *Menopausa.*

1. **Lunghezza del ciclo.**

• *Molto corto (20 gg)*. Il ciclo corto può dipendere da eccesso o da deficit. Nel caso dell'eccesso c'è dominio dello Yang o stagnazione del Qi di F che genera Calore, il quale fa «ribollire il Sangue», che si libera prima del tempo. Avremo, in questo caso, segni di Calore quali sangue scuro, sete, feci secche e lingua rossa. Nel caso di deficit , Ren Mai e Chong Mai non sono controllati e il Sangue fuoriesce. Il mestruo sarà allora abbondante e chiaro. Il deficit può dipendere anche da insufficienza di Qi di P e M; in questo caso avremo la presenza dei segni tipici legati a questi due Organi: pallore, mancanza di respiro e palpitazioni.

• *Molto lungo (35 gg e più)*. Anche nel caso del ciclo lungo la causa può essere sia il deficit sia l'eccesso. Nel caso di deficit del Sangue, il mestruo sarà scarso e di colore chiaro, poiché non c'è abbastanza Sangue per avere il mestruo, così questo ritarda. Nel caso di eccesso, c'è stagnazione che, come sempre, può avere due cause: Freddo che blocca oppure Stagnazione del Qi che porta a stagnazione del Sangue. Nel caso di Freddo nel Sangue, il mestruo è scarso, ma anche scuro e abbinato a sensazione di freddo. Nel caso invece di stagnazione del Qi, il colore è normale, ma avremo anche la presenza di sintomi psichici quali depressione e oppressione toracica, che sappiamo essere tipici del ristagno del Qi del F. Questa è una patologia molto frequente, che spesso porta anche alla dismenorrea.

• *Irregolarità del ciclo.* Il ciclo irregolare è correlato a disarmonia fra Qi e Sangue e può essere causato da:

• stagnazione di Qi di Fegato, in questo caso il flusso è di colore normale e ci sono segni psichici premestruali (agitazione, depressione e irritabilità eccetera)

• deficit dei Reni con flusso chiaro in colore, colorito pallido e occhiaie nere (segni di deficit dei Reni).

2. **Caratteristiche del flusso mestruale.**

a) *Menorragia* (flusso molto abbondante e periodo mestruale prolungato), di solito abbinata a ciclo mestruale corto, può dipendere da:

• *Calore nel Sangue* con tipici segni di Calore.

• *Stagnazione del Sangue*, con sangue scuro e presenza di grumi di sangue.

• *Deficit del Qi*, con mestruo chiaro, pallore, respiro corto e debolezza generale.

b) *Oligomenorrea* (flusso ridotto e periodo mestruale corto), di solito abbinata a ciclo mestruale lungo, può dipendere da:

• *Deficit di Sangue*: flusso di colore chiaro, palpitazioni, ansietà, vista offuscata (tipici segni di deficit del Sangue).

• *Stagnazione di Sangue*: flusso con sangue scuro con grumi, dolori addominali peggiorati dalla pressione.

• *Deficit dei Reni*: flusso di colore pallido e segni di deficit dei Reni (dolori lombari e acufeni).

c) *Dismenorrea* (dolori al basso ventre prima, durante o dopo il mestruo). È fondamentalmente una turba da eccesso, caratterizzata da dolori acuti; vi può essere però anche una dismenorrea da deficit, con dolore sordo alla fine e dopo il ciclo mestruale.

Le cause principali sono:

- Stagnazione di Qi e Sangue con dolore diffuso al basso addome che migliora alla fine del mestruo. Il dolore è soprattutto premestruale.
- Stagnazione di Freddo con senso di freddo al basso addome che migliora alla fine del mestruo. Il dolore capita soprattutto durante il mestruo.
- Deficit di Qi e Sangue con dolore alla fine o dopo il mestruo; ciclo mestruale prolungato e flusso abbondante e chiaro.

d) *Amenorrea (assenza di mestruo)*. Nell'amenorrea si ha mancanza del ricambio fisiologico del Sangue, questo può dipendere da:

• *Deficit di Sangue*: in questo caso non c'è mestruo perché il sangue è carente. Deriva dal deficit di F·e Reni, con segni tipici di mestruo via via scarso fino ad arrivare alla sua completa scomparsa. Segni concomitanti sono: vertigini, acufeni, debolezza ai lombi e ginocchia, calore ai cinque centri.

• *Stagnazione di Sangue*: qui c'è ristagno di Sangue, che impedisce l'arrivo del mestruo. È legata a stasi del Qi, poiché è questa che porta al ristagno del Sangue, non essendo più in grado di muoverlo. Avremo segni tipici di ristagno, quali: colorito rosso scuro, depressione, pienezza al petto ed epigastrio, dolore diffuso all'ipocondrio, irritabilità, agitazione.

Leucorrea (perdite vaginali durante il ciclo). L'indicazione patologica della leucorrea è in funzione delle sue caratteristiche in termini di odore e colore. Se le perdite sono bianche e acquose indicheranno Freddo da deficit dello Yang di Reni e Milza, se gialle Calore o Umidità

Calore, se rosse e maleodoranti stagnazione del Qi di F, che danneggia i vasi sanguigni dell'utero. La leucorrea dipende quindi essenzialmente da deficit di M (leucorrea da Calore e Umidità) o deficit di R (leucorrea da Freddo).

Concludendo la trattazione delle turbe del mestruo, possiamo vedere come, ancora una volta, il singolo segno di per sé possa indicare differenti turbe e quindi solo dall'analisi comparata dei vari aspetti (durata del ciclo, caratteristiche del flusso, colore del sangue e così via) sia possibile identificare l'origine del disturbo. Per aiutarvi in questo lavoro, riportiamo nelle pp. 430-431 una tabella riassuntiva dei segni principali abbinati alle turbe mestruali.

4. **Menopausa.** È dovuta al declino e all'esaurimento di Tiankui e rottura, o meglio al nuovo equilibrio, di Yin-Yang.

La cessazione del flusso mestruale rende la donna «meno Yin», questo calo di Yin si manifesta con segni di eccesso (relativo) di Yang, dunque con vampate (senso di calore nel corpo e soprattutto in alto), insonnia, agitazione, irritabilità e sudorazione profusa.

Trattandosi però di un calo globale dell'energia dei Reni, potremo avere anche segni generali di deficit (anche di Yang), quali: dolorosità e debolezza lombare e alle ginocchia, pallore, arti freddi, inappetenza, edemi, feci molli eccetera. Questo poiché lo Yang dei Reni declina e influenza le funzioni Yang di M, ST, F e C.

Si tratterà essenzialmente di aiutare il ristabilirsi dell'equilibrio Yin-Yang, agendo principalmente sui Reni e tonificando lo Yin del corpo in genere, favorendo inoltre la discesa in basso del Calore relativo che tende a «divampare in alto». Fondamentale sarà anche nutrire il Sangue, per favorire il nuovo equilibrio e mantenere la solidità delle ossa (le ossa nutrono il Sangue e un tipico problema della menopausa è l'osteoporosi).

Sindromi ginecologiche – Turbe di Qi e Sangue		
Sindromi	**Sintomi ginecologici**	**Altri segni**
Deficit del Qi	Ciclo corto Flusso abbondante e chiaro Talvolta amenorrea	Colorito pallido, arti freddi palpitazioni, sudorazione spontanea
Stasi di Qi	Ciclo lungo Flusso scarso, rosso con grumi Dolore e tensione premestruale al basso ventre	Dolore e tensione ai fianchi e costole, dolori addominali senza localizzazione fissa masse addominali che si muovono
Deficit di Sangue	Ciclo lungo Flusso scarso fino all'amenorrea, colore chiaro Dolore addominale post-mestruale	Colorito pallido, labbra e lingua pallide, vista offuscata palpitazione e insonnia parestesia ai 4 arti, stipsi Dolori al basso ventre a localizzazione fissa,
Stasi di Sangue	Ciclo normale Menorragia con grumi di sangue e materiale in sfaldamento Dismenorrea e amenorrea	Masse addominali fisse e dolenti alla pressione
Freddo nel Sangue: eccesso	Ciclo lungo Flusso scarso, scuro con grumi Dismenorrea	Dolori tipo colica al basso addome migliorati dal caldo, colorito pallido arti freddi
Freddo nel Sangue: deficit	Ciclo lungo Flusso scarso, chiaro e diluito Dismenorrea	Colorito pallido, urine chiare e abbondanti feci molli Vampate di calore al viso
Calore nel Sangue: eccesso	Ciclo corto Flusso rosso e appiccicoso Bruciore vaginale	Agitazione e irrequietezza urine scarse e scure feci secche
Calore nel Sangue: deficit	Flusso chiaro Menorragia	Febbricola pomeridiana secchezza in gola sudori notturni

Sindromi ginecologiche – Turbe di Qi e Sangue

Sindromi	Sintomi ginecologici	Altri segni
Reni: deficit di Qi	Ciclo irregolare Flusso chiaro Menorragia Amenorrea Prolasso uterino e facilità all'aborto	Dolenzia lombare, debolezza alle gambe, vertigini, acufeni urinazione frequente con sgocciolamento finale
Reni: deficit di Yin	Ciclo irregolare Flusso scarso e rosso Menorragia Amenorrea	Tipici segni di deficit di Yin di Rene: lingua rossa, sete e senso di calore, calore ai 5 centri
Reni: deficit di Yang	Menorragia Flusso chiaro Diarrea mestruale	Dolori lombari, avversione al freddo, urine chiare e abbondanti
Fegato: stasi di Qi	Ciclo irregolare Flusso scuro con grumi Dismenorrea Amenorrea	Dolore e tensione al petto, ipocondrio e seno, dilatazione addominale, depressione
Fegato: eccesso di Yang	Vertigini e mal di testa Flusso rosso senza grumi	Segni di Calore in alto (viso, testa e occhi), vista offuscata insonnia, sonno disturbato
Milza: deficit di Qi	Ciclo corto Flusso abbondante e rosato Menorragia Perdite vaginali gialle senza odore Prolasso uterino	Debolezza agli arti, pesantezza al basso addome, dilatazione epigastrica dopo i pasti
Milza: deficit di Yang	i segni sopra visti più la diarrea mestruale	Pallore, arti freddi scarso appetito
Cuore: stasi di Qi	Ciclo corto Flusso abbondante, appiccicoso e rosso con grumi Menorragia	Agitazione, insonnia irrequietezza, urine scure a volte bruciore alla minzione
Cuore: deficit di Yin o di Sangue	Ciclo lungo Flusso scarso senza grumi Amenorrea	Palpitazioni-vertigini parestesia agli arti, stipsi

5. **Gravidanza.** Nella gravidanza, lo Yin in eccesso della donna non viene disperso attraverso il mestruo, il Sangue si accumula nei Canali Chong e Ren Mai per portare nutrimento al feto nell'utero. Nei primi mesi si ha così accumulo di Yin in basso e relativo eccesso di Yang in alto, in particolare il Chong Mai avrà eccesso di Qi poiché il suo Sangue nutre il feto. Il Chong Mai è strettamente correlato al F, oltre che alla Milza, il suo eccesso di Qi porterà pertanto facilmente a un eccesso di Qi di F in alto, con i tipici segni dei primi mesi di gravidanza: vertigini, nausee, talvolta vomito e desiderio per cibi acidi. Dopo alcuni mesi l'organismo ricupererà un suo nuovo equilibrio e questi segni scompariranno. Avvenuto il parto, a causa della perdita di Sangue, ci sarà una situazione di deficit del Sangue, che porterà alle sindromi da post-parto, dovute, in termini energetici, a un «mancato radicamento per deficit dello Yin-Sangue».

XII

La presa dei polsi e la diagnosi manuale

In MTC la diagnosi mediante palpazione consta di due parti:

- la presa dei polsi
- la palpazione del corpo, in particolare dell'addome e di punti lungo il decorso dei Canali Energetici.

LA PRESA DEI POLSI

In MTC la presa dei polsi costituisce, insieme alla lingua, il nucleo fondamentale della diagnosi. L'importanza centrale della presa dei polsi in MTC risiede nel fatto che essi consentono di valutare lo stato energetico di Qi e Sangue e anche di tutti gli Zang-Fu.

Il SW, al capitolo 20, considera nove punti di osservazione della pulsazione arteriale, tre punti per ognuna delle tre parti corrispondenti a Cielo-Uomo-Terra. Con il tempo, però, l'attenzione si è andata focalizzando sulla palpazione dell'arteria radiale a livello dei polsi, pratica da cui è derivato il nome «presa dei polsi».

La presa dei polsi, anche se è uno degli aspetti più tipici della MTC, è comune a quasi tutte le tradizioni mediche delle varie parti del mondo. Il polso infatti ci consente di cogliere dall'esterno indicazioni sulla condizione interna del Sangue, simbolo di vita in tutte le tradizioni. Attraverso l'ascolto del battito, possiamo sentire, ancora una volta, lo Yin-Yang della persona. Infatti, nella presa del polso c'è l'aspetto più materiale del sangue, che percorre l'arteria e quello più sottile dell'energia, che lo muove e dà luogo alla pulsazione.

Rispetto alla presa dei polsi della medicina occidentale contemporanea, quella tradizionale cinese è sicuramente più complessa, sofisticata e fonte di maggiori informazioni, in quanto non si limita a raccogliere dati «materiali» quali il ritmo, la regolarità, la forza e la velocità, ma diviene strumento per cogliere l'equilibrio dinamico di Energia-Sangue dell'organismo intero e dei suoi specifici distretti. Per poter fare questo è necessario lo sviluppo di una notevole sensibilità, educata attaverso la pratica e la supervisione di un insegnante qualificato.

Per effettuarla, si appoggiano il dito medio, indice e anulare sull'arteria radiale, sinistra e destra, della persona. Questo consente, attraverso lo sviluppo di una raffinata sensibilità manuale, di cogliere la condizione generale di Qi e Sangue della persona, nonché la presenza di eventuali energie patologiche. Da un punto di vista energetico, questo significa che la presa dei polsi avviene sul Canale di Polmone (circa sui punti P7-P8-P9), che sappiamo essere maestro del Qi. È quindi considerato luogo elettivo per cogliere la condizione energetica dell'individuo. Classicamente vengono definiti ventotto diversi tipi di polso, che analizzeremo in dettaglio.

A questa prima esplorazione generale, segue poi un'analisi più dettagliata delle differenze fra sinistra e destra e, infine, fra le tre differenti zone corrispondenti alle tre dita appoggiate (medio, indice e anulare). Queste tre zone hanno i nomi di

P 9	Pollice	Cun	la zona distale (quella più vicina alla mano), dove domina l'energia Yang

P 8	Barriera	Guan	la zona centrale, punto di equilibrio fra energie Yin e Yang
P 7	Piede	Chi	la zona prossimale (cioè quella più vicina al gomito), dove domina l'energia Yin e inizia ad apparire quella Yang.

Ognuna di esse corrisponde a uno dei cinque Organi, le aree sono sei (tre a destra e tre a sinistra), poiché viene distinto il Rene Yin da quello Yang (o Ming Men). Su una stessa zona poi all'Organo viene anche associato il Viscere corrispondente. Sulle attribuzioni delle varie zone ai corrispondenti Zang-Fu esistono opinioni differenti già nei testi classici. Le differenze sono più marcate per l'attribuzione dei Visceri che non per gli Organi, che costituiscono, peraltro, il riferimento diagnostico fondamentale. Nella tabella seguente ci siamo pertanto limitati a riportare uno schema di attribuzione degli Organi alle varie zone su cui, a grandi linee, tutti concordano. Questo schema segue, partendo dal polso di piede sinistro per terminare al polso di pollice destro, la sequenza di generazione dei cinque Movimenti (Acqua, Legno, Fuoco, Terra, Metallo), con un raddoppio per il Movimento Fuoco, distinto in Cuore e Rene Yang.

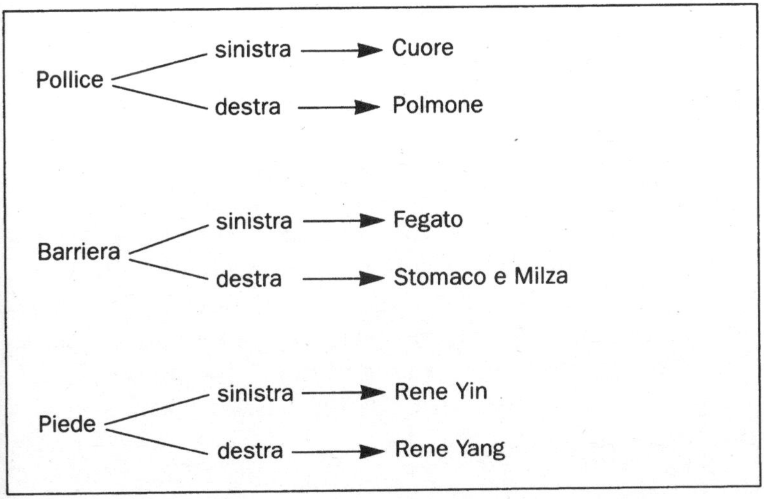

Per chi desiderasse svolgere un'analisi storica delle variazioni nella collocazione dei vari organi e visceri in questo schema, può far riferimento ai testi specifici sulla diagnosi dei polsi citati nella bibliografia.

Prima però di analizzare le condizioni dei singoli Zang-Fu, è bene partire dalla percezione del polso nella sua globalità. Solo quando l'esperienza ci avrà insegnato a rilevare le caratteristiche più evidenti del polso nel suo complesso, potremo dirigerci verso la percezione di qualità più sfuggenti dei polsi e le caratteristiche dei sei differenti polsi radiali.

A livello generale il polso va innanzitutto apprezzato a tre livelli: superficiale, medio e profondo. Questo poiché la qualità del polso può variare ai vari livelli, indicandoci se è coinvolta più la superficie o la profondità. Le corrispondenze specifiche sono:

Livello superficiale	condizione superficiale e del Qi (e dei Fu)
Livello medio	condizione più profonda, stato del Sangue
Livello profondo	condizione molto profonda, stato dello Yin (e degli Zang).

Volendo far riferimento specificatamente ai tre Riscaldatori e agli Zang, alcuni autori (Li Shi Zhen) danno anche questa ripartizione:

Livello superficiale RS	(Cuore e Polmoni)
Livello medio RM	(Milza e Stomaco)
Livello profondo	(Reni e Fegato).

Naturalmente, anche differenze fra il polso di destra (Yin) e quello di sinistra (Yang) possono darci indicazioni rispetto all'equilibrio Yin-Yang in generale e alla condizione dei Singoli Zang-Fu. In particolare, nell'uomo il polso di sinistra sarà più forte, poiché l'uomo ha più Qi (Yang), mentre quello destro sarà più forte nella donna, che ha più Sangue (Yin).

Metodo per la presa dei polsi

Chiariti gli aspetti essenziali occorre ora analizzare il metodo per la presa dei polsi e i vari fattori da tenere in considerazione.

Si partirà dalla percezione del polso nel suo insieme (sia destra sia sinistra contemporaneamente), per poi analizzare separatamente i due polsi e infine cogliere la condizione specifica di singoli polsi nelle sei aree elencate.

Vediamo come prendere il polso da un punto di vista manuale. Tradizionalmente viene suggerito di appoggiare per primo il polpastrello del proprio medio alla base dell'osso radio a livello del processo stiloideo (P8), poi si lasciano appoggiare le altre due dita (indice e anulare) sugli altri due punti. Si esercita quindi una pressione moderata che ci consenta una prima percezione della pulsazione dell'arteria radiale. A questo punto, potremo percepire la qualità del polso nel suo insieme, le caratteristiche così percepite sono molto importanti e molto sfumate. Vedremo fra poco come in MTC si classifichino i ventotto diversi tipi principali di polso e quali indicazioni essi ci forniscano. Da un punto di vista pratico si comincia cogliendo i diciotto tipi essenziali, per procedere ai successivi solo quando i primi siano ben assimilati.

Nell'esame del polso si usa la propria mano destra per sentire il polso di sinistra e la sinistra per quello di destra. Il braccio della persona esaminata deve essere orizzontale, meglio se posto a livello del suo Cuore.

Anche se anticamente si suggeriva di ascoltare almeno cinquanta pulsazioni per l'analisi del polso, è buona norma ascoltarlo per almeno un minuto. Il respiro di chi prende il polso deve essere regolare e tranquillo: ciò consentirà di essere in uno stato ricettivo di ascolto che migliorerà le nostre capacità percettive. Pensate che tradizionalmente, per valutare la frequenza del battito, ci si basava, in mancanza di orologi, sul respiro di chi prendeva il polso, che si supponeva estremamente regolare e armonioso!

È bene premettere che ci sono persone che presentano anomalie costituzionali a livello dell'arteria radiale. Le più comuni sono: non si sente il polso di sinistra, il polso si percepisce sul dorso dell'avambraccio e non sul suo lato interno, il polso è spostato dalla sua localizzazione usuale.

Un polso sano è tranquillo, calmo ma con forza, elastico, regolare ed è chiaramente percepibile a tutti e tre i livelli, sia di profondità (superficiale, medio e profondo) sia di localizzazione (piede, barriera e pollice).

Dopo aver percepito in questo modo il polso e averne colto già alcune indicazioni, possiamo iniziare a sentire il polso ai tre livelli di profondità. Per sentire il polso superficiale le dita devono essere appena appoggiate, come se volessimo sentire la pelle; per il polso medio la pressione dovrà essere un po' più marcata, potremmo dire a livello muscolare; per il polso profondo è come se volessimo raggiungere il livello delle ossa. Ciò non vuol dire però che la pressione debba essere eccessivamente forte. Quando premiamo a livello profondo, è spesso necessario rilasciare un po' la pressione per cogliere la condizione della pulsazione, che potrebbe essere stata «soffocata» da una pressione eccessiva.

Si passa poi all'analisi dei singoli polsi correlati a specifici Zang-Fu. Si suggerisce di effettuare questa analisi mantenendo comunque il contatto delle sei dita sui rispettivi punti e non di premere solo sul punto che vogliamo percepire. Questo per vari motivi: intanto ci consente di avere le dita più rilassate e quindi di sentire meglio, poi ci consente di apprezzare differenze anche sottili fra un polso e l'altro, grazie alla comparazione istantanea, infine evita la tendenza di utilizzare per l'ascolto solo il dito più sensibile (di solito il medio) e coltivare invece la sensibilità in tutte le tre dita.

Fattori di cui tener conto

La condizione del polso è influenzata da moltissimi fattori: il polso cambia facilmente e rapidamente a seconda delle condizioni fisiche e psichiche della persona. Sarà quindi necessario tener conto di questi elementi, prima di esprimere una valutazione. Se, ad esempio, una persona è arrivata all'appuntamento in ritardo dopo una corsa nel traffico cittadino e avendo fatto le scale di corsa, il suo polso sarà molto probabilmente rapido, senza per questo indicare una disarmonia all'esterno da eccesso, tipo un'influenza!

Le principali variabili riguardano: sesso, stagione, età, costituzione fisica, tipo di lavoro e di attività sportiva.

- *Sesso:* il polso dell'uomo di solito è più forte di quello della donna, e quello di sinistra è più rilevante e forte che quello di destra, il contrario nella donna. Inoltre, nell'uomo la pulsazione sarà più vigorosa a livello di «pollice» e nella donna a livello di «piede».
- *Stagione:* Li Shi Zhen definisce le caratteristiche del polso in accordo con la stagione.

In primavera lo Yang Qi aumenta, questo sarà riflesso in una tensione che monta dal polso, che diverrà quindi teso. In estate il clima è molto caldo, c'è espansione, il polso sarà straripante e superficiale. In autunno lo Yang Qi va diminuendo, questo sarà riflesso dal polso che diviene superficiale ma soffice e fine, come un capello o come una piuma. In inverno domina il freddo e il Qi si ritira in profondità, il polso diviene profondo e forte, come una pietra.

- *Età:* il polso dei bambini è più veloce e tende a essere anche più soffice, negli anziani al contrario tende a essere più lento e profondo.
- *Costituzione:* i grassi tendono ad avere polso più profondo e i magri più superficiale.

• *Attività:* il lavoro manuale tende a produrre un polso più forte che non il lavoro intellettuale.

I ventotto tipi di polso

La classificazione in ventotto tipi di polso è stata codificata da un famoso medico cinese del XVI secolo, Li Shi Zhen, in un testo noto come *Bin Hu Mai Xue,* (*Studio dei polsi di Bin Hu,* soprannome di Li Shi Zhen). Vi si considerano ventisette polsi patologici, più il polso considerato armonioso, Huan, per un totale appunto di ventotto polsi.

Prima di analizzare le condizioni patologiche, osserviamo le caratteristiche di un polso normale: deve essere elastico, morbido e calmo, ma allo stesso possiede vigore, è regolare e non varia rapidamente o facilmente, deve essere chiaramente percepibile a tutti i livelli (superficiale, medio e profondo ma anche a pollice, barriera e piede). Questo è quello che viene detto un polso che ha «Qi dello Stomaco» (elasticità e morbidezza), «Spirito» (ha vigore), e «radice» (è ben percepibile a tutti i livelli), o in altri termini possiede Shen, Qi e Jing.

Come abbiamo già detto, nell'ascolto globale del polso si possono cogliere molti aspetti se la propria sensibilità è stata ben coltivata e addestrata. Dei ventotto polsi diciotto sono i principali e anche i più agevoli da riconoscere. Partiremo pertanto da questi, dividendoli a seconda dei parametri a cui si riferiscono, che sono essenzialmente: localizzazione, velocità, forza, ampiezza, lunghezza, forma, ritmo.

Analizzeremo le caratteristiche di ogni polso e il suo significato clinico, riportando sempre a lato il nome in cinese, poiché a volte il termine originale è stato tradotto in modo diverso da differenti autori.

LOCALIZZAZIONE: POLSO SUPERFICIALE O PROFONDO

1. Polso superficiale (o galleggiante) – Fu.

Caratteristica: deve essere percepibile anche solo con una molto lieve pressione delle dita.

Significato: generalmente indica che lo squilibrio è all'esterno, legata a fattore patologico esterno, quali Vento-Freddo (se anche teso) o Vento-Calore (se anche rapido).

Se però il polso superficiale si accompagna ad assenza di polso profondo, indica deficit dello Yin.

2. Polso profondo – Chen.

Caratteristica: si deve esercitare una pressione piuttosto vigorosa con le dita e il polso deve essere ancora percettibile. Se però la pressione è eccessiva potrebbe sparire, bisognerà allora ridurre leggermente la pressione e il polso emergerà. Ricordiamo che il polso è profondo se si percepisce con vigore premendo forte e non si percepisce (o solo in modo molto fievole) in superficie e a livello medio.

Significato: solitamente indica una condizione che riguarda l'interno, anche nel senso degli Zang.

Possiamo dire che se una malattia riguarda il vero e proprio Organo il polso sarà sempre profondo.

VELOCITÀ

3. Polso lento – Chi.

Caratteristica: tradizionalmente è considerato lento, un polso che ha tre o meno battiti per ogni respiro del terapista, se il nostro respiro però non è così armonioso o perlomeno non ne siamo sicuri, può essere stabilito con un orologio. La frequenza è molto legata all'età, riportiamo qui di seguito una tabella di massima:

Età	Frequenza
neonati	**precipitoso**
2-4 anni	90
4-10	84
10-16	78-80
16-35	76
35-50	72
oltre i 50	68

Le frequenze si intendono, naturalmente, riferite a condizioni di riposo con la persona calma e distesa.

Significato: il polso lento indica la presenza di Freddo, che ha la natura di rallentare e tendere a bloccare i processi. Questo Freddo naturalmente può riferirsi all'esterno o all'interno ed essere legato a deficit o a eccesso. Saranno le sue altre qualità a indicarcelo. Ad esempio, un polso lento e superficiale indicherà freddo all'esterno, mentre lento e profondo un disturbo da Freddo all'interno.

4. Polso rapido – Shu.

Caratteristica: tradizionalmente è un polso con più di 5 battiti per atto respiratorio del terapeuta. Possiamo anche fare riferimento ai battiti per minuto, come illustrato nella tabella vista per il polso lento.

Significato: indica solitamente una sindrome da Calore. Per esempio, un attacco febbrile acuto (nel qual caso dovrebbe essere anche superficiale), che potrà naturalmente riguardare l'interno o l'esterno ed essere da vuoto o da deficit, a seconda degli altri aspetti qualitativi del polso.

FORZA

5. Polso vuoto (o debole) – Xu.

Caratteristica: attenzione, il termine potrebbe far pensare a un polso difficile da percepire o quasi inesistente (vedi polso filiforme o sottile), in realtà il polso vuoto è un polso che è piuttosto grande ma molle, soprattutto se si prova a premerlo un po' di più, ricordiamo che è nella categoria di «forza»; vuoto quindi vuol qui dire senza forza.

Significato: indica un deficit di Qi, che non riesce a spingere il Sangue per riempire l'arteria, è frequente nelle malattie croniche.

6. Polso pieno – Shi.

Caratteristica: indica un polso che si manifesta con molta forza, come se il Sangue riempisse tutta l'arteria con forza, è anche un po' duro (nel senso di non molto elastico) e tende a essere lungo (vedi più avanti), si percepisce molto bene a tutti i livelli.

Significato: indica ovviamente una sindrome da eccesso.

AMPIEZZA

7. Polso grande – Da.

Caratteristica: è appunto di diametro molto grande e si percepisce in modo distinto.

Significato: indica eccesso, soprattutto eccesso dello Yang (calore agli Intestini o Stomaco, per esempio).

8. Polso sottile – Xi.

Caratteristica: è come un filo sottile, ma si percepisce in modo chiaro e netto.

Significato: indica un deficit di Sangue, che non riesce a «riempire il polso». Può anche indicare Umidità associata a deficit di Qi.

FORMA

9. Polso scivoloso – Hua.

Caratteristica: dà, sotto le dita, la sensazione di qualcosa che scivola via ben oliato, rotondo, come se fosse unto. Classicamente viene paragonato alla sensazione che si ha toccando delle perle che scorrono su di un piatto. Ma non so quanti di noi possano, nella loro vita, aver avuto modo di apprezzare questa sensazione! Spesso è anche pieno.

Significato: può anche indicare prosperità e abbondanza dell'energia in una persona sana; ad esempio, è tipico della donna in gravidanza. Da un punto di vista patologico indica Flegma e Umidità, o anche ristagno di cibo.

10. Polso rugoso – Se.

Caratteristica: è l'opposto del polso scivoloso. Nei testi classici viene paragonato a «grattare una canna di bambù con il coltello»: è come se sotto le dita si percepissero delle frastagliature, non è cioè uniforme e scorrevole. Spesso è anche sottile e un po' corto.

Significato: indica deficit, soprattutto di Sangue. Può però anche indicare un esaurimento, solo temporaneo, dei liquidi, come dopo una forte sudorazione o episodi di vomito.

11. Polso teso – Jin.

Caratteristica: è come una corda che venga tesa fortemente alle sue due estremità e venga anche ritorta. Conserva però, pur nella sua tensione, elasticità e pienezza, a differenza del polso che vedremo fra poco e gli rassomiglia, il polso a corda di violino.

Significato: indica Freddo, che può essere esterno (se anche superficiale) o interno (se anche profondo). Può indicare anche dolore, soprattutto dovuto a Freddo.

12. Polso a corda di violino (o a fil di ferro) – Xian.

Caratteristica: pur essendo simile al precedente, se ne differenzia per il fatto che, oltre a essere teso, non ha elasticità, è rigido, più duro del precedente. Sembra proprio che colpisca le dita rimbalzando con forza.

Significato: è piuttosto frequente, soprattutto nella nostra società, in quanto indica squilibri a livello di Fegato e Vescica Biliare legate, ad esempio, a eccessive emozioni, stress e tensione nervosa. Molto frequente nei casi di pressione alta. Può però essere presente anche nei casi di accumulo di flegma con ristagni, che possono dar luogo a dolore.

Lunghezza

13. Polso lungo – Chang.
Caratteristica: è più lungo del normale, nel senso che si estende oltre la prima e la terza posizione (piede e pollice), cioè risalendo lungo il braccio e scendendo verso la mano.
Significato: può indicare una sindrome da Calore o, più genericamente, da eccesso; se però non è abbinato ad altri aspetti, potrebbe anche essere costituzionale.

14. Polso corto – Duan.
Caratteristica: è l'opposto del precedente, si percepisce in un'area di lunghezza più ridotta rispetto a quella delle tre posizioni (piede, barriera e pollice).
Significato: indica un deficit di Qi, spesso anche grave. Può riferirsi specificatamente a deficit di Qi di Stomaco.

Ritmo

15. Polso moderato – Huan.
Caratteristica: è il polso della persona sana, equilibrato, di normale profondità, velocità, forza e ampiezza e con ritmo regolare.

16. Polso eccitato o affrettato – Cu.
Caratteristica: è rapido e si arresta a intervalli irregolari, nel senso che ogni tanto salta una pulsazione.

Significato: indica una condizione di estremo Calore, spesso associata a deficit di Qi di Cuore.

17. Polso annodato – Jie.
Caratteristica: è lento e si ferma a intervalli irregolari.
Significato: indica Freddo, ma può anche associarsi a deficit del Qi e dello Yang di Cuore.

18. Polso periodico o intermittente – Dai.
Caratteristica: si arresta a intervalli regolari.
Significato: indica sempre un problema dell'interno piuttosto grave. Spesso è associato al Cuore, che potrebbe presentare gravi problemi proprio come organo fisico. La condizione è particolarmente grave se si ferma ogni 4 battiti o anche meno.

Questi rappresentano i diciotto polsi fondamentali; naturalmente è raro che il polso di una persona abbia esattamente le caratteristiche descritte. Il polso inoltre, di solito, ha più caratteristiche ed è proprio la loro combinazione che riesce a darci il quadro clinico della persona. Ad esempio, un polso rapido e superficiale ci indicherà facilmente del Calore all'esterno, mentre un polso rapido ma profondo, che il calore è all'interno, forse in qualche Organo. Se sarà anche forte e ampio possiamo supporrre che la persona sta combattendo il fattore patogeno, e così via.

Ai fini della pratica suggeriamo, all'inizio, di non cercare di trovare specifici polsi, ma di dedicare del tempo ad ascoltare i polsi e cercare di coglierne le differenze e le caratteristiche. Poi, andando a sfogliare l'elenco dei vari tipi di polsi possiamo notare quale di loro sembra corrispondere meglio ha ciò che abbiamo percepito. Un altro modo, complementare a questo, è prendere il polso a persone che sappiamo avere un polso con caratteristiche specifiche. Sappiamo, ad esempio, che le donne incinte hanno polso scivoloso, allora ascoltare il loro polso può aiutarci a capire cosa si intenda per polso scivoloso. In uno stato febbrile acuto invece il polso tende a essere rapido e superficiale, ascoltando il polso di qualcuno influenzato, possiamo così capire cosa sia rapido e superficiale (a meno che non si tratti di una persona molto debole, in cui il Calore sia già penetrato in profondità!).

Quando questi diciotto polsi sono diventati più familiari, possiamo iniziare ad analizzare i successivi dieci, che sono essenzialmente delle ulteriori distinzioni o combinazioni dei precedenti.

19. Polso debordante o che inonda – Hong.

Caratteristica: si estende ai lati oltre la posizione normale del polso, come un fiume che straripa, è superficiale e sale con forza, ma cala senza forza, è anche grande.

Significato: indica Calore estremo, può essere presente nelle malattie febbrili acute, ma anche in quelle croniche con Calore interno. Se è anche vuoto può indicare deficit di Yin, che dà quindi luogo a falso Calore.

20. Polso piccolo o minuto – Wei.

Caratteristica: è simile al polso fine già trattato, ma ancora più sottile e, mentre il polso fine si sente distintamente, questo è difficile da apprezzare e può sparire alla pressione anche moderata.

Significato: indica un grave deficit di Qi e Sangue.

21. Polso cavo – Kuo.

Caratteristica: è un polso superficiale, è ampio, ma senza sostanza al centro; se ne possono percepire i margini, ma non il centro. Secondo altri si sente a livello superficiale e profondo, ma non a quello medio.

Significato: indica carenza di Sangue, ed è frequente dopo un'emorragia.

22. Polso di cuoio o a pelle di tamburo – Ge.

Caratteristica: è anch'esso un polso superficiale e abbastanza largo, duro e a corda di violino, spesso è anche rapido.

Significato: deficit del Jing del Sangue o Jing del Rene o dello Yin in generale.

23. Polso laborioso o imprigionato – Lao.

Caratteristica: è un polso profondo, a fil di ferro e duro e pieno.

Significato: indica freddo cronico all'interno.

24. Polso morbido o molle – Ru.

Caratteristica: è un polso superficiale, sottile e senza forza (vuoto), «come un fiocco di cotone che galleggia sull'acqua», anche alla minima pressione sparisce.

Significato: indica grave deficit di Yin e Jing, o anche Umidità, sempre però associata a una condizione di deficit.

25. Polso debole o fragile – Ruo.

Caratteristica: ha la caratteristica di mollezza del precedente, ma è profondo. È profondo, molle e debole, senza forza.

Significato: indica un deficit di Yang, il deficit di Yang non riesce a far «sorgere» il polso, che risulta profondo, ma senza forza.

26. Polso disperso – San.

Caratteristica: è un polso superficiale, che dà la sensazione di essere disperso, espanso più ancora del polso vuoto, è debole e grande.

Significato: indica grave deficit di Qi e Sangue, che porta alla dispersione anche dello Yuan Qi. Si trova nelle fasi critiche di una malattia piuttosto grave.

27. Polso nascosto – Fu.

Caratteristica: è un polso molto profondo, più profondo del polso profondo, si preme e non si trova il polso, finché si arriva quasi all'osso. Non è sempre facile percepirlo, a meno che non sia forte.

Significato: anche se è forte indica che energie perverse (Freddo soprattutto) sono bloccate all'interno; se è anche debole, indica un deficit estremo dello Yang.

28. Polso mobile – Dong.

Caratteristica: è breve, rapido, forte e un po' scivoloso, «come un fagiolo che rotola sotto le dita», si sente solo in una delle tre posizioni, alla Guan, poiché non ha né capo né coda.

Significato: indica «conflitto fra Yin e Yang», si presenta nei casi di grande paura, shock o grande dolore dovuto al Sangue che blocca il Qi. Si può trovare in persone con forti problemi emozionali nel presente o, se gravi, anche del passato.

Il *Classico dei Polsi* di Li Shi Zhen classifica i ventisette polsi patologici, raggruppandoli anche in quattro categorie, che fanno riferimento ai quattro tipi di polso ritenuti fondamentali e da cui derivano tutti gli altri, che sono: superficiale, profondo, veloce e lento. Riportiamo qui di seguito questo specchietto, a titolo informativo e anche perché può forse aiutare a comprendere meglio la natura e origine dei singoli polsi appena analizzati.

• *Polso superficiale e i suoi 7 polsi*

Superficiale – Galleggiante – Vuoto – Disperso – Cavo – Di cuoio – Soffice – Minuto

• *Polso profondo e i suoi 5 tipi*

Profondo – Nascosto – Imprigionato – Pieno – Debole – Sottile

• *Polso lento e i suoi 4 tipi*

Lento – Annodato – Intermittente – Ruvido

• *Polso veloce e i suoi 6 tipi*

Veloce – Scivoloso – Teso – Cu-Dong – Teso

• *Altri*

Lungo – Corto – A fil di ferro

Nel *Classico dei Polsi* vengono menzionate anche le caratteristiche dei polsi correlati agli otto Canali Straordinari. Il testo stesso avverte però che si tratta di polsi difficili da individuare e che risultano comunque da una combinazione dei polsi fondamentali appena analizzati.

Du Mai	Superficiale, lungo e a fil di ferro a tutte e tre le posizioni
Chong Mai	Imprigionato e spesso anche pieno e a fil di ferro
Ren Mai	Teso alla posizione Cun (Pollice) e anche sottile, pieno e lungo
Dai Mai	Teso alla posizione Guan (barriera) e che vibra a destra e a sinistra
Yin Wei	Battito profondo grande e pieno, dalla posizione di piede (Chi) rotola verso il pollice
Yang Wei	Battito superficiale grande e pieno, dalla posizione di piede (Chi) rotola verso il mignolo
Yin Qiao	Teso alla posizine Chi (piede) e che vibra a destra e a sinistra
Yang Qiao	Teso alla posizione Cun e che vibra a destra e a sinistra

Lo studio dei polsi è un'arte sofisticata e difficile. È molto facile scriverne, ma molto più difficile applicarla. Il nostro consiglio è quindi di partire dallo sviluppo della capacità di percezione e distinzione dei quattro polsi fondamentali (superficiale, profondo, veloce e lento) e delle loro implicazioni sulla condizione energetica dell'individuo, per poi passare agli altri polsi più caratteristici (teso, sottile, forte, debole, ampio, vuoto, pieno...) e solo quando questi siano conosciuti e applicati, approfondire l'uso delle ulteriori più sottili distinzioni.

LA PALPAZIONE DEL CORPO

Nei testi classici si parla poco della palpazione del corpo, anche se da diversi riferimenti emerge abbastanza chiaramente l'importanza che le viene attribuita. Solitamente, per trovare una motivazione a questo fatto, si evidenziano i fattori culturali relativi al tempo della stesura dei testi classici: toccare il corpo del paziente, soprattutto se donna, era considerato sconveniente, tant'è che in alcuni periodi storici non era nemmeno consentito al medico guardare il paziente (donna e per di più nobile, rispetto al medico), che si limitava a offrire i polsi per la palpazione attraverso un paravento!

Se però andiamo a leggere con attenzione i testi, troviamo continui riferimenti all'importanza del contatto manuale e delle indicazioni che ne possono derivare.

Uno dei riferimenti chiari nei testi classici è, ad esempio, l'uso della palpazione del punto prima del trattamento, sia per diagnosticarne la condizione, sia per prepararlo, aprirlo al trattamento mediante ago o moxa, e, aggiungerei, anche per stabilire un contatto caldo con il paziente. Spesso, poi, si sottolinea l'importanza della palpazione, per stabilire la natura di un dolore attraverso la risposta del paziente alla pressione. Viene così evidenziata l'importanza della palpazione come strumento di comunicazione: do uno stimolo e dalla risposta a questo stimolo posso capire varie cose del paziente e della sua condizione.

Oltre che alla palpazione dei singoli punti, ci sono riferimenti alla palpazione dei vari Canali o di singole aree e, fra queste, in particolare all'addome. Fra i testi classici, il

So Wen contiene pochi riferimenti pratici per la palpazione: esso è un testo di principi teorici, più che di applicazione pratica. Riferimenti maggiori si trovano nel *Ling Shu*, soprattutto come supporto della palpazione alla tecnica dell'infissione di aghi e ai fini diagnostici di singoli punti. Ma è nel *Nan Jing* che troviamo riferimenti più espliciti e dettagliati a un uso autonomo della palpazione, sia come strumento diagnostico sia come trattamento, soprattutto per quanto riguarda la palpazione dell'addome.

Chi volesse approfondire il tema dell'uso della palpazione in medicina cinese può far riferimento al complesso ed esauriente testo di Kiiko Matsumoto e Stephen Birch, *Hara diagnosis.*

Qui ci limitiamo a riportare nella Fig. 34, le aree di diagnosi sull'addome che si evincono dal *Nan Jing* e che fanno riferimento alla teoria dei cinque Movimenti, per l'importanza che essi hanno poi avuto in vari sviluppi successivi, fra cui, ad esempio, l'enfasi posta all'addome come strumento di diagnosi da parte della scuola giapponese e nello shiatsu in particolare.

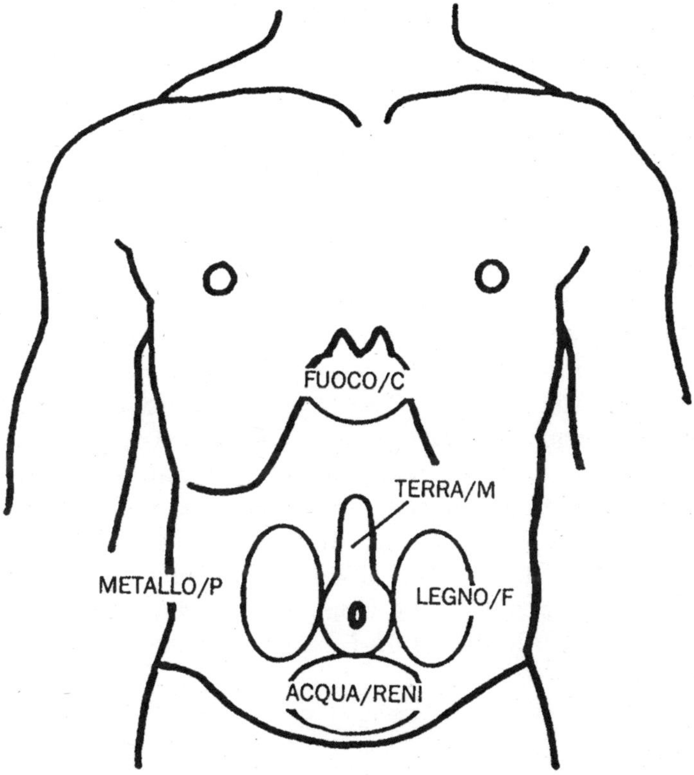

Fig. 34

A nostro avviso, uno dei motivi dello scarso spazio dedicato nei testi classici al trattamento manuale ai fini diagnostici, è la difficoltà oggettiva di rendere con parole scritte un'arte quasi inesprimibile e che si è comunicata meglio da Maestro ad allievo, in una trasmissione diretta non verbale basata sulla pratica.

A conclusione bisogna però accennare almeno all'importanza della schiena, della quale abbiamo già trattato parlando del Canale di Vescica e di quello di Vaso Governatore. Qui accenniamo solo a come la schiena svolga molteplici e sovrapposte funzioni. Infatti è primo livello difensivo, sia in quanto percorsa dal Tae Yang sia per il suo rapporto stretto con i tendino-muscolari in particolare: questa difesa si applica sia per quanto riguarda le penetrazioni delle energie perverse cosmiche, sia per quanto concerne i fattori emozionali esterni. Ma poiché sulla schiena, lungo il decorso del Canale di Vescica, sono anche collocati i punti Shu del dorso, ognuno dei quali corrisponde a uno specifico Organo e Viscere, la palpazione delle aree corrispondenti può dare preziosi indicazioni sia diagnostiche che di trattamento. Sulla schiena giungono anche rami del canale di Stomaco (a livello della zona centrale), del canale di VB (a livello di sacro e lombi). Infine, il Canale Straordinario Dai Mai (Vaso Cintura) la avvolge a livello dei fianchi e lombi. Una mano accuratamente addestrata e sensibile può quindi leggere molte informazioni dalla schiena.

CONCLUSIONE

Il rapporto terapeuta-paziente

Il campanello suona, andiamo ad aprire, guardiamo la persona davanti a noi, che pure ci guarda. A volte è un'occhiata fuggevole, talvolta anche un po' imbarazzata e timorosa. Non ci conosciamo ancora e lasciar indugiare a lungo lo sguardo, o anche la sola stretta di mano, potrebbe apparire sconveniente. A volte siamo sommersi dalle sensazioni della persona, che si mescolano alle nostre: curiosità, timore, speranza di trovare qualcuno che porti sollievo al problema per cui si è venuti, e poi, dietro il velo di tutte queste sensazioni, il dolore.

Non c'è nulla di terribile in sé nel dolore, gioia e dolore accompagnano inseparabilmente la vita di ognuno e non c'è terapeuta che possa liberarcene definitivamente. Il dolore può essere una spinta alla nostra crescita, al nostro cammino, a capire la vita, ma più spesso è un macigno che precipita sulla nostra vita, privandola di qualsiasi senso, lasciandoci intontiti e frastornati, a volte in preda al panico, smarriti come bimbi piccoli in un bosco di notte. Allora il dolore diviene sofferenza, non è più il dolore bruciante di un dito scottato, che ci insegna a proteggerci per il futuro dal fuoco, ma un nemico oscuro e onnipotente che cancella il senso del nostro vivere.

Spesso anche il terapeuta ha paura di entrare in contatto con questa sofferenza, piccola o grande che sia, poiché avverte un senso di totale impotenza, di incapacità a fare alcunché.

Ma il nostro lavoro è proprio questo: aiutare l'altro a

entrare in contatto con questo dolore, a poterlo ascoltare, a poterlo comprendere, non razionalmente e mentalmente, ma fisicamente, energeticamente e psichicamente, come parte di sé, come parte di un processo, di un percorso individuale. Quando riusciamo a fare questo, non c'è più un dolore o sofferenza da eliminare, ma soltanto qualcosa da imparare insieme. E siamo convinti che spesso chi ha più da imparare è proprio il terapeuta.

La persona si apre sotto le nostre mani, grazie anche al lavoro che effettuiamo, ma soprattutto grazie alla nostra capacità di guardare a lei e alla sua sofferenza con capacità di ascolto, senza giudizi o aspettative. La persona si apre e noi ci troviamo in un mondo magico e affascinante, a volte anche terribile, e quanto più riusciamo a entrare, tanto più confini e limiti si confondono, tanto più ci troviamo in contatto con qualcosa che è sempre meno suo, e sempre più nostro. E, andando ancora più in profondità, ci smarriamo, ci perdiamo. Ne usciamo a volte con un reciproco senso di «stonatura», di rintronamento, come al risveglio da un sonno profondo. Sentiamo allora che qualcosa è cambiato in noi e nell'altro, si è creata un'intimità profonda, che è però legata al momento e al nostro rapporto particolare, diversa quindi da qualunque altro tipo di intimità affettiva, come normalmente la intendiamo. C'è una grande intimità, ma anche un profondo senso di libertà, di consapevolezza che ognuno proseguirà per la sua strada, forse un po' più leggero di prima.

Non è sempre così, il rapporto terapeutico è comunque un rapporto umano e come tutti i rapporti umani pregno anche di conflitto. A volte la persona non riesce ad aprirsi, a volte non riusciamo ad aprirci noi, e più spesso entrambi. Le sue paure e i suoi problemi risuonano con i nostri, o perché troppo simili, o perché troppo diversi. Alcuni di questi conflitti vengono superati con lo scorrere del tempo, altri no, a volte in modo più profondo a volte in modo più superficiale. Per cui, anche il nostro rapporto terapeutico si modula in infinite varietà, da persona a persona e da momento a momento. A volte possiamo fare di più e a volte di meno, spesso ci sembra di fare poco e riusciamo a essere di grande aiuto, altre volte crediamo di poter risolvere chissà che e andiamo incontro alla frustrazione. A volte ci esaltiamo e altre ci deprimiamo. E da tutto questo impariamo, il nostro corpo impara, il nostro cuore impara, la nostra mente impara, e allora il nuovo giorno siamo diversi, abbiamo qualcosa in più da offrire alla persona che la mattina successiva suona alla nostra porta, e, accogliendola silenziosamente, ci ritroviamo a ringraziare tutti quelli che l'hanno preceduta e che ci hanno portati a essere lì quel mattino. Allora ci può essere gioia nel nostro lavoro, non la gioia di saper ciò che si deve fare, né quella che può derivare dal successo e dalla fama, o dalla convinzione di avere un qualche potere, ma quella calma gioia che viene, e tutti in almeno qualche momento della nostra vita l'abbiamo conosciuta, dall'essere nel posto giusto a fare la cosa giusta. Allora il dolore, la sofferenza, la confusione, le incomprensioni e gli errori, sono solo quello che sono: sassi, rocce e alberi, vento e nuvole, fiori lungo il nostro cammino.

Buon viaggio a tutti i lettori!

BIBLIOGRAFIA

I TESTI CLASSICI

In lingua italiana

Non esistono purtroppo traduzioni complete in lingua italiana dei testi classici, le traduzioni, parziali, esistenti al momento attuale sono comunque traduzioni, non dal cinese, ma da altre lingue occidentali (francese e inglese). Per maggior chiarezza, abbiamo tenuto separati i testi di Medicina Cinese dagli altri testi classici. Le opere disponibili sono le seguenti:

Pensiero cinese

Tao Te Ching, a cura di J. J. L. Duyvendak, Adelphi, Milano 1990.

Tao Te King, il libro della via e della virtù, a cura di C. Larré, Jaca Book, Milano 1993.

Testi Taoisti, a cura di F. Tommasini, Utet, Torino 1997.

Lieh Tsu, TEA, Milano.

I King, Astrolabio, Roma.

I King, il libro delle mutazioni, a cura di N. Powel, De Agostini, Novara 1980.

Zhuang Zi (Chuang-Tsu), Adelphi, Milano 1990.

Lu Tsu, Il mistero del fiore d'oro, Ed. Mediterranee, Roma 1981.

Su Nu King-La sessualità taoista nell'antica Cina, Nuova IPSA.

Medicina cinese

Huang di Nei Jing Su Wen (i primi 11 capitoli), a cura di C. Larre ed E. Rochat de la Vallée, Jaca Book, Milano 1994.

Canone di Medicina interna dell'Imperatore Giallo (i primi capitoli), a cura di Ilza Veith, Ed. Mediterranee, Roma 1982.

Ling Shu, la psiche nella tradizione cinese, a cura di C. Larre ed E. Rochat de la Vallée, Jaca Book, Milano 1994.

In altre lingue occidentali

Inglese

The Yellow Emperor's Classic of Medicine by Maoshing Ni, Shambala Publications, Boston e Londra 1995.

Ling Shu: The Spiritual Pivot, trad. di Wu Jing Nuan University of Hawaii Press 1993.

Ling Shu: Canon of acupuncture, trad. di Sunu Ki Lee, Korean acupuncture Society.

Nan Jing: Medicine in China, trad. Unschold, University of California.

Pulse diagnosis Li Shi Zhen, Paradigm Publications 1985.

Shang Han Lun, treatise on febbrile disease, New Word Press, Pechino.

Jing Kui yao lue fang Lun: synopsis of prescription, New Word Press, Pechino.

Classic of categories, Lei Jing, Beijing, People's Health Publishing.

Francese

Traité de Medecine Chinoise, tomo II: Le livres sacres, trad. Chamfrault, ed. Chamfrault.

Zhen Ju Da Cheng, trad. Nguyen Van Nghi, Socedim Marsiglia.

Huang Di Nei Jing Suwen, a cura di A. Husson, Asmaf, Parigi 1973.

ALTRI TESTI GENERALI E DIVULGATIVI

Granet M., *Il pensiero cinese*, Adelphi, Milano 1987.
Needham J., *Scienza e Civiltà in Cina*, vol. 2°, Einaudi, Torino 1982.
Needham J., *Aghi celesti*, Einaudi, Torino.
Tagliaferri A., *Il taoismo*, Newton, Milano 1997.
Santangelo P., *Storia del pensiero cinese*, Newton, Roma 1995.
Storia della Medicina Cinese, Cortina, Milano.
Boschi G., *Medicina Cinese, la radice e i fiori*, Erga, Genova 1997.
Porket, *La Medicina cinese*, Armenia, Milano.
Soulie De Morant, *Agopuntura Cinese*, IPSA, Palermo.
Trattato di Agopuntura e Medicina Cinese, vol. 1°, Di Concetto, Sotte, Pippa, Muccioli, Utet, Torino 1992.
Kaptchuk T.J., *Medicina Cinese*, Red, Como 1988.
Maciocia G., *I Fondamenti della Medicina Tradizionale Cinese*, Cea, Milano 1996.
Faubert A., *Agopuntura*, Red, Como.
Lavier J., *Storia, dottrina e pratica dell'Agopuntura*, Ed. Mediterranee, Roma 1983.
Lie Sou, *Agopuntura cinese*, Sarva.
Darras J., *Trattato di Agopuntura medica.*
Connelly D., *Agopuntura tradizionale: la legge dei 5 Movimenti.*

TESTI CONTEMPORANEI SU ARGOMENTI SPECIFICI DI MTC

In lingua italiana

Kespi, *Studi di Agopuntura: l'interrogatorio del malato.*
Bossi-Lafort-Mavel, *Semeiotica agopunturistica*, Marrapese.
Nguyen Van Nghi, *Semeiotica e terapia*, Unicopli.

Auteroche- Navailh, *La diagnosi in Medicina Cinese.*
Toshi Y., *Trattato dei Polsi,* ed. SoWen, Milano.
Requena I., *Agopuntura e Psicologia,* Ipsa, Palermo.
Requena J., *Terreni e patologia in Agopuntura,* Red, Como.
Vallette-Niboyet-Jaricot, *L'Agopuntura in ginecologia e ostretica,* Med, Milano.
Brusini, *Dietetica Cinese,* Red, Como.
Brusini - Maiola, *L'uomo prima della nascita,* Jaca Book, Milano.
Martucci - Rotolo, *La dietetica cinese,* Milano.
Garavaglia-Minelli, *Lezioni di dietetica cinese,* ed. SoWen.
Cai Jing Feng, *La dietetica cinese,* Milano.
Lu H.C., *Curarsi con i cibi,* Red, Como 1986.
Corradin-Di Stanislao, *Lo psichismo in Medicina Energetica,* AMSA, Roma.
Shen De Hui, ed. italiana a cura di C. Di Stanislao, *Manuale di dermatologia,* Ambrosiana.
Marcelli S., *Agopuntura in tasca,* Ipsa, Palermo.
Guli A., *Le acque lunari,* Xenia, Milano 1998.
Chee Soo, *La Medicina Taoista,* Xenia, Milano 1993.

In altre lingue occidentali

Amber-Brooke, *Pulse diagnosis,* Aurora Press, U.S.A.
Borsarello, *Pulsologie chinoise traditionelle,* Masson.
Matsumoto-Birch, *Hara diagnosis: reflection on the sea,* Paradigma Publication.
Matsumoto-Birch, *Extraordinary vessels,* Paradigma Pub.
Matsumoto-Birch, *Five elements and ten stems,* Paradigma Publication.
Nanjing College of TCM, *Concise Traditional Chinese Gynecology,* Jiansu Pub. House.
Ross J., *Zang-Fu the Organ system of TCM,* Churchill Livingstone.
Maciocia G., *Tongue diagnosis in Chinese Medicine,* Eastland Press, Seattle.
Gou Xiang D., *Guide to Food Therapy (Yin Shi Zhi Liao Zhi*

Nan), Jiangsu Science and Thecnology Press, Jiangsu 1981.

Ju Quan Y., *Traditional Chinese Food Medicine and Folk Prescription (Shi Wu Zhong Yao Yu Pian Fang)*, Jiangsu Science and Thecnology Press, Jiangsu 1980.

INDIRIZZI UTILI

Gli autori di questo volume insegnano principalmente nelle seguenti Scuole:

• AMSA (Associazione Medica per lo Studio dell'Agopuntura), Via Dei Fabbri Navali n. 15, 00122 Roma, Tel 06-56320525, Fax 06-5601260 oppure Via Dei Mille n. 10, 64011 Alba Adriatica (TE), Tel. 0861-752483. amsarm tin.it amsaaq tin.it.

• Scuola di Formazione Shiatsu Xin – Sede centrale: Kalapa, Via Maiocchi 18, 20129 Milano, Tel (e fax) 02-29510029.

La Medicina Cinese è comunque ormai ben conosciuta e insegnata in varie Scuole presenti in molte delle principali città italiane. Poiché il loro elenco sarebbe lungo e inevitabilmente parziale, ci limitiamo a riportare qui di seguito il recapito di due Associazioni a cui possono essere chiesti ulteriori informazioni e indirizzi di scuole locali.

S.I.A. Società Italiana di Agopuntura, c/o Dott. Alberto Lomuscio, Viale Lombardia n. 9, 20090 Buccinasco (MI).

F.I.S. (Federazione Italiana Shiatsu), Piazza S. Agostino 24, Milano, Tel. 02-48007229, Fax 02-4983662.

INDICE

FSC
www.fsc.org
MISTO
Carta
da fonti gestite in
maniera responsabile
FSC® C105256

Ibis-Xenia si impegna nella difesa dell'ambiente
e per questo stampa su carta prodotta a partire
da boschi gestiti in maniera responsabile.

Finito di stampare nel mese di maggio 2020 da Joelle srl.

I libri dell'altra scienza – Xenia Edizioni

1. L. Lapi: *Effetto Prana*
2. F. Attali: *Meteorologia e salute*
3. R. B. Amber: *Cromoterapia* (Nuova edizione)
4. K. Raphaell: *Cristalli*
5. L. Bence – M. Méreaux: *Musicoterapia*
6. B. Lebaz: *Aquabuilding*
7. M. Questin: *La medicina dei celti*
8. O. West: *Magia del massaggio*
9. M. M. Mijnlieff: *Manuale di floriterapia* (Nuova edizione)
10. Orto botanico di Ginevra: *Farmaci dalla natura*
11. M. Turgeon: *Riflessologia*
12. P. Germain: *Movimento Equilibrio Benessere*
13. J. Rawlinson: *Yoga per tutti*
14. L. Lapi: *Pranoterapia scientifica*
15. F. Bottalo: *Manuale di shiatsu* (Nuova edizione)
16. L. Volta: *Segreti di medicina dei conventi*
17. G. Gangi: *La guarigione magnetica*
18. G. Zeiss: *Baby Fitness.*
19. P. Boulu: *Come mantenere in forma il cervello*
20. R. Vaccari – D. Ricci: *Il corpo di Adamo*
21. D. Hoffmann: *Erbario olistico*
22. L. Changye: *Tuina. L'antica arte cinese del massaggio*
23. G. Duccoli: *Le acque della salute*
24. L. Volta: *Tranquillanti naturali*
25. M. M. Mijnlieff: *Chakra* (Nuova edizione)
26. K. Raphaell: *Manuale di cristalloterapia* (Nuova edizione)
27. R. Marchesan: *Psicologia della scrittura*
28. S. Tapanya: *Il massaggio tradizionale thailandese*
29. G. Isnard: *La memoria del bambino*
30. E. Fraser: *Ginnastica facciale*
31. F. J. Paul – Cavallier: *Manuale di visualizzazione*
32. S. Grossi: *Il potere della Luna*
33. G. Edde: *La medicina indiana*
34. K. S. Joshi: *Guarire con lo yoga*
35. A. Rognoni: *Astrologia della coppia. Le sinastrie amorose*
36. C. Soo: *La medicina taoista*
37. A. Lavezzi – E. Restelli: *Astrologia e bioenergetica*
38. P. Bruni: *Grafologia giovanile*
39. P. Bruni: *Simbologia della scrittura*
40. A. Köppern: *Come vincere la stanchezza*
41. M. Barilli: *Oroscopo e salute.*
42. G. Fink: *Ho visto il lupo. Guida ai sogni dei bambini*
43. R. Abrezol: *Oltre i confini della coscienza*
44. B. Mazzarella: *Fiori di Bach per bambini* (Nuova edizione)
45. E. Cerruto: *A ritmo di cuore. La danza terapeutica*
46. F. Drago: *Reiki. La terapia energetica della nuova era*
47. B. Vial – B. Mandrant: *La medicina affettiva*
48. S. Grossi: *Astrologia in tavola*
49. R. Vital: *Pietre di luce. Guida pratica alla cristalloterapia*
50. A. D'Elia: *Sotto il segno del Bagatto. L'oroscopo con i tarocchi*

51. M. Reiz: *Il tuo corpo dice*
52. N. Sorrentino – D. Galimberti: *Cellulite*
53. D. Lo Rito: *Il massaggio con i Fiori di Bach*
54. N. Sorrentino – A. Bosetti: *Menopausa senza problemi*
55. C. Rancati: *Attenzione pericolo. Gli incidenti dei bambini*
56. F. Bottalo: *La diagnosi Shiatsu* (Nuova edizione)
57. F. Drago: *Cristalli, Reiki e Supercoscienza*
58. A. Imperiali: *L'antica medicina egizia*
59. G. Ballarini: *Animali amici della salute* (Nuova edizione)
60. M. Santangelo: *Stress e Amore*
61. A. De Luca: *Rebirthing.*
62. G. Campioni: *Il tuo medico interiore*
63. O. Tatti: *Astrologia al femminile*
64. J.-Y. Pecollo: *L'arte di esistere. Il rilassamento attivo*
65. B. Mazzarella: *Fiori di Bach nel cuore*
66. G. Bellasio: *Le allergie*
67. L. Cuttica: *L'avventura del comunicare* (Nuova edizione)
68. A. Cocozza: *La bioginnastica*
69. F. Accaria: *I capelli*
70. P. Speciani: *Guida all'omeopatia*
71. E. Occhipinti: *Guida al Taj Ji Quan*
72. G. Campioni: *Visualizzazioni di guarigione* (Nuova edizione)
73. G. Capriolo e A. D'Elia: *L'energia segreta delle acque*
74. R. Ponticelli: *Emozionarsi fa bene*
75. B. Mazzarella: *Fiori di Bach per le donne*
76. G. Ciccognani: *Volere un figlio*
77. A. De Luca: *Musica transpersonale*
78. F. Drago: *La via sciamanica e le Ruote di Medicina*
79. J. Ciaccio – D. Secchi: *Il potere dei cristalli*
80. F. Cidonio – E. Pazi: *Reiki e Angeli di Luce*
81. D. Lo Rito: *Iridologia e Fiori di Bach*
82. M. Albanese – G. Cella: *Mandala. Il linguaggio del profondo*
83. C. Capriolo: *La casa bioarmonica*
84. V. Grandi: *I bambini e l'omeopatia*
85. P. Lattuada: *La biotransenergetica*
86. G. Rescaldina: *Fiori di Bach e psicoterapia*
87. J. McKenna: *Alternative agli antibiotici*
88. F. Bottalo: *Il volo del cuore*
89. M. Gesta – D. Lederman: *Saper mangiare saper dimagrire*
90. A. Molsberger: *Agopuntura, quando e perché*
91. M. L. Tramballi: *Angeli di guarigione*
92. D. Ferrero: *Qi Gong per le donne*
93. G. Faccini: *Vie respiratorie e medicine naturali*
94. C. Tetsugen Serra: *La terapia Zen*
95. D. Castrovilli – F. De Lucia: *L'ascolto terapeutico*
96. L. Cutullo: *Fiori di Bach per gli animali* (Nuova edizione)
97. J. Guardi: *La medicina sufi*
98. B. Gatren: *I sogni nostra ricchezza interiore*
99. N. Monanni: *Le ore del benessere. La cronobiologia*
100. G. Rescaldina: *Alchimia. Una via di guarigione*
101. A. Gulì: *Le acque lunari. La medicina cinese e la donna*
102. M. Albanese – G. Cella: *Kriya Yoga. La via pura*

103. G. L. Buffo: *Aikido. Una via dello spirito*
104. Qu Jinxi: *Il massaggio cinese per la coppia*
105. H. Graham: *Amico stress*
106. D. Lo Rito: *Lo spazio dell'uomo*
107. E. Sposato: *La medicina ritrovata*
108. K. Waldherr: *La dea interiore*
109. F. Marchetti: *Il seno*
110. F. Burigana – R. P. Stefani: *Chinesiologia*
111. G. Merchionne: *Lo spirito del Qigong*
112. Z'ev Ben Shimon Halevi: *L'Albero della vita*
113. F. Drago: *Vivere New Age*
114. L. Marnati: *Il rilassamento creativo*
115. F. Basilico – A. Fila: *Messaggi di luce*
116. A. Bini – M. C. Lottici: *Nascere nella musica*
117. G. C. Canova: *La cucina zen*
118. C. Bénazéraf: *La pelle, specchio dell'anima*
119. R. Ghiggini: *Omeopatia dell'anima*
120. L. Marnati: *Vincere il panico*
121. P. Andronico Tosonotti: *La magia dei Celti*
122. C. Tetsugen Serra: *Vivere zen*
123. F. Fioravanti – D. Ruggeri: *Alternative agli estrogeni*
124. F. Bottalo – R. Brotzu: *Fondamenti di medicina tradizionale cinese*
125. M. Bertona: *Gocce di bellezza*
126. G. Tirone: *Ipnositerapia*
127. F. Marchetti: *Il segreto della giovinezza*
128. S. Aïssel: *Zen in movimento*
129. K.-D. Thomann: *La salute della schiena*
130. P. Vercellesi – G. Gasparri: *Tarocchi e chakra*
131. G. Capriolo: *I luoghi magici dell'energia*
132. E.C. Prophet: *La perfezione del silenzio*
133. J. Mitchell: *Casa dolce casa*
134. M. Kahn: *Il Tao della conversazione*
135. P. J. Jenkins: *Pensieri felici*
136. C. Viacava: *Onde elettromagnetiche.* (Nuova edizione)
137. R. Ghiggini: *Alimentazione e omeopatia*
138. A. Schnöller – L. Marnati: *Meditazione nella natura*
139. E. Asshauer: *La medicina tibetana*
140. I. Miavaldi: *La cucina ayurvedica*
141. L. Rangoni: *Alberi che guariscono*
142. H. S. Levy – Akira Ishihara: *Il Tao del sesso*
143. B. Barba: *Il gioco dei búzios. La divinazione nel candomblé brasiliano*
144. G. Merchionne: *La cucina taoista*
145. E. Lip: *Il tuo Feng Shui*
146. P. Vercellesi – G. Gasparri: *Candele*
147. M. Cabeza: *Ogni giorno con gli Angeli*
148. G. Ghiandelli: *Cabbala e astrologia*
149. I. Somogyi: *Leggere le dita dei piedi*
150. H. Benchina – J. Guardi: *La cucina dell'Islam*
151. M. Cabeza: *Dal quotidiano al divino*
152. M. Bertona: *Aromaterapia in casa e in cucina*
153. K. Devi: *Il Tantra e la purificazione dei sensi*
154. M.A. Ricci: *Guida alla micronutrizione.*
155. M. Caland: *Rune nordiche oracoli di passato, presente, futuro*
156. M. Pagni: *Il Feng Shui tantrico.*
157. E. Droesbeke: *Il libro dell'incenso*

158. M. e W. Ramponi: *Numerologia per la Nuova Era*
159. G. Fioravanti: *Aromaterapia e musica*
160. M. Massignan: *La cucina degli Indiani d'America*
161. M. A. Ricci: *La realtà vibrazionale*
162. F. Bottalo: *Manuale di Qi Shu. Teoria e trattamento dei Canali Straordinari*
163. N. Kuriyama: *Dimmi cosa ti piace e ti dirò chi sei. Le preferenze alimentari e la personalità*
164. R. Ghiggini: *Omeopatia e interpretazione dei sogni*
165. L. Rangoni: *Fiori che guariscono*
166. I. Bertolasi – I. Fraioli: *Manuale di Watsu*
167. L. Origlia: *Cucinare con i fiori*
168. Sophia: *Il futuro in una tazza di caffè*
169. E. Droesbeke: *Leggere il destino nelle carte*
170. M. Mantovani: *Meditazioni sull'Albero della Cabala*
171. B. Braj: *Cibo che guarisce*
172. K. e B. Kunz: *Riflessologia per i bambini*
173. M. Mannoni: *Benessere e salute per il tuo bambino*
174. M. J. Scott – G. Mariani: *Floriterapia per la coppia*
175. B. Braj: *Feng Shui in cucina*
176. Margò Valentine Lazzara: *Un bagno di benessere*
177. I. Bertolasi – G. De Stefani – R. Fraioli: *Manuale di Woga e Aichi*
178. D. Castrovilli – F. De Lucia: *Il nuovo manuale di musicoterapia*
179. D. Lo Rito – L. Birello: *Manuale di iridologia di base*
180. M. Sportelli: *Segreti orientali di salute, bellezza e rilassamento*
181. R. Pagnanelli – C. Orel: *Omeopatia per le donne*
182. G. Sanguigno: *Il corpo che ride*
183. P. Vercellesi – G. Gasparri: *La cromocucina*
184. Satvat S. Della Puppa: *L'artista interiore*
185. G. Capriolo: *La casa moderna e la salute dell'uomo*
186. R. Ponticelli: *L'emozione della memoria*
187. R. Righetti: *Trasmuda*
188. L. Fortuna: *Aromaterapia per l'anima*
189. R. Pagano: *Polvere di spezie*
190. R. Padrini: *Il massaggio bioenergetico*
191. R. Fraioli: *In dolce attesa*
192. D. Isonni: *Fiori di Bach per la terza età*
193. C. Orel – R. Pagnanelli: *Sulla via dell'Ayurveda*
194. L. Fortuna: *Aromaterapia per la mamma e il bambino*
195. P. Libonati – L. Volante: *Il pensiero creativo*
196. R. Pagnanelli – C. Orel: *La terapia con i sali di Schüssler*
197. L. Fortuna: *Dimagrire con l'aromaterapia*
198. M. Mannoni: *Benessere e salute per l'uomo*
199. F. Padrini: *Esercizi di bioenergetica*
200. G. Artioli: *Manuale di Riflessologia plantare*
201. L. Fortuna: *Le alghe*
202. F. Bottalo: *Il cammino dell'Anima* (Nuova edizione)
203. M. Angelillo: *Il libro delle mudra*
204. E. Ugolotti: *La terapia craniosacrale*
205. L. Fortuna: *Come difendersi dai metalli pesanti*
206. P. Vercellesi – G. Gasparri: *La preghiera*
207. C. Radivo: *Il massaggio thailandese del piede*
208. L. Fortuna: *Manuale di aromaterapia*

209. P. Vercellesi – G. Gasparri: *Le tracce del karma*
210. P. Bonacina: *Manuale di psicosintesi*
211. N. Bidot – B. Morat: *Ottanta giorni per capirsi* (Nuova edizione)
212. D. Di Lauro: *Manuale di comunicazione assertiva*
213. L. Cuttica Talice: *Il fascino della Seduzione* (Nuova edizione)
214. M. Caliendo – M. T. Lucheroni – F. Padrini: *L'alimentazione bioenergetica*
215. R. Peretto: *Nuovo Manuale di Floriterapia*
216. F. Bottalo – A. Aiuto: *Alimentazione taoista in medicina cinese*
217. R. Ponticelli: *Emozioni ed energia*
218. A. Gariboldi: *La natura profonda dell'acqua*
219. Tetsugen Serra: *Vivere Zen*
220. L. Cutullo: *Fiori californiani per gli animali*
221. Watsu Italia – I. Bertolasi: *Watsu*
222. P. Guggisberg Nocelli: *Conosci, possiedi, trasforma te stesso*
223. F. Bottalo: *Alchimia degli oli essenziali*
224. M. Melucci: *Lezioni di Metodo Feldenkrais*
225. A. A. Tomatis: *L'orecchio e la vita*
226. A. A. Tomatis: *Siamo tutti nati poliglotti*
227. Tetsugen Serra: *Zen Shiatsu*
228. P. Guggisberg Nocelli: *La via della psicosintesi*
229. D. Glouberman: *La gioia del Burnout*
230. L. Cutullo: *The North American Essences for Pets*
231. A. A. Tomatis: *L'orecchio e il linguaggio*
232. F. Bottalo: *Qi Gong*
233. G. Chimirri: *Impariamo a capire gli altri*
234. G. Andreani: *Respirare*
235. A. A. Tomatis: *Perché Mozart*
236. A. A. Tomatis: *Ascoltare l'universo*